重订古今名医临证金鉴

心悸怔忡卷

单书健◎编著

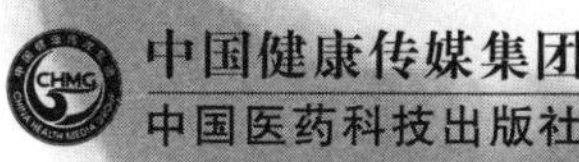
中国健康传媒集团
中国医药科技出版社

内容提要

古今名医之临床实践经验，乃中医学术精华之最重要部分。本书主要选取了古今名医对心悸怔忡的临床经验、医案、医论之精华，旨在为临床中医诊治以上疾病提供借鉴。全书内容丰富，资料翔实，具有极高的临床应用价值和文献参考价值，以帮助读者开阔视野，增进学识。

图书在版编目（CIP）数据

重订古今名医临证金鉴．心悸怔忡卷 / 单书健编著．— 北京：中国医药科技出版社，2017.8

ISBN 978-7-5067-9233-2

Ⅰ．①重…　Ⅱ．①单…　Ⅲ．①心悸—中医临床—经验—中国　Ⅳ．① R249.1

中国版本图书馆 CIP 数据核字（2017）第 073751 号

美术编辑　陈君杞
版式设计　也　在

出版　**中国健康传媒集团** | 中国医药科技出版社
地址　北京市海淀区文慧园北路甲 22 号
邮编　100082
电话　发行：010—62227427　邮购：010—62236938
网址　www.cmstp.com
规格　710×1000mm $^1/_{16}$
印张　28 $^1/_4$
字数　317 千字
版次　2017 年 8 月第 1 版
印次　2023 年 3 月第 2 次印刷
印刷　三河市航远印刷有限公司
经销　全国各地新华书店
书号　ISBN 978-7-5067-9233-2
定价　56.00 元

获取新书信息、投稿、为图书纠错，请扫码联系我们。

困惑与抉择

——代前言

单书健

从1979年当编辑起，我就开始并一直在思考中医学术该如何发展？总是处于被证明、被廓清、被拷问的中医学，在现代科学如此昌明的境遇下，还能不能独立发展？该以什么形态发展？

一、科学主义——中医西化百年之困

（一）浑沌之死

百年中医的历史，就是一部中医西化的历史……

百年来西医快速崛起，中医快速萎缩，临床范围窄化，临床阵地缩小，信仰人群迁移，有真才实学、经验丰富的中医寥若晨星……

科研指导思想的偏差。全部采用西医的思路、方法、评价标准。科研成果大部分脱离了中医药学的最基本特点，以药为主，医药背离，皮之不存，毛将焉附？

中医教育亦不尽人意。学生无法建立起中医的思维方式，不能掌握中医学的精髓，不能用中医的思维方式去认识疾病，这是中医教育亟待解决的问题。中医学术后继乏人，绝非危言耸听，而是严酷的现实。

傅景华先生认为，科学主义首先将科学等同于绝对真理，把近代以来形成的科学体系奉为不可动摇的真理，那么一切理论与实践都要

符合“科学”，并必须接受“科学”的验证。一个明显错误的观念，却变成不可抗衡的共识。事实上，这种认识一旦确立，中医已是死路一条。再用笼罩在现代科学光环之下的西医来检验中医则是顺理成章。“用现代科学方法研究中医，实现中医现代化”的方针应运而生，并通过行政手段，使之成为中医事业发展的惟一途径。中医走上了科学化、现代化、实证化、实验化、分析化、还原化、客观化、标准化、规范化、定量化的艰巨而漫长的征程，中医被验证、被曲解、被改造、被消化的命运已经注定。在“现代化”的迷途上，历尽艰辛而长途跋涉，费尽心机地寻找中医概念范畴和理论的“物质基础”与“科学内涵”，最高奢望不过是为了求人承认自己也有符合西医的“科学”成分。努力去其与西医学不相容的“糟粕”，取其西医学能够接受的“精华”，直至完全化入西医，以彻底消亡而告终。

中国科学院自然科学史研究所研究员宋正海先生认为科学是人类社会结构中的一个基本要素。从古至今，任何民族和国家，均存在科学这个要素，所不同的只是体系有类型不同、水平有高低之分。并非如科学主义者所认为的，只有西方体系的近代科学才算是“科学”。[1]

近代科学为西方科学体系所独霸，它的科学观、方法论所形成的科学主义，无限度发展，逐渐在全球形成强势文化，取得了话语权，致使各国民族的科学和文化越来越被扼杀乃至被完全取代。近百年来以科学主义评价中医科学性、以西医规范中医，正促使中医走上一条消亡之路。要真正振兴中医，首先要彻底批判科学主义，让中医先从束缚中走出来。

《庄子·应帝王》中浑沌之死十分深刻，发人深省……

南海之帝为倏，北海之帝为忽，中央之帝为浑沌。倏与忽时相与遇于浑沌之地，浑沌待之甚善。倏与忽谋报浑沌之德，曰：“人皆有七

---

［1］ 宋正海．要振兴中医首先要彻底批判科学主义．中国中医药报社．哲眼看中医．北京科学技术出版社，2005，71-78.

窍以视听食息，此独无有，尝试凿之。”日凿一窍，七日浑沌死。

《经典释文》：“倏忽取神速之名，浑沌以合和为貌。”成玄英疏：“夫运四肢以滞境，凿七窍以染尘，乖浑沌之至淳，顺有无之取舍，是以不终天年，中途夭折。”“浑沌”象征本真的生命世界，他的一切原本如此，自然而然，无假安排，无须人为地给定它以任何秩序条理。道的根源性在于浑沌。在浩渺的时空中按人的模式去凿破天然，以分析去破毁混融，在自然主义的宇宙观看来，乃是对道的整体性和生命的整体性的斫丧。把自己的价值观强加给中医学，加给多样性的生命世界，中医西化无疑是重演“浑沌”的悲剧！

（二）中医是不为狭义科学见容的复杂性科学

2015年10月5日，中国科学家屠呦呦凭发现青蒿素的治疟作用而获得2015年诺贝尔生理学与医学奖，这是中国科学家获得的第一个科学类诺贝尔奖。2011年，屠呦呦获得拉斯克奖（Lasker Award）时曾表示，青蒿素的发现，是团队共同努力的成果，这也是中医走向世界的荣誉。

围绕屠呦呦的获奖，关于中医科学性的争论再次喧嚣一时。然而不管如何争议，中医跨越几千年历史为中华民族乃至全世界的生存做出了不可磨灭的贡献。

朱清时院士认为中医药是科学，是复杂性科学。只是当前流行的狭义的“科学”还不接受。

发源于西方的现代主流科学总是把复杂事物分解为基本组成单元来研究（即以还原论为基础）；以中医为代表的中国传统科学总是把复杂事物看作整体来研究，他们认为，若把事件简化成最基本的单元，就要把许多重要信息都去除掉，如单元之间的连接和组合方式等等，这样做就把复杂事物变样了。

朱清时院士指出，解剖学发现不了经络和气，气实际上是大量细胞和器官相互配合和集体组装形成的一种态势。这种态势正如战争中兵家的部署，士兵组织好了，战斗力就会大增，这种增量就是气。或者像放在山顶上蓄势待下的石头。总之，是一个复杂系统各个部分之间的关系、组装方式决定了它能产生巨大的作用。

英国《自然》杂志主编坎贝尔博士就世界科技发展趋势发表看法说：目前对生命科学的研究仍然局限在局部细节上，尚没有从整个生命系统角度去研究，未来对生命科学的研究应当上升到一个整体的、系统的高度，因为生命是一个整体。

著有《东方科学文化的复兴》的姜岩博士曾著文指出：混沌理论推动了复杂科学的诞生。而复杂科学的问世彻底动摇了还原论——能用还原论近似描述的仅仅是我们世界的很小的一部分。哥德尔不完备性定理断言，不仅仅是数学的全部，甚至任何一个系统，都不可能用类似哥德尔使用的能算术化的数学和逻辑公理系统加以概括。哥德尔的结果是对内涵公理化一个致命的打击。

著名生物学家、生命科学哲学家迈尔强调科学的多元性。他认为，由于近代物理学的进步，“仿佛世界上并没有活生生的有机世界。因此，必须建立一种新的哲学，这种哲学主要的任务是摆脱物理主义的影响”。他指出生物学中还原是徒劳的、没有意义的……生物学领域重要的不是本质而是个体。

诺贝尔奖获得者、杰出现代科学家普利高津说过：“物理学正处于结束现实世界简单性信念的阶段，人们应当在各个单元的相互作用中了解整体，要了解在相当长的时间内，在宏观的尺度上组成整体的小单元怎样表现出一致的运动。”而这些观念与中医的学术思想更为接近。美国物理学家卡普拉把现代物理学与中国传统思想作了对比，认为两者在许多地方极其一致。哈肯提出“协同学和中国古代思想在整体性观念上有深刻的联系”，他创立协同学是受到中医等东方思维的启发。以中国古代整体论思想为基础的中医将大大促进医学和科学的发展。

（三）哲学家的洞见

曾深入研究过中医的哲学家刘长林先生指出，当前困扰中医学的不是中医药学术本身，而是哲学。一些流行的认识论观念必须突破、更新，这样才能树立正确的科学观，破除对西方和现代科学的迷信，正确理解中医学的科学价值，划清中医与西医的界限，此乃发展中医学的关键。

刘先生认为：科学多元的客观依据是宇宙的无限性，宇宙和任一具体事物都具有无限多的方面和层面……任何认识方法都是对世界的一种选择，都是主客体的一种特殊的耦合关系。你的方法选择认识这一方面，就不能同时认识那一方面；你建立的耦合关系进入这一层面，就不能同时进入那一层面，因为世界是由各种对立互补的方面、层面所组成的。这就形成了不同的认识方法，而认识方法的不同，导致了认识的结果也就不同，所获规律的形态也不一样，从而形成不同的科学模型，但却都是对这一事物的正确认识。于是形成形态各异的科学体系，这就是科学的多元性。[1]

恩格斯说：一切存在的基本形式是空间和时间。孟庆云先生认为，《内经》的思想主旨是从时间结构的不同内容阐发有机论人体观，提出了关于阴阳始终、藏象经络、四时气化、诊法治则等学说中时间要素的生命特征，具有独特的科学价值。

刘先生指出：西方科学体系以空间为主。空间性实，其特性在于广延和并列。空间可以分割，可以占有。空间关系的特点是相互排斥，突显差别。对空间的深入认识以分解为条件。在空间中，人与物

[1] 刘长林．关于中国象科学的思考——兼谈中医学的认识论实质．杭州师范大学学报（社会科学版），2009，31（2）：4-11.

是不平等的，人居主位，对物持征服和主宰的态度。因此，主体与客体采取对立的形式……以空间为本位，就会着重研究事物的有形实体和物质构成，这与主客对立的认识方式是统一的。认识空间性质主要靠分析、抽象和有控制条件的实验。抽象的前提是在思维中将对象定格、与周围环境分割开，然后找出具有本质意义的共性。在控制的条件下做实验研究，是在有限的空间范围内（如实验室），在实际中将对象与周围环境分割开，然后寻找被分离出来的不同要素之间的规律性联系。

刘先生还认为：东方科学体系以时间为主。时间性虚，其特性在于持续和变异。时间不能分割，不能占有，只能共享。在时间里，人与人、人与万物是平等、共进的关系。主体与客体采取相融的方式……从时间的角度认识事物，着眼在自然的原本的整体，表现为现象和自然的流行。向宇宙彻底开放的状态，在“因”“顺”对象的自然存在和流行中，寻找其本质和规律。用老子的话说，就是“道法自然”，这是总的原则。

“现象联系的本质是‘气’，气是万物自然生化的根源。现象层面的规律体现为气的运动，通过气来实现。中医学研究的是现象层面的规律，在认识过程中，严格保持人和万物的自然整体状态，坚持整体决定和产生部分，部分受整体统摄，因而要从整体看部分，而不是从部分看整体。西医学研究的是现象背后的实体层面，把对象看作是合成的整体，因而认为部分决定整体，整体可以用部分来说明，故主要采取还原论的方法。”

“现象表达的是事物的波动性，是各种功能、信息的联系。现象论强调的是事物的运动变易，即时间方面。庄子说：‘与物委蛇，而同其波。’（《庄子·庚桑楚》）‘同其波’，就是因顺现象的自然流变，去发现并遵循其时间规律。所以中医学研究的是整体。而西医学以实体为支撑事物存在的本质，将生命活动归结为静态的物质形体元素，故西医学研究的是‘粒子’的整体。”

“中医学认为：‘器者，生化之宇。’（《素问·六微旨大论篇》）而生化之道，以气为本。‘气始而生化，气散而有形，气布而蕃育，气终而象变，其致一也。’（《素问·五常政大论篇》）可见，中医学以无形的人体为主要对象，着意关注的是气化，把人看作是气的整体。而西医学则以有形的人体为对象，研究器官、细胞和分子对生命的意义，把人看作是实体的整体。”

刘先生进而指出：时间与空间是共存关系，不是因果关系。人无论依靠何种手段都不可能将时空两个方面同时准确测定，也不可能从其中的一个方面过渡到另一方面。量子力学的不确定性原理告诉我们，微观粒子的波动特性的关系也是这样。它们既相互补充，又相互排斥。

部分决定整体和整体决定部分，这两个反向的关系和过程同时存在。但是，观测前者时就看不清后者，观测后者时又看不清前者，所以我们只能肯定二者必定相互衔接，畅然联通，但却永远不能弄清其如何衔接，如何联通。这是认识的盲区，是认识不可逾越的局限。要承认这类盲区的存在，因为世界上有些不可分割的事物只是共存关系，而没有因果联系。

刘先生从哲学的高度对中西医把握客观事物认识论原理，燃犀烛微，深刻剖析，充满了哲学家的洞见，觉闻清钟，发人深省。

李约瑟曾经指出：中西医结合在技术层面是可以探讨的，理论层面是不可能的。刘长林先生也认为：人的自然整体（中医）与合成的整体（西医），这两个层面之间尽管没有因果联系，但却有某种程度的概率性的对应关系。寻求这种对应关系，有利于临床。我们永远做不到将两者真正沟通，就是说，无论用中医研究西医，还是用西医研究中医，永远不可能从一方走到另一方。

早在20世纪80年代，傅景华先生就形成了中医过程论思想。傅先生认为：中医不仅包括对有形世界的认识，而且具有对自然和生命本源以及发生演化过程的认识。中医的认识领域主要在生命过程与枢机，而不仅是人体结构与功能，中医是“天地人和通、神气形和通”的大道。傅先生认为中医五脏属于五行序列，分别代表五类最基本的生命活动方式。《素问·灵兰秘典论篇》喻以君主、相傅、将军、仓廪、作强之官，形象地反映出五类生命运动方式的特征。在生命信息的运行机制中，心、肺、肝、脾、肾恰似驱动、传递、反馈、演化、发生机制一样，立足于生命的动态过程，而非实体器官。针对实体层面探求中医脏腑经络实质已走入死胡同，傅景华先生以“中医过程论”诠释中医实质，空谷足音，振聋发聩，惜了无唱和。笔者曾多次和傅景华讨论，好像那时他并不知道怀特海的过程哲学，只是基于对《周易》等典籍中过程思想的理解，能提出如此深刻的见解，笔者十分敬佩他深邃的洞见。十几年后，怀特海的过程哲学已在中国传播，渐至大行其道了。

怀特海明确地说过，他的过程哲学与东方思想更加接近！而不是更接近于西方哲学。杨富斌教授指出，怀特海过程哲学的“生成”和“过程”思想，与中国哲学关于生成和变易的思想相接近。

怀特海的有机体概念，通常是指无限“绵延”（持续）的宇宙运动过程的某一点上包含了与其他点上的事物的相互关系，因而获得自身的具体现实规定性的事物。意在取代以牛顿物理学绝对时空观为基础的机械唯物论宇宙观中的“物质”或“实在”观，即宇宙观问题。在他看来，传统的机械论宇宙观中所说的“物质”或“实在”实际上都是处于过程之中的存在物或实有（entity），都是与其他存在物相互作用、相互影响、相互依赖的，并在此过程中获得自身的规定性，不是单纯的、永恒的、具有绝对意义的东西，而是具有过程性、可变性和相对性的复杂有机体；认识过程中的主体和客体也是同一运动（认识）过程中彼此相关、相互渗透和相互依赖的两个有机体，因而并没有完全自主、自足的“主体”，也没有绝对不受主体影响的、具有绝对意义的客体，因此对于主体与客体的关系，也应当从二者的相互作用、相互影响和相互渗透及其与周围的关系等方面来考察。而中国古代哲学追求超现象的本质、超感觉的概念、超个体性的普遍性（同一性）为哲学的最高任务。在中国哲学家看来，天地人相通，自然与社会相通，阴阳相通相合。《黄帝内经》通过揭示自然变化对人体生理的影响，自然变化与疾病、自然环境与治疗的关系，认为“人与天地相参也，与日月相应也。”（《灵枢·岁露论》）怀特海的有机体思想与中国哲学的天人合一确有相通之处。

（四）医学不是纯粹的科学

除了极少数的哲学家、科学家认为中医是科学，而中医不是科学几乎成为世人之共识。但医学哲学家同样拷问：西医学是科学吗？

西医学之父威廉姆·奥斯勒说，“医疗行为是植根于科学的一种艺术”，进而他解释道，“如果人和人都一样，那医学或许能成为一门科学，而不是艺术。”

1981 年 6 月密苏里大学哲学系的罗纳尔德·穆森在《医学与哲学》（The Journal of Medicine and Philosophy）发表了 25 页的长文“为什么医学不可能是一门科学”，医学圈里为之哗然，因为文章发表在暑月，因此常常被称为“暑月暴动”。依照穆森的观点，“医学是科学”缺乏有说服力的论证；从历史和哲学上可以论证医学“不是”“不应该是”也“不可能是”（单一的、纯粹的）科学。在愿景、职业价值、终极关怀、职业目的与职业精神上，医学与科学之间是有冲突的；医学一旦成为科学，就会必然遮蔽偏离医学的职业愿景、价值、终极关怀、目的与精神。科学的基本目的是获得新知，以便理解这个世界和这个世界中的事物，医学的目的是通过预防或治疗疾病来增进人们的健康；科学的标准是获得真理，医学的标准是获得健康和疗效；科学的价值旨向为有知、有理（客观、实验、实证、还原）、有用、有利（效益最大化）；医学的价值旨向为有用、有理、有德、有情、有根、有灵，寻求科学性、人文性、社会性的统一。针对人的医学诉求和服务，科学存在严重的“缺损配置”。

穆森的结论是：尽管医学（知识）大部分是科学的，但它并不是、也不可能成为一门科学。

范瑞平先生指出，不能完全按照当代科学性与科学化的指标、方法与价值来衡量医学，裁判中西医之争，在当代科学万能和科学至上的意识形态中，技术乌托邦的期盼遮蔽了医学的独立价值，穆森的文章力矫时弊。

医学的原本是人学，这是众所周知的事实，其性质必须遵循人的属性而定。穆森和拥护者所做的，其实是站在我们所处的时代——医学有离科技更近、离人性更远，离具体更近、离整体更远的趋势——发出的“重拾医学人性”的呼吁。

我们还用为中医是不是科学而捶胸顿足地大声疾呼吗？

二、理论－实践脱节与“文字之医”

理论－实践脱节，即书本上的知识（包括教科书知识），并不能完全指导临床实践，这是中医学术发展未能解决的首要问题。形成理论－实践脱节的因素比较复杂，笔者认为欲分析解决这一问题，必须研究中医学术发展的历史，尤其是正确剖析文人治医对中医学术的影响。

迨医巫分野后，随着文人治医的不断增多，中医人员的素质不断提高，因为大量儒医的出现，极大地提高了医生的基础文化水平。文人治医，繁荣了中医学，增进了学术争鸣，促进了学术发展。通医文人增加，对医学发展的直接作用是形成了以整理编次医学文献为主的学派。由于儒家济世利天下的人生观，促使各阶层高度重视医籍的校勘整理、编撰刊行，使之广为流传。

文人治医对中医学术的消极影响约有以下诸端：

（一）尊经崇古阻碍了中医学的创新发展

两汉后，在儒生墨客中逐渐形成以研究经学、弘扬经书和从经探讨古代圣贤思想规范的风气，后人称之为“经学风气”。

儒家“信而好古”“述而不作”一直成为医学写作的指导思想，这种牢固的趋同心理，削磨、遏制了医家的进取和创新。尊经泥古带给医坛的是万马齐喑，见解深邃的医家亦不敢自标新见，极大地禁锢了人们的思想，导致了医学新思想的难以产生及产生后易受抑压，也导致了人们沿用陈旧的形式来容纳与之并不相称的新内容，从而限制了新内容的进一步发展，极大地延缓了中医学的发展。

（二）侈谈玄理，无谓争辩

一些医学家受理学方法影响，以思辨为主要方法，过分强调理性作用，心外无物，盲目夸大了尽心明性在医学研究中的地位，对医学事实进行随意的演绎推理，以至于在各家学说中掺杂了大量的主观臆测、似是而非的内容（宋代以前文献尚重实效，宋代以后则多矜夸偏颇、侈谈玄理、思辨攻讦之作）。

无谓争辩中的医家，所运用的思辨玄学的方法，使某些医学概念外延无限拓宽，无限循环，反而使内涵减少和贫乏，事实上思辨只是把人引入凝固的空洞理论之中。这种理论似乎能解释一切，实际上却一切都解释不清。它以自然哲学的普遍性和涵容性左右逢源，一切临床经验都可以成为它的诠注和衍化，阻碍和束缚了人们对问题继续深入的研究。理论僵化，学术惰于创新，通过思辨玄学方法构建的某些理论，不但没有激起后来医家的创新心理，反而把人们拉离临床实践的土壤。命门之争，玄而又玄，六味、八味何以包治百病？

（三）无病呻吟，附庸风雅的因袭之作

“立言”的观念在文人中根深蒂固，一些稍涉医籍的文人，也常附庸风雅，编撰方书，有的仅是零星经验，有的只是道听途说，因袭之作，俯拾皆是。

（四）重文献，轻实践

受经学的影响，中医学的研究方法大抵停留在医书的重新修订、编次、整理、汇纂，呈现出“滚雪球”的势态。文献虽多，而少科学含量。从传统意义上看，尚有可取之处，但在时间上付出的代价是沉重的，因为这样的思想延缓了中医学的发展。

伤寒系统，有人统计注释《伤寒》不下千余家，主要是编次、注释，但大都停留在理论上的发挥和争鸣，甚或在如何恢复仲景全书原貌等问题上大做文章，进而争论诋毁不休，站在临床角度上深入研究者太少了。马继兴先生对《伤寒论》版本的研究，证明“重订错简”几百年形成的流派竟属子虚乌有。

整个中医研究体系中重经典文献，轻临床实践是十分明显的。

一些医家先儒而后医，或弃仕途而业医，他们系统研究中医时多已年逾不惑，还要从事著述，真正从事临床的时间并不多，其著作之实践价值仍需推敲。

苏东坡曾荐圣散子方。某年大疫，苏轼用圣散子方而获效，逾时永嘉又逢大疫，又告知民众用圣散子方，而贻误病情者甚伙。陈无择《三因方》云：此药实治寒疫，因东坡作序，天下通行。辛未年，永嘉瘟疫，被害者不可胜数。盖当东坡时寒疫流行，其药偶中而便谓与三建散同类。一切不问，似太不近人情。夫寒疫亦自能发狂，盖阴能发燥，阳能发厥，物极则反，理之常然，不可不知。今录以备寒疫治疗用者，宜审究寒温二疫，无使偏奏也。

《冷庐医话》记载了苏东坡孟浪服药自误：士大夫不知医，遇疾每为庸工所误。又有喜谈医事，孟浪服药以自误。如苏文忠公事可惋叹焉……

文人治医，其写作素养，在其学问成就上起到举足轻重的作用。而不是其在临床上有多少真知灼见。在中医学发展史上占有重要地位的医学著作并非都是经验丰富的临床大家所为。

《温病条辨》全面总结了叶天士的卫气营血理论，成为温病学术发展的里程碑，至今仍有人奉为必读之经典著作。其实吴鞠通著《温病条辨》时，从事临床只有六年，还不能说是经验宏富的临床家。《温病条辨》确系演绎《临证指南》之作，对其纰谬，前哲今贤之驳辨批评，多为灼见。研究吴鞠通学术思想，必须研究其晚年之作《医医病书》及其晚年医案。因《温病条辨》成书于1798年，吴氏40岁，而《医医病书》成于道光辛卯（1831）年，吴氏时已73岁。仔细研究即可发现风格为之大变，如倡三元气候不同医要随时变化，斥用药轻描淡写，倡治温重用石膏，从主张扶正祛邪，到主张祛除邪气，从重养阴到重扶阳……

《证治准绳》全书总结了明代以前中医临床成就，临床医生多奉为圭臬，至今仍有十分重要的学术价值。但是王肯堂并不是职业医生、临床家。肯堂少因母病而读岐黄家言，曾起其妹于垂死，并为邻里治病。后为其父严戒，乃不复究。万历十七年进士，选翰林院庶吉士，三年后受翰林院检讨，后引疾归。家居十四年，僻居读书。丙午补南行人司副，迁南膳部郎，壬子转福建参政……独好著书，于经传多所发明，凡阴阳五行、历象……术数，无不造其精微。著《尚书要旨》《论语义府》《律例笺释》《郁冈斋笔尘》，雅工书法，又为藏书大家。曾辑《郁冈斋帖》数十卷，手自钩拓，为一时刻石冠。

林珮琴之《类证治裁》于叶天士内科心法多有总结，实为内科之集大成者，为不可不读之书，但林氏在自序中讲得清清楚楚：本不业医。

目尽数千年，学识渊博，两次应诏入京的徐灵胎，亦非以医为业，如《洄溪医案》多次提及：非行道之人。

王三尊曾提出“文字之医”的概念（《医权初编》上卷论石室秘录第二十八）：

夫《石室秘录》一书，乃从《医贯》中化出。观其专于补肾、补脾、疏肝，即《医贯》之好用地黄汤、补中益气汤、枳术丸、逍遥散之意也。彼则补脾肾而不杂，此又好脾肾兼补者也……此乃读书多而临证少，所谓文字之医是也。惟恐世人不信，枉以神道设教。吾惧其十中必杀人之二三也。何则？病之虚者，虽十中七八，而实者岂无二三，彼只有补无泻，虚者自可取效，实者即可立毙……医贵切中病情，最忌迂远牵扯。凡病毕竟直取者多，隔治者少，彼皆用隔治而弃直取，是以伐卫致楚为奇策，而仗义执言为无谋也……何舍近而求远，尚奇而弃正哉。予业医之初，亦执补正则邪去之理，与隔治玄妙之法，每多不应。后改为直治病本，但使无虚虚实实之误，标本缓急之差，则效如桴鼓矣……是书论理甚微，辨症辨脉则甚疏，是又不及《医贯》矣……终为纸上谈兵。

“文字之医”实际的临床实践比较少，偶而幸中，不足为凭。某些疾病属于自限性疾病，即使不治疗也会向愈康复。偶然取效，即以偏概全，实不足为法。

“文字之医”为数不少，他们的著作影响并左右着中医学术。

笔者认为理论与实践脱节，正是文人治医对中医学术负性影响的集中体现。

必须指出，古代医学文献临床实用价值的研究是十分艰巨的工作。笔者虽引用王三尊之论，却认为《石室秘录》《辨证录》诸书，独到之处颇多，同样对非以医为业的医家，如王肯堂、徐灵胎、林珮琴等之著作，亦推崇备至，以为不可不读。

三、辨病下的辨证论治

笔者师从洪哲明先生临诊时，先生已近八旬。尝见其恒用某方治某一病，而非分型辨治。小儿腹泻概以“治中散”（理中丸方以苍术易白术）治之，其效甚捷；产后缺乳概用双解散送服马钱子；疝气每用《金匮》蜘蛛散。辨病还是辨证？

中医是先辨病再辨证，即辨证居于第二层次。《伤寒论》“辨太阳病脉证并治”“辨阳明病脉症论治”……已甚明了。后世注家妄以己意，曲加发挥，才演绎出林林总总的“六经辨证”，已背离仲师原旨。

1985 年，有一次拜谒张琪先生，以中医是辨病下的辨证论治为题就教，张老十分高兴地给我讲了一个多小时：同为中焦湿热，淋病、黄疸、湿温有何不同，先生毫分缕析，剀切详明。张老十分肯定中医是辨病下的辨证论治。

徐灵胎《兰台轨范》序：欲治病者，必先识病之名，能识病名，而后求其病之由生，知其所由生，又当辨其生之因各不同，而病状所由异，然后考其治之之法。一病必有主方，一方必有主药。或病名同而病因异，或病因同而病症异，则又各有主方，各有主药，千变万化之中，实有一定不移之法。

中医临床流派以经典杂病派为主流，张石顽、徐灵胎、尤在泾为其代表人物，《张氏医通》为其代表作。张石顽倡“一病有一病之祖方”，显系以辨病为纲领。细读《金匮要略》，自可发现仲景是努力建立辨病体系的，一如《伤寒论》。

外感热病中温病学派，临证每抓住疫疠之气外犯，热毒鸱盛这一基本病因病机，以祛邪为不易大法，一治到底，同样是以辨病为主导的。

《伤寒论》是由“三阴三阳”辨“病”与“八纲”辨“证”的两级构成诊断的。如“太阳病，桂枝证”（34条）、“太阳病……表证仍在”（128条）。首先是通过辨病，从整体上获得对该病的病性、病势、病位、发展变化规律以及转归预后等方面的全面了解，从而把握贯穿该病过程的始终，并明确其发生、发展的基本矛盾，然后才有可能对各个发展阶段和不同条件（如治疗、宿疾等）影响下所表现出来的症候现象做出正确的分析和估价，得出符合该阶段病理变化性质（即该阶段的主要矛盾）的“证”诊断，从而防止和克服单纯辨证的盲目性。只有首先明确“少阴病”的诊断，了解贯穿于少阴病整个发展过程中的主要矛盾是“心肾功能低下，水火阴阳俱不足”，才有可能在其“得之两三日”仅仅出现口燥咽干的情况下判断为“邪热亢盛，真阴被灼”，果断地用大承气汤急下存阴。正确的辨证分析，必须以明确的“病”诊断为前提，没有这个前提就难以对证候的表现意义做出应有的估价，势必影响辨证的准确性。

辨“病”诊断的意义在于揭示不同疾病的本质，掌握各病总体矛盾的特殊性；辨“证”诊断的意义在于认识每一疾病在不同阶段、不同条件下矛盾的个性和各病在一定时期内的共性矛盾，做到因时、因地、因人制宜。首先，辨病是准确诊断的基础和前提；结合辨证，则是对疾病认识的深入和补充。二者相辅相成，缺一不可。

“六经辨证”的说法之所以是错误的，就在于把仲景当时已经区分出的六个不同外感病种，看成了一种病的六个阶段，即所谓的太阳病是表证阶段，阳明病是里证阶段，少阳病是半表半里阶段等。这种认识混淆和抹杀了“病”与“证”概念区别，既与原文事实相违背，又与临床实际不相符合。按照这种说法去解释原文，就难免捉襟见肘，矛盾百出。“六经辨证”说认为太阳病即是表证，全不顾太阳病还有蓄血、蓄水的里证；认为阳明病是里证，却无视阳明病还有麻黄汤证和桂枝汤证。既为阳明病下了“里证”定义，却又有“阳明病兼表证”之说。试问阳明病既为里证，何以又能兼表证，则阳明病为里证之说又何以成立?

张正昭先生指出：“六经辨证”说无端地给三阴三阳的名称加上一个“经”字，无形中把“三阴三阳”这六个抽象概念所包括的诸多含义变成了单一的经络含义，使人误认为“三阴三阳”病就是六条经络之病，违背了《伤寒论》以“三阴三阳”病名的原义。可见，把“三阴三阳”病说成“六经病”固属不妥，而称其为“六经证”就更是错误的了。

李心机先生鉴于《伤寒论》研究史上“注不破经，疏不破注”的顽固“误读传统”，就鲜明地指出“让伤寒论自己诠释自己”。

四、亚健康不是“未病”是“已病”

近年来，较多的中医学者把亚健康与中医治未病、欲病等同起来，亚健康不是中医的未病，机械的对应、简单的比附，不仅仅犯了逻辑上的错误，于全面继承中医学术精华并发扬光大十分不利。

（一）中医“未病”不能等同于亚健康

《素问·四气调神大论篇》：“圣人不治已病，治未病，不治已乱，治未乱，此之谓也。夫病已成而后药之，乱已成而后治之，譬犹渴而穿井，斗而铸锥，不亦晚乎。”体现了治未病是中医对摄生保健的指导思想，强壮身体，防于未病之先。

“未病”是个体尚未患病，应注意未病先防。中医的“未病”和“已病”，是相对概念，健康属于未病，疾病属于已病。

《难经·七十七难》：“上工治未病，中工治已病者，何谓也？然所谓治未病者，见肝之病，则知肝当传之与脾，故先实其脾气，无令得受肝之邪，故曰治未病焉。”此时，未病是以已病之脏腑为前提，以已病脏腑之转变趋向为依据，务先安未受邪之地。

《灵枢·官能》中有“正邪之中人也微，先见于色，不知于其身。”指出病邪初袭机体，首先见体表某部位颜色的变化，而身体并未感到任何不适，然机体的气血阴阳已出现失衡，仅表现一些细微病前征象的状态便为未病状态。由健康到出现机体症状，发生疾病，并非是卒然出现的，而是逐渐形成，由量变到质变的过程。

《灵枢·顺逆》也指出，“上工刺其未生者也；其次，刺其未盛者也……上工治未病，不治已病，此之谓也”。

《素问·八正神明论篇》：“上工救其萌芽，必先见三部九候之气，尽调不败而救之，故曰上工。下工救其已成，救其已败。”显示早期诊断，把握时机，早期治疗，既病防变之意。

唐孙思邈的《千金方》中有“古之医者，上医治未病之病，中医治欲病之病，下医治已病之病”的论述，明确地将疾病分为“未病”“欲病”“已病”三个层次。未病指机体已有或无病理信息，未有任何临床表现的状态或不能明确诊断的一种状态，是病象未充分显露的隐潜阶段。

中医的治未病是一种原则和指导思想，既包涵未病先防的养生防病、预防保健思想，也包涵既病防变、早期治疗、控制病情的临床治疗原则。

亚健康无论如何都是有明显身体不适而又不能符合（西医的）某种疾病诊断标准的状态，把未病和亚健康等同起来，是毫无道理的。

（二）亚健康是中医的已病

作为“中间状态”的亚健康，应包括三条：首先，没有生物学意义上的疾病（尚未发现躯体构造方面的异常）及明确的精神心理障碍（属“疾病”）；其次，它涉及躯体上的不适（如虚弱、疲劳等非特异性的，尚无可明确躯体异常、却偏离健康的症状或体验，但还够不上西医的“疾病”）；再次，还可涉及精神心理上的不适（够不上精神医学诊断上的“障碍”)，以及社会生存上的适应不良。以亚健康状态常见的头痛、头晕、失眠等为例，均已构成中医“病”的诊断。多数亚健康个体，其体内的病机已启动，已经出现了阴阳偏盛偏衰，或气血亏损，或气血瘀滞，或有某些病理性产物积聚等病机变化。

“亚健康状态”指机体正气不足或邪气侵犯时机体已具备疾病的一些病理条件或过程，已有一些或部分病症（证）存在，但是未具备西医学疾病的诊断标准。我们不能采取把中医的“病”的概念与西医“疾病”的概念等同起来的思考和研究方式。

笔者认为全部中医的“病”只要还不具备西医学疾病诊断的证据，均属亚健康范畴。

中医生存和发展有一最关键的因素，就是临床范围日益窄化，中医文化基础日渐式微，信仰人群的迁移，观念的转变，后继乏人。很多研究都表明，人群中健康状态占10%，疾病状态占15%，75%属于亚健康状态。西医还没有明确的方法和药物治疗亚健康。中医学在亚健康状态方面的潜在优势，不仅可拓展中医学术新的生存空间，而且必将促进整个世界医学的进化与发展，从而为全人类的健康做出新的贡献。

闫希军先生所著《大健康观》中提出了大健康医学模式。在大健康医学模式中，中医被赋予十分重要的地位，而拥有了更加广阔的空间。中医理论与系统生物学及大数据方法契合，并将与系统生物学和生态医学等领域取得的成果相互交通，水乳交融，这是未来西方医学和中医学发展必然的走向。

五、正本清源，重建中医范式

范式是某一科学共同体在某一专业或学科中所具有的共同信念，这种信念规定了它们的共同的基本观点、基本理论和基本方法，为它们提供了共同的理论模式和解决问题的框架，从而成为该学科的一种共同的传统，并为该学科的发展规定了共同的方向。

库恩认为“范式”是成熟科学的标志，由于“范式”的存在，科学家们一方面可以在特定领域里进行更有效率的研究，从而使他们的研究更加深入；而另一方面，“范式”也意味着该领域里“更严格的规定”，“如果有谁不肯或不能同它协调起来，就会陷于孤立，或者依附到别的集团那里去”。因此，同一范式内部，研究者拥有相同的世界观、研究方法、理论、仪器和交流方法，但在不同“范式”之间却是不可通约的。不同“范式”下的研究者对同一领域的看法就像是两个世界那样完全不同。这也是造成“一条定律对一组科学家甚至不能说明，而对另一组科学家有时好像直观那样显而易见”的原因。

李致重等学者从具体研究对象、研究方法及基础理论等方面论述了中西医范式的不可通约性。而且，中、西医关系的特殊之处还在于，它们不只是同一领域的两个不同“学派”，更是基于两种完全不同的文化而发展起来的，这也使得二者之间的不可通约性表现得尤其明显和强烈。正是由于这种不可通约性导致了中西医之争。屈于特定历史条件下“科学主义”的强势地位，中医最终被迫部分接受了西医“范式”。“范式丢失”是近现代中医举步维艰、发展停滞、甚至后退的根本原因。

任何一门科学的重大发展，都表现在基本概念的更新和范式的变革上……变革范式，是现时代中医理论发展的必经之路。

如何正本清源，重建范式？

正本清源是中医范式或重建的基础，这是一项十分艰巨浩大的工程。正本首先是建立传统范式。必须从经典著作入手，梳理还原，删汰芜杂，尽呈精华。

（一）解释学·语言能力与重建

东汉许慎在《说文解字·叙》中说：“盖文字者，经艺之本，王政之始，前人所以垂后，后人所以识古。故曰：本立而道生。”给予中国古典解释学以崇高的地位。

解释学把生命哲学、现象学、存在主义分析哲学、语言哲学、心理学、符号学等理论融合在一起，强调语言的本体论地位，认为我们所能认识的世界只能是语言的世界，人与世界的关系的本质是语言的关系，不仅把解释当作人文科学的方法论基础，而且是哲学的普遍方法。

狭义解释学特指现代西方哲学领域中的解释学理论，它经过狄尔泰、海德格尔、伽达默尔、利科、哈贝马斯等思想巨匠在理论上的构建和推动，形成了哲学释义学；广义解释学则不限于西方哲学领域，一切关于文本的说明、注解、解读、校勘、训诂、修订、引申及阐释的工作都属于解释活动，都要依靠相应的解释方法和解释理论来完成，因而都可以称作解释学。中医书籍中只有少部分是经典原著，而其余大部分都属于关于经典原著的解释性著作。

从当代解释学观点看，任何现代理论或现代文化都发轫于传统，传统文化的生命力则在于不断的解释和再解释之中。传统文化和现代文化并不是对立的，而是统一的，确切地说，是对立统一。人类文化是一条河流，它从传统走来，向未来走去，亦如黑格尔所说，离开其源头愈远，它就膨胀得愈大。

拉法格相信：《老子》在其产生之初，在它的著者与当时的读者之间存在着一种共识，这种共识便是《老子》的初始意义，《老子》著者传达的是它，当时的读者从中读懂的也是它。那么，这种共识又是从何而来的呢？拉法格认为：处于同一时代同一环境中的人可能会在词义的联想、语言结构的使用、社会问题的关注上具有共同之处，所以他们之间能够彼此理解。拉法格采用语言学家乔姆斯基的“语言能力”一词来指代这种基于共有的语言与社会背景的理解能力。在他看来，这种“语言能力”是历史解释学的关键，是发现历史文本原始意义的途径。他建议读者利用多种传统方法增强自己理解《老子》的语言能力，如古汉语字词含义的研究、历史事件与古代社会结构的分析，其他古代思想家思想的讨论等。也就是说，旨在发现《老子》原始意义的现代读者应尽可能地将自己置于《老子》所处的时代，将当时的社会背景、语言现象等历史的事物内化为自己的“语言能力”。

历史的解释者的任务是利用历史的证据重新将《道德经》与它产生的背景联结起来，在该背景下对其进行分析研究。解释者首先必须去掉成见，不可以将我们现代的思想强加于古人，或用现代思想批判古人。

历史解释学方法是中医经典著作、传统理论研究的基本方法。其要旨在于忠实细密地根据经典话语资料和现代方法对原典重新解读。旧有的词语和概念通过词语组合方式和语境组件方式的特殊安排，突显出原典文本固有的基本意义结构。通过意义结构分析，探询其原始涵义、历史作用和现代意义。

（二）解构与重建

理解分析就是“解构”，而“解构”旨在重建，使新的理论概念或理论结构因此建立。自然科学家就是依循这一程序不断地改弦更张，发展其理论系统的……解构和重建与科恩所说的“范式变革”有所类同。何裕民先生认为：对原有理论概念或规则的重新理解和分析，对传统中医理论体系进行解构和重建，是现阶段中医理论发展的切实可行的最佳选择。

事实的确认和概念的重建是重建的途径与环节。

严肃的科学研究应以经验事实为基础，而不仅仅是古书古人的描述，古人的认识充其量只是帮助人们寻找经验事实，并在研究中给予一定的启示。

概念的重建与事实的确认可以说是互为因果的两大环节。梳理每个名词术语的历史演变和沿革情况、分析它们眼下使用情况及混乱原因，这两者有助于旧术语的解构；组织专家集体研讨以期相对清晰、合理地约定每一概念（名词术语）的特征和实质。

阴阳五行学说对传统中医理论之建构，具有决定性的作用。它们作为主导性观念和认识方法渗入中医学，有的又与具体的学术内容融合成一体，衍生出众多层次低得多的理论概念。藏象、经络、气血津液等可视作中医理论体系的第二层次，第三层次的是众多较为具体的概念或术语，其大多与病因病机、治法及“证”相关联。最低层次的是一些带有经验陈述性质的论述。形成这些概念，司外揣内、援物比类等起着主要作用，不少是从表象信息直接跳跃到理论概念的，许多概念与实体并不存在明确的对应关系，其内涵和外延有时也颇难作出清晰的界定。

一些学者主张：与学术内容融合在一起的阴阳五行术语，应通过概念的清晰化、实体化和可经验化而清理出去。亦即使哲学的阴阳五行与具体（中医）的科学理论分离……愚意以为不可，以其广泛渗透而不可剥离，阴阳五行已成为不可或缺的纲领框架，当以中医学理视之，而不仅仅视为居于指导地位的古典哲学思想。

（三）方法

正本清源，重建范式，必须有良好的方法。我们反对科学主义，但我们崇尚科学精神，我们必须学习运用科学方法，尤其是科学思维方法，科学观察方法，科学实证方法（不仅仅是实验室方法）。

“医林改错，越改越错”,《医林改错》中提出的“心无血，脉藏气”之说，显然是错误的。为什么导致错误的结论？主要是他不知道，观察是有其一定条件，一定范围的。离开原来的条件、时间、地点，观察结果会有很大差异。运用观察结论做超出原条件、原范围的外推时，必须十分审慎。他所观察的都是尸体，由于动脉弹力大，把血驱入静脉系统。这是尸体的条件，不可外推到活着的人体。对观察结果进行理解和处理时，必须注意其条件性、相对性和可变性。

在广泛占有资料的基础上，还必须要有正确的思维方法。对于马王堆汉墓出土的缣帛及竹木简医书成书年代的推定和对该批资料的运用，我国的有关专家认为："如果从《黄帝内经》成书于战国时期来推定，那么两部灸经的成书年代至少可以上溯到春秋战国之际甚至更早。"而日本山田庆儿先生认为，这种"推论的方法是错误的。不管我们最后会达到什么样的结论，我都不应该根据所谓《黄帝内经》是战国时期的著作这个还没有确证的假定，去推断帛书医书的成书年代，而必须相反地从关于后者已经确证了的事实出发，来推断前者成书的过程和年代"。山田庆儿先生基于"借助马王堆医书之光，可以逐渐看清中国医学的起源及其形成过程"。

吴坤安认为：喻嘉言、吴又可、张景岳辈，治疫可谓论切治详，发前人所未发。但景岳宜于汗，又可宜于下，嘉言又宜于芳香逐秽，三子皆名家，其治法之所以悬绝若此，以其所治之疫各有不同。景岳所论之疫，即六淫之邪，非时之气，其感同于伤寒，故每以伤寒并提，而以汗为主，欲尽汗法之妙，景岳书精切无遗。又可所论之疫，是热淫之气，从口鼻吸入，伏于募原，募原为半表半里之界，其邪非汗所能达，故有不可强汗、峻汗之戒；附胃最近，入里尤速，故有急下、屡下之法。欲究疫邪传变之情，惟又可之论最为详尽，然又可所论之疫，即四时之常疫，即俗名时气症也。若嘉言所论之疫，乃由于兵荒之后，因病致病，病气、尸气混合天地不正之气，更兼春夏温热暑湿之邪交结互蒸，人在气交中，无隙可避，由是沿门阖境，传染无休，而为两间之大疫，其秽恶之气，都从口鼻吸入，直行中道，流布三焦，非表非里，汗之不解，下之仍留，故以芳香逐秽为主，而以解毒兼之。是三子之治，各合其宜，不得执此而议彼。

学术研究中，所设置的讨论的问题必须同一，必须是一个总体，这是比较研究的基本原则。执此而议彼，古代医家多有此弊，六经辨证与卫气营血辨证、三焦辨证之争论，概源于方法之偏颇。

六、提高疗效是中医学术发展的关键

中医药学历数千年而不衰，并不断发展，主要依靠历代医学家临床经验的积累、整理提高。历代名医辈出，多得自家传师授。《周礼》有“医不三世，不服其药”，可见在很早人们即已重视了老中医经验。

以文献形式保留在中医典籍之中的中医学术精华仅仅是中医学术精华的一部分。为什么这样说？这是因为中医学术精华更为宝贵的部分是以经验的形式保留在老中医手中的。这是必须予以充分肯定、高度重视的问题。临床家，尤其是临床经验丰富、疗效卓著者，每每忙于诊务，无暇著述，其临床宝贵经验，留下来甚少。叶天士是临床大家,《外感温热篇》乃于舟中口述，弟子记录整理而成。《临证指南医案》，亦弟子侍诊笔录而成，真正是叶天士自己写的东西又有什么？

老中医经验，或禀家学，或承师传，通过几代人，或十几代或数百年的长期临床实践，反复验证，不断发展补充，这种经验比一般书本中所记述的知识要宝贵得多。老中医经验是中医学术精华的重要组成部分，舍全面继承，无法提高疗效。

书中的知识要通过自己的实践，不断摸索不断体会，有了一些感受，才能真正为自己所利用。真正达到积累一些经验，不消说对某些疾病能形成一些真知灼见，就是能准确地把握一些疾病的转归，亦属相当困难，没有十年二十年的长期摸索，是不可能的。很显然，通过看书把老中医经验学到手，等于间接地积累了经验，很快增加了几十年的临床功力，这是中青年医生提高临床能力的必由之路。全面提高中医队伍的临床水平，必将对中医学术发展产生极大的推动作用。

老中医经验中不乏个人的真知灼见，尤其是独具特色的理论见解、自成体系的治疗规律都将为中医理论体系的发展提供重要的素材。尤其是传统的临床理论并不能完全满足临床需要时，理论与临床脱节时，老中医的自成规律的独特经验理论价值更大。

在强大的西医学冲击下，中医仍然能在某些领域卓然自立，是因为其临床实效，西医学尚不能取而代之。这是中医学赖以存在的基础，中医学的发展亦系之于此。无论如何，提高临床疗效都是中医学术发展的战略起点和关键所在。

中医以其疗效，被全世界越来越多的人认可，仅在英国就有3000多家中医诊所（这已是多年前的数字）。在美国有超过30%的人群，崇尚包括中医在内的替代医学自然疗法。在医学界也认为有一些疾病，西医学是束手无策的，应从中医学中寻求解决的办法。美国医学会在1997年出版的通用医疗程序编码中特别增加两个针灸专用编码，对没有解剖结构，没有物质基础的中医针灸学予以承认；在2015年实施的“国际疾病分类”ICD-11，辟专章将中医纳入其中。我们应客观地对待百年中医西化历史，襟怀大度地包容对中医的批评，矜平躁释，心态平和，目标清晰，化压力为动力，寓继承于创新，与时俱进。展望未来，我们对中医事业发展充满了信心。

单书健

2016年12月

序

十年前出版之《当代名医临证精华》丛书，由于素材搜罗之宏富，编辑剪裁之精当，一经问世，即纸贵洛阳，一版再版，被医林同仁赞为当代中医临床学最切实用、最为新颖之百科全书。一卷在手，得益匪浅，如名师之亲炙，若醍醐之灌顶，沁人心脾，开慧迪智，予人以钥，深入堂奥，提高辨治之水平，顿获解难之捷径，乃近世不可多得之巨著，振兴中医之辉煌乐章也，厥功伟矣，令人颂赞！

名老中医之实践经验，乃中医学术精华之最重要部分，系砺炼卓识，心传秘诀，可谓珍贵至极。今杏林耆宿贤达，破除“传子不传女，传内不传外”之旧规，以仁者之心，和盘托出；又经书健同志广为征集，精心编选，画龙点睛，引人入胜。熟谙某一专辑，即可成为某病专家，此绝非虚夸。愚在各地讲学，曾多次向同道推荐，读者咸谓得益极大。

由于本丛书问世迨已十载，近年来各地之新经验、新创获，如雨后春笋，需加补充；而各省市名老中医珍贵之实践经验，未能整理入编者，亦复不少，更应广搜博采，而有重订《当代名医临证精华》之议，以期进一步充实提高，为振兴中医学术，继承当代临床大家之实践经验，提高中青年中医辨治之水平，促进新一代名医更多涌现，发展中医学术，作出卓越贡献。

与书健同志神交多年，常有鱼雁往还，愚对其长期埋首发掘整理老中医学术经验，采撷精华，指点迷津，详析底蕴，精心编辑，一心为振兴中医事业而勤奋笔耕，其淡泊之心志，崇高之精神，实令人钦佩。所写《继承老中医经验是中医学术发展的关键》一文，可谓切中时弊，力挽狂澜，为抢救老中医经验而呼吁，为振兴中医事业而献策，愚完全赞同，愿有识之士，共襄盛举。

顷接书健来函，出版社嘱加古代医家经验，颜曰：古今名医临证金鉴。愚以为熔冶古今，荟为一帙，览一编于某病即无遗蕴，学术发展之脉络了然于胸，如此巨构，实令人兴奋不已。

书健为人谦诚，善读书，且有悟性，编辑工作之余，能选择系之于中医学术如何发展之研究方向，足证其识见与功力，治学已臻成熟，远非浅尝浮躁者可比。欣慰之余，聊弁数语以为序。

八二叟朱良春谨识

时在一九九八年夏月

凡　例

1. 明清之季中医临床体系方臻于成熟，故古代文献之选辑，以明清文献为主。

2. 文献来源及整理者，均列入文后。未列整理者，多为老先生自撰。或所寄资料未列，或转抄遗漏，间亦有之，于兹恳请见谅。

3. 古代文献，间有体例欠明晰者，则略作条理，少数文献乃原著之删节摘录，皆着眼实用，意在避免重复，简而有要。

4. 古代文献中计量单位，悉遵古制，当代医家文献则改为法定计量单位。一书两制，实有所因。药名多遵原貌，不予划一。

5. 曾请一些老先生对文章进行修改或重新整理素材，使主旨鲜明，识邃意新；或理纷治乱，重新组构，俾叶剪花明，云净月出。

6. 各文章之题目多为编纂者所拟，或对仗不工，或平仄欠谐，或失雅训，或难概全貌，实为避免文题重复，勉强而为之，敬请读者鉴谅。

7. 凡入药成分涉及国家禁猎和保护动物的（如犀角、虎骨等），为保持方剂原貌，原则上不改。但在临床运用时，应使用相关的替代品。

8. 因涉及中医辨证论治，故对于普通读者而言，请务必在医生的指导下使用，切不可盲目选方，自行使用。

目　录

述　要

《说文解字》释“悸”为心动也。《内经》尚无心悸病之记载，以与悸相同之惊、惕、惊骇、惊狂、惊恐等名之。《内经》还对病因、病机作了初步论述，认为惊之病邪，有火、热二淫，提出“三阳积并”“气并于阳”“诸病惊骇，皆属于火”，对惊悸的证候表现也作了描述。如《素问·举痛论》云：“惊则心无所倚，神无所归，虑无所定，故气乱矣。”《素问·至真要大论》谓“心憺憺大动”。《灵枢·本神》谓“心怵惕”。

称心悸者，始自《伤寒论》《金匮要略》，如：心动悸，心下悸，心中悸，惊悸。于病因病机及辨证论治，阐发均较系统，其属实者如痰饮、水湿、惊扰或误治正伤，其虚者如营卫不足，气血亏虚。

《诸病源候论·风病诸候·风惊悸候》指出：“风惊悸者，由体虚，心气不足，心之府为风邪所乘，或恐惧忧迫，令人气虚。亦受于风邪，风邪搏于心，则惊不自安，惊不已，则悸动不定。”

刘河间论悸主水衰火旺；成无已则认为不越两种，一者气虚也，二者停饮也，他提出之惊悸、怔忡之含义颇为清晰：“悸者，心忪是也，筑筑惕惕然动；怔忡，忪忪不能自安者是矣。”

《丹溪心法·惊悸怔忡》提出系统详细的论述，元·朱丹溪认为“血虚”“痰迷”“痰火”是惊悸的主要病因，他在《丹溪心法·惊悸怔忡》中说："怔忡者血虚，怔忡无时，血少者多，有思虑便动，属虚；时作时止者，痰因火动。瘦人多因是血少，肥人属痰，寻常者多是痰。""惊者恐怖之谓，悸者怔忡之谓。心虚而郁痰，则耳闻大声，目击异物，遇险临危，触事丧志，心为之忤，使人有惕惕之状，是则为惊。心虚而停水，则胸中渗漉，虚气流动，水既不乘，心火恶之，心不自安，使人有怏怏之状，是则为悸。惊者与之豁痰定惊之剂，悸者与之逐水消饮之剂。所谓扶虚，不过调养心血、和平心气而已。"（《丹溪心法·惊悸怔忡》）

责之"虚与痰"，发病之本为心虚，其标在惊为痰，心悸为饮。

明·虞抟认为，惊悸怔忡还与肝胆有关。他在《医学正传·怔忡惊悸健忘证》中说："夫怔忡惊悸之候，或因怒气伤肝，或因惊气入胆，母能令子虚，因而心血为之不足，又或遇事繁冗，思想无穷，则心君亦为之不宁，故神明不安而怔忡惊悸之证作矣。"并对惊悸怔忡以"无时""有时"加以辨别，指出："夫所谓怔忡者，心中惕惕然动摇而不得安静，无时而作者是也。惊悸者，蓦然而跳跃惊动而有欲厥之状，有时而作者是也。"

张景岳对惊悸、怔忡的病因病机和证治论述较全面，他在《景岳全书·杂证谟·怔忡惊恐》中，认为惊有因病而惊和因惊而病二证，因病而惊，当察客邪，以兼治其标；若因惊而病，宜"安养心神，滋培肝胆，当以专扶元气为主"。并提出"主气强者不易惊，而易惊必肝胆之不足者也"。认为怔忡"惟阴虚劳损之人乃有之"，治宜"养气养精，滋培根本"，并"节欲节劳，切戒酒色……不可误认为痰火而妄施清利"。

明清以降，百家争鸣，各有发挥，论述更为精要，至叶天士，对本病之认识已臻于完善。如论病因，内伤七情；操持劳损；水湿痰饮，清阳失旷；或本脏阳气虚馁，痰浊水湿乘侮，上凌于心；或宿哮痰火；暑热时邪，伤及心主。对温病后期阴虚液脱之悸，每用复脉去姜、桂、参之温补，加白芍以养营阴，或用黄连阿胶汤甘柔以养心阴。对心悸重证，或交通心肾，或填补精血或培中宁心，足资师法。

李用粹《证治汇补》之惊悸证论治，亦为佳作，独详证治，条分缕析，最堪取法。秦伯未先生称李氏“《证治汇补》无一矜能浮躁诡异诸诞说，学者谓肯堂以后一人而已”。瘀血内阻，而致心悸怔忡，短气喘息，胸闷不舒，心痛时作，或形寒肢冷，舌质暗或有瘀点、瘀斑，脉虚或结代，治宜活血化瘀，可用血府逐瘀汤加减，此证多兼气虚，用药务须兼顾。单纯活血化瘀取效虽捷而不巩固，益气活血才能解决此项矛盾。

值得提及的是，卑惵一证，与怔忡相类，如戴元礼、沈金鳌，均于怔忡之后论及。《证治要诀》云：“有痞塞不饮食，心中常有所怯，爱处暗或倚门后，见人则惊避，似失志状，此名为卑惵之证，以血不足故，用谷神嘉禾散，加当归半钱、黄芪半钱。”此证之胸中不适由于痞塞，怔忡之胸中不适由于心悸，卑惵避人而怔忡不避，以此为辨，庶不致误。证之现代临床，卑惵一证，颇类儿童孤独症（自闭症），很值得深入探讨。

著名经方家刘渡舟教授，治疗心悸怔忡每执心虚失养，心被邪干两端，斟酌攻补，调达阴阳。赵锡武先生认为：虚实痰瘀，证非一端，必须详审，补泻凉温，治有多法，每需细酌。刘、赵均为经方大家，刘老善用桂枝类方，赵老喜用瓜蒌诸方，运用得心应手，已臻化境，足资我侪师法。

顾景琰主任医师认为心衰乃虚实错杂，虚则气阴衰涸，实则痰瘀互结，以虚为主，损及气血阴阳，尤以气阴衰涸为著。治疗宜温补心肾兼顾气阴，辅以通络利水，方用参附生脉加味。顾老尤重葶苈子、玉竹之用，体会两药强心作用确切。

柯雪帆先生于心衰之辨证尤有体会，诸如水肿、气喘、怔忡主症之辨识，脉象、舌象、腹诊之探讨，均细致入微，于温阳、益气、利水诸法之运用，亦十分妥切。

于心衰之水肿黄疸，戴丽三先生用附子汤或苓桂术甘汤加附片治之，重用附子达120g，每建奇勋。

黄文东教授治悸化瘀通阳，用药主张灵动流通。

张伯臾先生主张临证要善于识脉，辨证重脉，每多心得。

奚凤霖先生乃经方家，于心悸怔忡之治，溯源竟委，法取建中。

丁光迪教授主张养血勿过阴柔，益气亦慎刚燥，中正淳和，是为王道。

朱锡棋先生主张证病同辨，首别功能病变抑或器质性病变，当视为临证之要。

朱进忠先生认为五脏六腑之变皆可致悸，临证切勿偏执治心一端；彭履祥教授亦主张，勿泥于本脏自病而专主于心，当辨析肺脾心所累以开郁定悸，示来者以规矩；陈亦人教授亦倡言，心急尚需调理五脏，立断机因；姚荷生教授认为心悸每属阴阳错杂，肝风内动，而主以乌梅丸法，堪称独具慧眼。

卷中于心肌炎所致之心悸，诸家多从辨病入手，各具心得。

戴思恭

怖　　说

戴思恭（1324~1405），字元礼，明代医家

怖，《内经》无有，始于《金匮要略》，奔豚条有惊怖，继云惊恐，可见惊怖即惊恐。怖，惧也；恐，亦惧也。凡连称惊恐者，以一阴一阳对待而言。如喜怒并称者，喜出于心，心居在阳；怒出于肝，肝居在阴。志意并称者，志是静而不移，意是动而不定。静，阴也；动，阳也。惊恐并称者，惊因触于外事，内动其心，心动则神摇；恐因感于外事，内慊而精却。《内经》谓惊则心无所倚，神无所归，虑无所定，故气乱矣；恐则精却，却则上焦闭，闭则气还，还则下焦胀，故气不行矣。又谓尝贵后贱，尝富后贫，悲忧内结，至于脱营失精，病深无气，则洒然而惊。此类皆病从外致，所动内之心神者也。若夫在身之阴阳盛衰而致其惊恐者，则惊是火热躁动其心，心动则神乱，神用无方，故惊之变，状亦不一，为惊骇，为惊妄，为惊狂，为惊悸等病；恐则热伤其肾，肾伤则精虚，虚则志不足，志本一定而不移，故恐亦无他状。《内经》有惊病之邪，有火热二淫，司天在泉胜复之气，有各经热病所致，有三阳积并，有气并于阳，皆为诸惊等病，故病机统而言曰：诸病惊骇，皆属于火也。于恐病之邪者，有精气并于肾则恐，有血不足则恐，有少阳入阴，阴阳相搏则恐，有胃热肾气微弱则恐，有肾是动者恐。然于肝之惊恐互作者，以其脏气属阳居阴，纳血

藏魂，魂不安则神动，神动则惊，血不足则志慊，志慊则恐，故二者肝脏兼而有之。似此之类，于火热二淫并湿属感邪之外，其余惊恐皆因气之阴阳所动而内生也。惊恐二病与内外所因，治法同乎异乎？曰：惊则安其神，恐则定其志，治当分阴阳也。心为离火，内阴而外阳；肾为坎水，内阳而外阴。内者是主，外者是用，又内主者五神，外用者五气。是故心以神为主，阳为用；肾以志为主，阴为用。阳则气也火也，阴则精也水也，及乎水火既济，全在阴精上承以安其神，阳气下藏以定其志。不然则神摇不安于内，阳气散于外；志感于中，阴精走于下。既有二脏水火之分，治法安得无异？所以惊者必先安其神，然后则散之气可敛，气敛则阳道行矣；恐者必先定其志，然后则走之精可固，精固则阴气用矣。于药而有二脏君臣佐使之殊用，内外所感者亦少异。会外事惊者，张子和谓惊者平之。平有二义：一云平常也，使病者时时闻之，习熟自然不惊；一云此固良法，不若使其平心易气以先之，而后药之也。吾谓内气动其神者，则不可用是法，惟当以药平其阴阳之盛衰，而后神可安、志可定矣。

（《推求师意》）

虞　抟

怔忡惊悸健忘证治

虞抟（1438~1517），字天民，明代医家

论

《内经》曰：心者，君主之官，神明出焉。夫怔忡惊悸之候，或因怒气伤肝，或因惊气入胆，母能令子虚，因而心血为之不足，又或遇事繁冗，思想无穷，则心君亦为之不宁，故神明不安而怔忡惊悸之证作矣。夫所谓怔忡者，心中惕惕然动摇而不得安静，无时而作者是也。惊悸者，蓦然而跳跃惊动而有欲厥之状，有时而作者是也。若夫二证之因，亦有清痰积饮，留结于心包胃口而为之者，又不可固执以为心虚而治。医者自宜以脉证参究其的而药之，毋认非以为是也，慎之慎之！

脉　法

寸口脉动而弱，动为惊，弱为悸。趺阳脉微而浮。浮为胃气虚微，则不能食，此恐惧之脉，忧迫所致也。寸口脉紧，趺阳脉浮，胃气则虚，是以悸。肝脉动暴，有所惊骇。

方　法

丹溪曰：属血虚有痰。有虑便动，属虚。时作时止者，痰因火动。瘦人多是血少，肥人只是痰多。时觉心跳者，亦是血虚。怔忡无时，惊悸有时而作。大法，四物汤、安神丸之类，有痰者用痰药。

惊悸者属血虚，用朱砂安神丸最好。或有痰迷心窍者，宜用治痰药。

一方　治劳役大虚心跳。

朱砂另研，水飞　白芍药　当归身酒浸　侧柏叶各三钱　川芎　甘草　陈皮各一钱　黄连炒，一钱五分

上为细末，猪心血为丸，如黍米大，每服五六十丸，津唾咽下，或少用白汤一口送下，食后临卧服。

（以上丹溪方法凡四条）

惊悸养血汤（《局方》）　治肥人因痰火而心惕然跳动惊起。

黄芪　茯神　半夏曲　川芎各五分　远志去心，甘草水浸　桂心　柏子仁　酸枣仁炒　五味子　人参各二分半　甘草四分

上细切，作一服，生姜三片，大枣一枚，水一盏，煎至七分服。如停水，加茯神、槟榔各三分同煎。

安神丸（东垣）

黄连酒洗，一钱五分　朱砂另研，水飞，一钱　生地黄酒洗　当归身酒洗　甘草炙，各五分

上为细末，汤浸蒸饼为丸，如黍米大，每服十五丸，食后津唾咽下。一方，朱砂安神丸，无地黄、当归，用生甘草。

温胆汤（《活人》）　治心胆怯，怔忡易惊。

半夏汤炮七次，去皮　竹茹　枳实各二钱　生姜四钱　陈皮三钱　甘草一钱

上细切，作一服，水二尽，煎至一盏，去渣食后温服。

定志丸 治心气不足，恍惚多忘，及怔忡惊悸等证。

人参 白茯苓各三钱 远志去心 石菖蒲各二两

上为细末，炼蜜为丸，如梧桐子大，朱砂为衣，每服五十丸，食后白汤下。

朱雀丸（河间） 治怔忡惊悸等证。

茯神二两 沉香五钱 朱砂另研，为衣，五钱

上为细末，蒸饼为丸，如梧桐子大，每服五十丸，人参汤下。

八物定志丸（东垣） 平补心气，安神镇惊，除膈间痰热等证。

远志去心 石菖蒲 麦门冬去心 茯神去皮 白茯苓各一两 白术五钱 人参一两五钱 牛黄另研，二钱

上炼蜜为丸，如梧桐子大，朱砂为衣，每服二十丸，白汤送下。

归脾汤 治思虑过度，劳伤心脾，健忘怔忡。

白术 茯神 黄芪蜜炙 龙眼肉 酸枣仁炒，各一钱 人参 木香各五分 甘草炙，二分半

上细切，作一服，水二盏，加生姜三片、大枣一枚，煎至一盏，去渣温服。

祖传方 治忧愁思虑伤心，令人惕然心跳动，惊悸不安之证。

川归酒洗用身 生地黄酒洗 远志去心 茯神各五钱 石菖蒲九节 黄连各二钱五分 牛黄另研，一钱 辰砂另研，二钱 金箔十五片

上以前六味研细，入牛黄、辰砂二味末子，猪心血丸如黍米大，金箔为衣，每服五十丸，煎灯心汤送下。

（《医学正传》）

方　隅

治惊宁心悸顺气，养血降火怔忡平

方隅（1508~1600），明代医家

惊　悸

惊者，默然遇惊，身心皆动，而神不自宁也。悸者，偶尔存想，心有所惧，惚然所伤也。惊从外入，自外以惕内也；悸由内生，自内以警外也。惊则心不自安，神不自守，梦寐不宁，起居不定，如呆如痴，饮食恶入，是则为惊。然惊当安神定志可也，治宜养心汤，或安神定志丸。悸则搐动心志，摇头气窜，或默或想，如畏如惧，默想不来，警然而惕，是则为悸。然清痰理气可也，治宜芩连二陈汤，或牛黄苏合丸。又有心虚而郁痰，或耳闻大声，目击异物，心为物忤，是则为惊，乃痰因火动也，治宜归术二陈汤加芩、连、枣仁。若心气太虚，神不自守，如物所惑，忽然而惧惕者，亦当作悸治之，乃心为痰所迷也，治宜枳桔二陈汤加归、术、参、麦。如心血虚少而发惊悸者，治宜猪心血丸。此治惊悸之活法也。

愚按：心家之病，当从心治可也。若心有不宁，此邪自外生也；心有不安，此血自内虚也。血虚者，当养血以补心；邪胜者，当清气以豁痰。否则，清补相反，非惟痰愈胜而心愈虚，呕吐反加，饮食不入，则去死之机不远也，其何以乎？

治法主意，治惊莫若安心，治悸莫若顺气。心气既宁，惊悸必除。

怔 忡

怔者，征也，如将征战者也。忡者，冲也，如冲未得疏也。是皆心脾之病，多因事有不谐，思想无穷，因气盛血少，偶尔遇惊受气，致令气郁生痰，或痰因火动者也。又曰：怔则心胸之气左右攻击，聚而不散，搐动中焦，如将征战者也，致令心有所动，郁烦躁扰，懊侬不宁，坐卧难安，甚则恶心呕哕，欲吐不吐之状。治当安心养血、清痰理气之剂，如二陈汤加归、术、人参、姜汁、炒山栀。久病去半夏，用贝母。忡则气上冲心，若胃口所起者有之，若丹田所起者亦有之，皆因在下浊气，搐动中焦，致使心有不宁，气有不舒，烦乱躁扰，跳动无时，甚则呕哕恶心，所吐饮食，得汗少苏，遇气又发。治当二陈汤加姜水炒黄连、归、术、人参之类；如火盛不吐者，去半夏，用生连、贝母。

愚按：怔忡之证虽从火治，痰因火动之谓也，又不可专治其火，大用寒凉之药，使邪气反胜，正气反衰者乎。亦不可专理痰气，有用香燥之剂，使火大动，而怔忡尤甚者乎。殊不知心属火，治火之症，当养其心，若心有所主，则无妄动者矣。怔忡之证，何期不全也耶？在治者当以是而求之，养血补心，治之本也，清理痰气，治之末也。虽用苦寒之药，必须姜制，不可多用，勿纵其性而升之。虽用清痰理气之剂，当以补养为先，清理佐之。此施治之大法也。

治法：怔者血之虚，养血则怔自安；忡者火之盛，降火则忡自定。

（《医林绳墨》）

王肯堂

惊悸恐辨析

王肯堂（1549~1613），字宇泰，号念西居士，明代医家

或问惊悸怔忡恐怖之别？曰：悸即怔忡也。怔忡者，本无惊恐，动而不宁。惊者，因外有所触而卒动。子和云“惊为不自知，恐为自知”是也。盖惊者闻响即惊，恐者自知，如人将捕之状，与夫不能独处，必须伴侣，方不恐惧或夜无灯烛，亦生恐惧之类。怖与恐，于义相同。经无有称惊怖者，始于《金匮要略》，有云“惊怖”，继云“惊恐”，由是而见，惊恐即惊怖也。大凡连称其名以为提纲者，多是一阴一阳对待而言，如喜怒并出者，喜出于心，心居于阳，怒出于肝，肝居于阴。志意并称者，志是静而不移，意是动而不定，静则阴也，动则阳也。惊恐并称者，惊因触于外事，内动其心，心动则神摇；恐因感于外事，内歉其志，志歉则神却。是故《内经》谓惊则心无所依，神无所归，虑无所定，故气乱矣。恐则神却，却则上焦闭，闭则气还，还则下焦胀，故气不行矣。又谓尝贵后贱，尝富后贫，恐忧内结，至于脱营失精，病深无气，则洒然而惊，此类皆是病从外致，而动内之心神者也。若夫在身之阴阳盛衰而致惊恐者，惊是火热烁动其心，心动则神乱，神动无力，故惊之变态亦不一状，随其所之，与五神相应而动。肝藏魂，魂不安则为惊骇、为惊妄。肺藏魄，魄不安，则惊躁。脾藏意，意不专则惊惑。肾藏志，志歉则惊恐，心惕惕然。

胃虽无神，然为五脏之海，诸热归之，则发惊狂，若闻木音，亦惕然心欲动也。恐者，则是热伤其肾，肾伤则精虚，精虚则志不足，志本一定而不移，故恐亦无他状。《内经》于惊之病邪者，有“火热，热淫司天在泉，胜复之气”，有“各经热病所致”，有“三阳积并”，有“气并于阳，皆为惊疾”。故病机统而言曰：“诸病惊骇，皆属于火也。”于恐之病邪者，有“精并于肾则恐”，有“血不足则恐”，有“阴少阳入，阴阳相搏则恐”，有“胃气热，肾气微弱则恐”，有“肾是动，病气不足则恐”。然于肝之惊恐，互相作者，以其脏属于阳居阴，纳血藏魂，魂不安则神动，神动则惊，血不足则志歉，志歉则恐，皆因人之阴阳所动而内生者也。

为治之法，惊则安其神，恐则定其志。神属阳，阳则气也，火也。志属阴，阴则精也，水也。水火既济，全在阴精上奉以安其神，阳气下藏以定其志。神安则散乱之气可敛，气敛则阳道行矣。志定然后走失之精可固，精固则阴气用矣。若为外事惊者，子和谓：“惊者平之，平，常也，使病者时时闻之，习熟而不惊。”固是良法，余谓不若使其平心易气以先之，而后安其神，定其志为得也。

（《肯堂医论》）

龚廷贤

惊悸怔忡保元

龚廷贤（1538~1635），字子才，江西金溪人，明代名医

惊　悸

脉：寸口脉动而弱，动为惊，弱为悸。心中惊悸，脉必大结。饮食之悸，沉伏动滑。

夫惊悸，即动悸也。动之为病，惕然而惊；悸之为病，心下怯，怯如人所捕，皆心虚胆怯之所致也。又曰：惊者恐怖之谓，悸者怔忡之谓。怔忡、健忘、惊悸三证，名异而病同。又云：惊悸者，蓦然而跳跃惊动，如有欲厥之状，有时而作者是也，属血虚。时觉心跳者，亦是血虚。盖人之所主者心，心之所养者血，心血虚，神气不守，此惊悸之肇端也。

一人闻声即惊，医者令患人坐于堂上，使两人扶之，医自堂下以小凳木槌手击，而口云：吾击凳亦常事耳，尔何必惊。且击且言，患者视之久而惊遂定，此深得平治之法也。一论惊悸怔忡、健忘不寐，属心血虚者。

补心汤　主方。

当归一钱二分　川芎七分　白芍炒，一钱　生地黄一钱二分　白茯

神一钱二分　远志去心，八分　酸枣仁炒，八分　麦门冬去心，一钱　黄连姜汁炒，一钱　白术去芦，一钱　玄参五分　甘草炙，三分

上锉一剂，水煎温服。一方加柏子仁。

一论血虚，心神不安，惊悸、怔忡、不寐并治。

安神镇惊丸

当归酒洗，一两　白芍酒炒，一两　川芎七钱　生地黄酒洗，一两五钱　白茯神去皮木，七钱　贝母去心，一两　远志去心，七钱　酸枣仁炒，五钱　麦门冬去心，一两　黄连姜汁炒，五钱　陈皮去白，一两　甘草三钱　朱砂研末，水飞，为衣，一两

上为末，炼蜜为丸，如绿豆大。每服五十丸，食远，枣汤送下。

一论七情六欲相感，而心虚夜多梦寐，睡卧不宁，恍惚惊怖痰痴，属心气虚者。

益气安神汤

当归一钱二分　黄连姜汁炒　生地黄　麦门冬去心　酸枣仁炒　远志去心，各一钱　白茯神去皮心，一钱二分　人参　黄芪蜜炒　胆星　淡竹叶各一钱　甘草六分

上锉一剂，姜一片、枣一枚，水煎服。

一论大人小儿被惊，神不内守，痰迷心窍，恍惚健忘，诸痫、痴风、心风等症。

安神醒心丸

南星末，五两　川黄连（末）先以姜汁拌浸半日，用南星末调，和匀成饼，于饭甑内蒸半日，一两五钱　人参（末）一两五钱　制远志（末）一两五钱　飞过辰砂（研）七钱五分　琥珀七钱五分　酸枣仁炒，研末，一两

上用雄猪心三个，入竹沥，打面糊为丸，如梧桐子大，金箔为衣，每服五十丸，食远，白汤送下，小者二三十丸。

一论异梦多惊有二法，一于髻中戴粗大灵砂一囊，一于枕中置真

麝香一囊，皆能杜绝异梦而疗夜魇。

怔　　忡

夫怔忡者，心中不安，惕惕然，如人将捕是也，属血虚。有虑便动属虚。时作时止者，痰因火动。瘦人多是血少，肥人属痰。

怔忡者，心胸躁动，谓之怔忪，此心血不足也，多因汲汲富贵、戚戚贫贱、不遂所愿而成。

一论血虚火盛怔忡，心慌恍惚，烦躁不宁。

养血清心汤

当归酒洗，一钱　川芎七分　白芍酒炒　生地黄酒洗　黄连姜汁炒，各一钱　片芩去朽，八分　栀子炒，八分　酸枣仁炒　远志去心　麦门冬去心，各一钱　甘草三分

上锉一剂，生姜煎服。

一论心烦懊恼，惊悸怔忡，胸中气乱，此血虚而火盛也。

朱砂安神丸

朱砂另研，水飞，滤过，五钱　当归酒洗，二钱五分　生地酒洗，一钱五分　黄连酒洗，六钱　甘草炙，二钱五分

一方加人参、白术、茯神、酸枣仁（炒）、麦门冬（去心），各等份，为末，炼蜜为丸，如黍米大。每服五十丸，食远，米汤送下。

一论思虑即心跳者，是心中无气少血，故作怔忡也。

四物安神汤

当归酒洗　白芍酒炒　生地黄酒洗　熟地黄　人参　白术去芦　白茯神去皮木　酸枣仁炒　黄连姜炒　栀子　麦门冬去心　竹茹　辰砂研末，临服调入　乌梅一个

上锉一剂，煎服。

一论心气怔忡而自汗者，不过一二服而愈。

参归腰子

人参五钱　当归身五钱　猪腰子一对

上先以腰子用水二碗，煮至一碗半，将腰子细切，入二味药，同煎至八分。吃腰子以药汁送下。如吃不尽，腰子同上二味药渣焙干为细末，山药糊为丸，如梧桐子大，每服三五十丸，米汤送下。

一论精神虚惫，恍惚不宁，心思昏愦，气不足，健忘怔忡。

加味宁志丸

人参　白茯苓去皮　远志甘草水泡，去心　石菖蒲米泔浸，酸枣仁炒　黄连去毛　柏子仁各一两　当归酒洗　生地黄酒洗，各八钱　木香四钱　朱砂研，水飞，一两二钱半，一半入药，一半为衣

上为细末，炼蜜为丸，如绿豆大。半饥时，麦门冬（去心）煎汤下五六十丸。

（《寿世保元》）

张景岳

论病怔忡虚为主，气血阴阳每细斟

张景岳（1563~1640），名介宾，明代医家

论 怔 忡

怔忡之病，心胸筑筑振动，惶惶惕惕无时得宁者是也。然古无是名，其在《内经》，则曰胃之大络，名曰虚里，出于左乳下，其动应衣，宗气泄也；在越人、仲景，则有动气在上下左右之辨，云诸动气皆不可汗下也。凡此者，即皆怔忡之类。此证惟阴虚劳损之人乃有之。盖阴虚于下，则宗气无根而气不归原，所以在上则浮撼于胸臆，在下则振动于脐旁。虚微者，动亦微；虚甚者，动也甚。凡患此者，速宜节欲节劳，切戒酒色。凡治此者，速者养气养精，滋培根本。若或误认为痰火，而妄施清利，则速其危矣。外“伤寒门”论下条附有动气辨，宜参证之。

论 惊 恐

惊有二证，有因病而惊者，有因惊而病者，如东方色青，入通于肝，其病发惊骇，及伤寒阳明证，闻木音则惕然而惊之类。此则或因

岁火之盛，或因岁木之衰，或因风热之相搏，或因金木之相制，是当察客邪以兼治其标。若因惊而病者，如惊则气乱而心无所倚、神无所归、虑无所定之类，此必于闻见夺气而得之。是宜安养心神、滋培肝胆，当以专扶元气为主治。此固二者之辨，然总之主气强者不易惊，而易惊者必肝胆之不足也。故虽有客邪，亦当知先本后标之义。又如惊则气乱，恐则气下，惊恐虽若同类，而不知恐之伤人尤其于惊，何也？盖惊出于暂，而暂者即可复；恐积于渐，而渐者不可解。甚至心怯而神伤，精却则阴痿，日消月缩，不亡不已。此非大勇大断者，必不能拔去其病根。徒资药力，不易及也。余尝治暴惊者，十愈其八九；治恐惧者，十不得其一二。

动　气

论曰：诸动气者，不可发汗，亦不可下。

此动气一证，即筑筑然动于脐旁及左乳之下曰虚里者，皆其联络者也。考之《难经》，则以脐之上下左右，分心肾肝肺四脏，而各列其证。在《伤寒论》，所载亦详。成无己曰：动气者，脏气不治，正气内虚也。虽诸说如此，然皆未尽其要，所以今之医家，多不说此为何证，且疑为未见此证也。余尝留心察此，所见极多。盖动气之在脐旁者，皆本于下焦之阴分，凡病关格、劳损者，多有此证，而尤于瘦薄者易见之。其动之微者，则止于脐旁上下；其动之甚者，则连及虚里心胁，真若春春连续，而浑身皆振动者。此以天一无根，故气不蓄脏，而鼓动于下，诚真阴不守，大虚之候也。何以验之？但察于呼吸、饥饱之顷，可得其征。凡病此者，馁时则动甚，饱时则稍缓；呼出则动甚，吸入则稍缓。但虚甚者，动必甚；虚微者，动亦微。岂非虚实之明证乎？即在病者，虽常觉其振动，而无疼无痒，尚不知为何故。医家多不以为意，弗能详察，故不知为何病，此动气之不明也久矣。

此动气之见于虚损者极多，而见于伤寒者亦不少也。精虚者，既不可汗；阴虚者，又不可下，仲景但言其禁，而不言其治。然则动气之治，岂无法乎？独于“霍乱条”中云：脐上筑者，肾气动也，用理中丸去术，加桂四两以治之。此其意在脾肾，概可知也。然余之治此，则惟置救真阴以培根本，使其气有所归，无不获效。欲察虚实者，最不可忽此一证。

凡治怔忡惊恐者，虽有心脾肝肾之分，然阳统乎阴，心本乎肾。所以上不宁者，未有不由乎下，心气虚者，未有不因乎精。此心肝脾肾之气名虽有异，而治有不可离者，亦以精气互根而君相相资也。然或宜先气而后精，或宜先精而后气，或兼热者之宜清，或兼寒者之宜暖，此又当因其病情而酌用之。故用方者不宜圆，不宜凿也。

心脾血气本虚，而或为怔忡，或为惊恐，或偶以大惊猝恐而致神志昏乱者，俱宜七福饮，甚者大补元煎。命门水亏，真阴不足而怔忡不已者，左归饮。命门火亏，真阳不足而怔忡者，右归饮。三阴精血亏损，阴中之阳不足而为怔忡惊恐者，大营煎或理阴煎。若水亏火盛，烦躁热渴而怔忡惊悸不宁者，二阴煎或加减一阴煎。若思郁过度，耗伤心血而为怔忡惊悸者，逍遥饮或益营汤。若寒痰停蓄心下而怔忡者，姜术汤。

心虚血少、神志不宁而惊悸者，养心汤，或宁志丸，或十四友丸。心血不足、肝火不清、血热多惊者，朱砂安神丸。心神虚怯、微兼痰火而惊悸者，八物定志丸。心气郁滞、多痰而惊者，加味四七汤。痰迷心窍惊悸者，温胆汤，或茯苓饮子，甚者朱砂消痰饮。风热生痰、上乘心膈而惊悸者，简要济众方。若大恐大惧，以致损伤心脾肾气，而神消精却、饮食日减者，必用七福饮、理阴煎，或大营煎，或大补元煎之类酌宜治之。然必宜洗心涤虑，尽释病根，则庶可保全也。

七福饮 治气血俱虚而心脾为甚者。

人参（心）随宜 熟地（肾）随宜 当归（肝）二三钱 白术（肺）炒，一钱半 炙甘草（脾）一钱 枣仁二钱 远志制用，三五分

大营煎 治真阴精血亏损，及妇人经迟血少，腰膝筋骨疼痛，或气血虚寒、心腹疼痛等症。

当归二三钱或五钱 熟地三五七钱 枸杞二钱 炙甘草一二钱 杜仲二钱 牛膝一钱半 肉桂一二钱

水二盅，煎七分，食远温服。如寒滞在经，气血不能流通，筋骨疼痛之甚者，必加制附子一二钱方效。如带浊腹痛者，加故纸一钱（炒用）。如气虚者，加人参、白术。

大补元煎 治男妇气血大坏，精神失守，危剧等症。此回天赞化，救本培元第一要方。本方与后右归饮出入互思。

人参（补气、补阳以此为主）少则用一二钱，多则用一二两 山药炒，二钱 熟地（补精补阴以此为主）少则用二三钱多则用二三两 杜仲二钱 当归（若泄泻者去之）二三钱 山茱萸（如畏酸、吞酸者去之）一钱 枸杞二三钱 炙甘草一二钱

水二盅，煎七分。食远温服。如元阳不足，多寒者，于本方加附子、肉桂、炮姜之类，随宜用之。如气分偏虚者，加黄芪、白术，如胃口多滞者不必用。如血滞者，加川芎，去山茱萸。如滑泄者，加五味、故纸之属。

左归饮 此壮水之剂也。凡命门之阴衰阳胜者，宜此方加减主之。此一阴煎、四阴煎之主方也。

熟地二三钱或加至一二两 山药二钱 枸杞二钱 炙甘草一钱 茯苓一钱半 山茱萸（畏酸者，少用之）一二钱

水二盅，煎七分，食远服。如肺热而烦者，加麦冬二钱。血滞者，加丹皮二钱。心热而躁者，加玄参二钱。脾热易饥者，加芍药二钱。胃热骨蒸多汗者，加地骨皮二钱。血热妄动者，加生地二三钱。阴虚不宁者，加女贞子二钱。上实下虚者，加牛膝二钱以导之。血虚而燥滞者，加当归二钱。

右归饮 此益火之剂也。凡命门之阳衰阴胜者，宜此方加减主之。此方与大补元煎出入互用。如治阴盛格阳、真寒假热等证，宜加泽泻二钱，煎，或用凉水浸冷服之，尤妙。

熟地（用如前） 山药炒，二钱 山茱萸一钱 枸杞二钱 甘草炙，一二钱 杜仲姜制，二钱 肉桂一二钱 制附子一二三钱

水二盅，煎七分。食远温服。如气虚血脱，或厥，或昏，或汗，或晕，或虚狂，或短气者，必大加人参、白术，随宜用之。如火衰不能生土，为呕哕吞酸者，加炮干姜二三钱。如阳衰中寒，泄泻腹痛，加人参、肉豆蔻，随宜用之。如小腹多痛者，加吴茱萸五七分。如淋带不止，加破故纸一钱。如血少血滞、腰膝软痛者，加当归二三钱。

加减一阴煎

生地 芍药 麦冬各二钱 熟地三五钱 炙甘草五七分 知母 地骨皮各一钱

水二盅，煎服。

养心汤 治体质素弱，或病后思虑过多，心虚惊悸不寐。

归身 生地 熟地 茯神各一钱 人参钱半 麦冬钱半 枣仁 柏子仁各八分 炙甘草四分 五味子十五粒

加灯心、莲子，水煎八分，服。

朱砂消痰饮 治痰迷心窍，惊悸怔忡。

胆星五钱 朱砂另研，二钱半 麝香另研，二分

上为末，临卧，姜汤调下一钱。

理阴煎 此理中汤之变方也。凡脾肾中虚等症宜刚燥者，当用理中、六君之类；宜温润者，当用理阴、大营之类。欲知调补，当先察此。此方通治真阴虚弱，胀满呕哕，痰饮，恶心吐泻，腹痛，妇人经迟血滞等症。

熟地三五七钱或一二两　当归二三钱或五七钱　炙甘草一二钱　干姜炒黄色，一二三钱

或加肉桂一二钱。水二盅，煎七八分。热服。此方加附子，即名附子理阴煎；再加人参，即名六味回阳饮。治命门火衰、阴中无阳等证。

二阴煎 此治心经有热，水不制火之病，故曰二阴。凡惊狂失志，多言多笑，或疡疹，烦热，失血等症，宜此主之。

生地二三钱　麦冬二三钱　枣仁二钱　生甘草一钱　玄参一钱半　黄连一二钱　茯苓一钱半　木通一钱半

水二盅，加灯草二十根，或竹叶亦可，煎七分，食远服。如痰盛热甚者，加九制胆星一钱、天花粉一钱五分。

逍遥饮 治妇人思虑过度，致伤心脾冲任之源，血气日枯，渐至经脉不调者。

当归二三钱　芍药钱半　熟地三五钱　枣仁炒，二钱　茯神钱半　远志制，三五分　陈皮八分　炙甘草一钱

水二盅，煎七分。食远温服。如气虚者，加人参一二钱。

十四友丸 治惊悸怔忡。

人参　黄芪　当归　生地黄　远志　茯神　茯苓　枣仁炮去皮，隔纸炒　阿胶炒　龙脑　紫石英　薄荷　朱砂各一两

上为末，炼蜜丸桐子大。每服五七十丸，食后、临卧枣汤下。

（《景岳全书》）

李中梓

治悸必读

李中梓（1588~1655），字士材，号念莪，明代医家

悸（心悚然也，筑筑然跳动也）。

经曰：心痹者，脉不通，烦则心下鼓（闭而不通病热，郁而为涎，涎成则烦，心下鼓动。鼓者，跳动如击鼓也。五痹汤加茯苓、远志、半夏）。

愚按：经文及《原病式》云：水衰火旺，心胸躁动（天王补心丹主之）。《伤寒论》曰：心为火而恶水，水停心下，筑筑然跳动不能自安（半夏麻黄丸、茯苓饮子）。亦有汗吐下后，正气虚而悸，不得卧者（温胆汤）。丹溪责之虚与痰（辰砂远志丸，有饮者控涎丹），症状不齐，总不外乎心伤而火动，火郁而生涎也。若夫虚实之分，气血之辨，痰与饮，寒与热，外伤天邪，内伤情志，是在临证者详之。

五痹汤　治五脏痹。

人参　茯苓　当归酒洗　白芍药煨　川芎（肝、心、肾三痹当倍用之）各一钱　五味子十五粒　白术（脾痹倍用之）一钱　甘草五分

水二盅，姜一片，煎八分。食远服。

控涎丹

甘遂去心　紫大戟去皮　白芥子各等份

上为末，煮糊丸桐子大。临卧，淡姜汤下七丸。

天王补心丸 壮水补心，清热化痰，定惊悸。

人参五钱 当归酒浸 麦门冬去心 五味子 天门冬去心 柏子仁 酸枣仁各一两 白茯苓 玄参 丹参 桔梗 远志各五钱 生地黄四两 黄连酒洗，炒，二两

为末，蜜丸子桐子大，朱砂为衣。每服三钱，灯心竹叶煎汤送下。

（《医宗必读》）

张璐

悸恐论治

张璐（1617~1699），字路玉，江南长州人，清初三大医家之一

悸

《金匮要略》云：寸口脉动而弱，动则为惊，弱则为悸。

惊自外邪触入而动，故属阳，阳变则脉动，悸自内恐而生，故属阴，阴耗则脉弱。

心下悸者，半夏麻黄丸主之。

此形寒饮冷，经脉不利，水停心下而致动悸，故用麻黄以散营中寒，半夏以散心下水，与伤寒水停心下用小青龙汤无异。首论以脉弱为悸，而此汤用麻黄、半夏散寒治水，知其脉必不弱，非弦即紧，盖脉弱为心气不足，岂此药所宜用乎？用丸不用汤者，取缓散水，不取急汗也。

卒呕吐，心下痞，膈间有水，眩悸者，半夏茯苓汤主之。

呕逆痰饮为胸中阳气不得宣散，眩亦上焦阳气不能升发所致，故半夏、生姜并治之。悸则心受水凌，非半夏可独治，必加茯苓以去水，水去则神安而悸愈矣。

瘦人脐下有悸，吐涎沫而颠眩，此水也是，五苓散主之。

瘦人火水之盛，为水邪抑郁，在阴分不得升发，故于脐下作悸；及至郁发，转入于阳，与正气相击，在头为眩，在顶为颠，肾液上逆为吐涎沫，故用五苓以伐肾邪，利水道，水去火自安矣。

悸即怔忡之谓，心下惕惕然跳，筑筑然动。怔怔忡忡，本无所惊，自心动而不宁，即所谓悸也。心虚而停水，则胸中渗漉，水既上乘，心火恶之，心不自安，使人有怏怏之状，常筑筑然动，是则为悸。盖水衰火动则为烦，水乘火位则为悸。《原病式》曰：水衰火旺，必烦渴引饮，水停心下而为悸也。心下悸有气虚血虚，属饮属火之殊。夫气虚者，由阳气内微，心下空虚，内动为悸，心气不定，五脏不足；甚者，忧愁悲伤不乐，忽忽喜忘，惊悸狂眩，千金定志丸、千金茯神汤，或六君子加菖蒲、远志。血虚者，由阴气内虚，虚火妄动，归脾汤加丹参、麦冬。停饮者，水停心下，侮其所胜，心主畏水，不能自安，故惕惕而动，半夏茯苓汤、茯苓甘草汤，或二陈汤加白术、猪苓、泽泻；有表邪挟饮，半夏麻黄丸、小青龙汤选用。火旺者，因水不能制火，故时悸时烦，跳动不宁，天王补心丹；不应，六味丸加五味、麦冬、远志。有邪气攻击而悸者，宜审其何邪而后治之。有营卫涸流、脉来结代者，必补气益血生精，炙甘草汤。因痰饮而悸，导痰汤加枣仁。有时作时止者，痰因火动也，温胆汤加川连。其脐下悸动，肾气上凌也，五苓散加辰砂。有所求不遂，或过误自悔，懊侬嗟吁，独语书空，若有所失，温胆汤加人参、柏子仁。胸中痞塞，不能饮食，心中常有歉，爱居暗处，或倚门后，见人则惊避无地，此卑惵之病，藿香正气散；虚者，人参养荣汤。有真心跳，乃血少，非惊悸也；又或梦中如堕岩崖，或睡中忽自身体跳动，此心气不足也，归脾汤下朱砂安神丸。肥人多属痰饮，瘦人多属血虚与阴火上冲。夫悸之症状不齐，总不外于心伤而火动，火郁而生涎也。若夫虚实之分，气血之辨，痰与饮，寒与热，外感六淫，内伤七情，在临证辨之。

诊：沉细属饮。结代者，虚而有饮。虚弱者，属气虚。沉数者，为血热。尺中弦紧，为肾气凌心。寸口脉动而弱，动则为惊，弱则为悸。

石顽治老僧悟庵 心悸善恐，遍服补养心血之药，不应。天王补心丹服过数斤，悸恐转增，面目四肢，微有浮肿之状，乃求治于石顽。察其形，肥白不坚；诊其脉，濡弱而滑。此气虚痰饮浸渍于膈上也，遂以导痰汤稍加参、桂通其阳气，数服而悸恐悉除，更以六君子加桂，水泛作丸，调补中气而安。

恐

经曰：心怵惕思虑则伤神，神伤则恐惧自失。神伤则心怯，火伤则畏水。胆病者惊惕，心下憺憺，恐人将捕之。肝病者，如人将捕之。肾病善怒，心惕惕如人将捕之。心包络是动，心中憺憺大动。精气并于肾则恐。胃为恐，土邪伤水故也。恐则精却，却则上焦闭，闭则气还，还则下焦胀，故气不行矣。恐则热伤其肾，故精虚志不足也。

恐者，似惊悸而实非，忽然心中恐惧，如人将捕之状，属肾本脏，而傍及于他脏，治法则有别焉。治肾伤者，宜补精髓，六味丸加枸杞、远志。治肝虚者，宜养阴血，六味丸加枣仁、龙齿。治阳明者，壮其气，四君子加木香。治心包者，镇其神，远志丸加朱砂、琥珀、犀角。头眩而恐，脉弦无力，属胆虚，六君子加柴胡、防风、当归，兼进加减八味丸。胆虚目暗，喉痛数唾，眩冒五色所障，梦见争讼，恐惧面色变者，补胆防风汤。劳心思虑伤魂者，羸瘦善恐，梦寐不宁，一味鹿角胶，酒溶多服效。肾脏阳虚善恐，八味丸。

（《张氏医通》）

陈士铎

燮理脏腑，扶正为主

陈士铎（1627~1707），号远公，清初医家

怔　　忡

人有得怔忡之证者，一遇怫情之事，或听逆耳之言，便觉心气怦怦上冲，有不能自主之势，似烦而非烦，似晕而非晕，人以为心虚之故也。然而心虚由于肝虚，肝虚则肺金必旺，以心弱不能制肺也；肺无火煅炼，则金必制木，肝不能生心，而心气益困。故补心必须补肝，而补肝尤宜制肺。然而肺不可制也，肺乃娇脏，用寒凉以制肺，必致伤损脾胃，肺虽制矣，而脾胃受寒，不能运化水谷，则肝又何所取资，而肾又何能滋益？所以肺不宜制而宜养也。方用制忡汤治之。

人参五钱　白术五钱　白芍一两　当归一两　生枣仁一两　北五味一钱　麦冬五钱　贝母五分　竹沥十匙

水煎调服。

一剂而怔忡少定，二剂更安，十剂痊愈。此方不全去定心，而反去补肝以平木，则火不易动；补肺以养金，则木更能静矣，木气既静，则肝中生血，自能润心之液，而不助心之焰，怔忡不治而自愈矣。

此证用柏莲汤亦佳。

人参　麦冬　玄参各五钱　茯苓　柏子仁　丹皮各三钱　丹参二钱　半夏　莲子心各一钱　生枣仁三钱

水煎服。一剂安，十剂愈。

人有得怔忡之症，日间不轻，至夜则重，欲思一睡熟而不可得者，人以为心虚之极也，谁知是肾气之乏乎？凡入夜卧则心气必下降于肾宫，惟肾水大耗，一如家贫，客至无力相延，客见主人之窘迫，自然不可久留，徘徊歧路，实乃彷徨耳。治法大补其肾中之精，则肾气充足矣，方用心肾两交汤。

熟地一两　山茱八钱　人参五钱　当归五钱　枣仁炒，八钱　白芥子五钱　麦冬五钱　肉桂三分　黄连三分

水煎服。一剂即熟睡，二剂而怔忡定，十剂痊愈矣。此方补肾之中，仍益以补心之剂，似乎无专补之功，殊不知肾水既足，而心气若虚，恐有不相契合之虞，今心肾两有余资，主客分外加欢，相得益彰矣；况益之如黄连、肉桂并投，则两相赞颂和美，有不赋胶漆之好者乎！

此证用交合汤亦效。

人参五钱　熟地二两　黄连三分　肉桂五分

水煎服。一剂即睡，十剂痊安。

人有得怔忡之证，心常怦怦不安，常若有官事未了，人欲来捕之状。人以为心气之虚也，谁知是胆气之怯乎？夫胆属少阳，心之母也，母虚则子亦虚。惟是胆气虽虚，何便作怔忡之病？不知脏腑之气，皆取决于胆，胆气一虚，而脏腑之气皆无所遵从，而心尤无主，故怦怦而不安者，乃似乎怔忡，而实非怔忡也。治法徒补心而不补各脏腑之气，则怔忡之病不能痊；补各脏腑之气而不补胆之气，内无刚断之风，外有纷纭之扰，又安望心中之宁静乎！故必补胆之气而后可以去

怯也，方用坚胆汤。

白术五钱　人参五钱　茯神三钱　白芍二两　铁粉一钱　丹砂一钱　天花粉三钱　生枣仁三钱　竹茹一钱

水煎服。一剂而胆壮，二剂而胆更壮，十剂而怦怦者不知其何以去也。此方肝胆同治之剂，亦心胆共治之剂也。肝与胆为表里，治胆而因治肝者，兄旺而弟自不衰也；心与胆为子母，补胆而兼补心者，子强而母自不弱也。又有镇定之品以安神，刻削之味以消痰，更相佐之得宜，即是怔忡未有不奏功如响者，况非怔忡之真病乎！

此证用龙齿壮胆汤亦效。

人参　竹茹各三钱　五味子　远志各一钱　生枣仁一两　白芍八钱　当归五钱　龙齿醋淬，研末，五分

水煎调服。2剂即安。

惊　悸

人有闻声而动惊，心中怦怦半日而后止者，人以为心中有痰也，乃用消痰之药治之不效，久则不必闻声亦惊，且添悸病，心中常若有来捕者，是惊悸相连而至也。虽俱是心虚之证，而惊与悸实有不同。盖惊之病轻于悸，悸之病重于惊。惊从外来而动心，悸从内生而动于心也。若怔忡，正悸之渐也。故惊悸宜知轻重，一遇怔忡即宜防惊，一惊即宜防悸。然而惊悸虽分轻重，而治虚则一也（惊悸分内外先后，亦无人道过）。方用安定汤。

黄芪一两　白术五钱　当归五钱　生枣仁五钱　远志三钱　茯神五钱　甘草一钱　熟地一钱　半夏二钱　麦冬五钱　柏子仁三钱　玄参三钱

水煎服。一剂而惊悸轻，再剂更轻，十剂痊愈。

夫神魂不定而惊生，神魂不安而悸起，皆心肝二部之血虚也。血

虚则神无所归，魂无所主。今用生血之剂，以大补其心肝，则心肝有血以相养，神魂何至有惊悸哉！倘此等之药，用之骤效，未几而仍然惊悸者，此心肝大虚之故也，改煎药为丸，方用镇神丹。

人参四两　当归三两　白术五两　生枣仁三两　远志二两　生地三两　熟地八两　白芥子一两　茯苓三两　柏子仁一两　龙骨醋淬用，一两　虎睛一对　陈皮三钱　麦冬三两

各为末，蜜为丸。

每日白滚水送下，早晚各五钱，一料痊愈。此方较前方更奇，而神方中用龙、虎二味，实有妙义，龙能定惊，虎能止悸，入之补心补肾之中，使心肾交通，而神魂自定也。

此证用镇心丹亦效。

人参　白芍各一两　丹砂一钱　铁落一钱　天花粉一钱　山药五钱　远志二钱　生枣仁五钱　茯苓三钱

水煎服。十剂痊愈。

人有先惊而后悸，亦有先悸而后惊，似乎不同，而不知非有异也，不过轻重之殊耳。但惊有出于暂，而不出于常；悸有成于暗，而不成于明者，似乎常暂明暗之不同，然而暂惊轻于常惊，明悸重于暗悸。吾定一方，合惊悸而治之，名为两静汤。

人参一两　生枣仁二两　菖蒲一钱　白芥子三钱　丹砂三钱　巴戟天一两

水煎服。连服 4 剂，惊者不惊，而悸者亦不悸也。此方多用生枣仁以安其心，用人参、巴戟天以通心肾，心肾两交，则心气通于肾，而夜能安；肾气通于心，而日亦安也。心肾交而昼夜安，即可久之道也。

此证用镇心丹亦可同治。

（《辨证录》）

李用粹

惊悸怔忡证治汇补

李用粹（1662~1722），字修之，号惺庵，清代医家

大率惊悸属痰与火，怔忡属血虚有火。人之所主者心，心之所养者血，心血一虚，神气失守，神去则舍空，舍空则郁而停痰，痰居心位，此惊悸之所以肇端也。惊悸者，忽然若有惊，惕惕然心中不宁，其动也有时；怔忡者，心中惕惕然，动摇不静，其作也无时。或因怒伤肝，或因惊入胆，母令子虚，而心血为之不足，或富贵汲汲，贫贱戚戚，忧思过度，或遇事烦冗，则心君亦为之不宁，皆致惊悸怔忡之证，其脉弦者是也。或耳闻大声，目见异物，遇险临危，触事丧志，大惊大恐，心为之忤，以致心虚停痰，使人有惕惕之状，甚则心跳欲厥，其脉滑者是也。有停饮水气乘心者，则胸中辘辘有声，虚气流动，水既上乘，心火恶之，故筑筑跳动，使人有怏怏之状，其脉偏弦。有阳气内虚，心下空豁，状若惊悸，右脉大而无力者是也。有阴气内虚，虚火妄动，心悸体瘦，五心烦热，面赤唇燥，左脉微弱，或虚大无力者是也。有膏粱厚味，积成痰饮，口不作干，肌肤润泽如故，忽然惊惕作悸，其脉弦滑有力者是也。有郁悒之人，气郁生涎，涎与气搏，心神不宁，脉必沉结或弦者是也。有阴火上冲，头晕眼花，耳鸣齿落，或腹中作声，怔忡不已者，宜滋阴降火，加养心之剂；久服不愈，为无根失守之火，脉为空豁，宜温补方愈。寸口脉动

而弱，动为惊，弱为悸，惊者其脉止而复来，其人目睛不转，不能呼气。痰则豁痰定惊，饮则逐水蠲饮，血虚者调养心血，气虚者和平心气，痰结者降下之，气郁者舒畅之，阴火上炎者治其肾而心悸自已，若外物卒惊宜行镇重。

又惊者平之，所谓平者，平昔所见所闻，使之习熟，自然不惊也，主以安神丸，心虚甚者加茯神、人参，神不宁者加柏子、枣仁、远志，痰加贝母、南星、半夏、石菖蒲，或用吐法，水饮宜用小半夏加茯苓汤，气虚用参、芪，血虚用四物，肾虚用地黄汤，阳虚用八味丸，痰结用温胆汤或滚痰丸，气郁用四七汤。

（《证治汇补》）

叶天士

心悸案绎

叶天士（1667~1746），名桂，清代医家

叶氏治疗心悸，在各本医案中都未单独列门类，但在整理时发现，其治疗方法还是比较全面。从上述各型证治来看，他并不偏重于金石重镇，而是主张“治法宜惟理偏”。他往往综合其他症状进行辨证，从气血阴阳，或挟痰、夹饮、夹瘀全面调理，这是他治疗本病的特点。他用得最多的是淮小麦、枣仁、柏子仁、茯神、远志、人参、丹参、元参、生地、白芍、麦冬、阿胶、枸杞、归身、桂圆、炙草、南枣、建莲、五味等，金石类药物仅有龙齿、龙骨、牡蛎、紫石英、琥珀等几味。

辨治规律

一、阳气虚衰

阳虚卫疏：症见肉瞤心悸，汗泄烦躁，治宜封固护阳，用芪附汤加味（人参、黄芪、附子、白术）。如症见寒从背起，汗泄甚，面无淖泽，心虚痉震，舌白，治宜救逆固脱，用救逆汤加人参（桂枝、炙草、生姜、大枣、蜀漆、龙骨、牡蛎、人参）。

心气不足：症见心悸，多畏惧，夜寐不甚宁静，脉芤虚，治宜益气宁心，用妙香散（麝香、木香、山药、茯苓、茯神、黄芪、远志、人参、桔梗、炙甘草、朱砂）。如夜必惊惕而醒、纳食不运，治宜安心镇怯，用人参龙骨方（人参、茯苓、龙骨、小麦、炙草、金箔）。如症见惊狂后，心悸怔忡，夜卧不寐，脉虚细如丝，治宜理心之用，用天王补心丹加减（人参、茯神、枣仁、元参、丹参、天冬、麦冬、生地、川连、柏子仁、菖蒲、桔梗、远志）。如心气虚，肝风动，症见惊悸、微肿，用人参龙骨方（人参、龙骨、茯神、五味、煨姜、南枣）。

阳虚挟饮：阳衰不主运行，痰饮聚气欲阻，症见心痛怔忡，渐及两胁下坠，脉沉而微，治宜温化痰饮，用外台茯苓饮合桂苓方（人参、茯苓、半夏、枳实、桂枝、姜汁）。如症见肢麻，心悸，膝冷腿浮，治宜温化，用苓姜术桂汤加附、泽。如心悸如坠，背寒脉沉，治宜温通补阳，用参附汤加味（人参、附子、干姜、茯苓、於术、白芍）。如咳嗽气逆，脉歇，用真武汤（白术、茯苓、芍药、干姜、附子）。

二、营阴亏耗

营阴不足：营阴枯槁，心悸嘈杂咳嗽，治宜养阴复脉，用炙甘草汤去参、姜，加牡蛎、白芍（炙草、桂枝、麻仁、生地、阿胶、麦冬、大枣、牡蛎、白芍），或真元饮（熟地、炙草、当归）。营液内耗，肝阳内风震动，症见心悸眩晕少寐，脉右虚左数，治宜养营息风，用生地阿胶方（生地、阿胶、麦冬、白芍、小麦、茯神、炙草）。如血分已亏，风阳动泄，症见汗出心悸，治宜静药和阳，用阿胶鸡子黄汤（阿胶、鸡子黄、生地、牡蛎、丹参、茯神），或加天冬、白芍。如失血后，营液损伤，络脉空隙，症见心悸怔，胁下动，治宜甘缓平补，用枸杞桂圆方（枸杞、柏子仁、生地、枣仁、茯神、炙草、桂圆），接服生地三七方（生地、阿胶、小麦、三七、乌贼骨、菟丝子、茯神、扁豆）。如失血，心悸，头眩，晡热，脉虚数，治宜补心肾阴液，用淡菜牛膝方（淡菜、牛膝炭、扁豆、茯苓、藕节、糯稻根须），或生地阿胶方（生地、料豆皮、天冬、阿胶、珠菜、茯神）。如营虚，心悸神倦身痛，治宜补益心肾之阴，用熟地枸杞方（熟地、枸杞、柏子仁、归身、茯神、杜仲）。如烦劳伤营，心悸脘痛，治宜补营温通，用当归桂枝汤加味（人参、当归、桂心、煨姜、茯神、白芍、炙草、南枣）。

营虚阳亢：营阴暗耗，心阳不宁，症见怔忡，治宜养营镇心，用生地龙骨方（生地、龙骨、丹参、天冬、茯神、柏子仁），或生地枣仁方（生地、天冬、茯神、柏子仁、枣仁、炙甘草）。损伤营络，阳动内扰，症见心悸，嗌干舌燥，左胁疼痛，脉动而虚，左部小弱，治宜柔以济之，用阿胶黄菊方（阿胶、生地、枸杞、柏子仁、天冬、白蒺藜、茯神、黄菊花，为丸）。如经漏伤阴，阳易浮越，症见心怔悸，肢末痛，治宜甘柔息风，用人参阿胶方（人参、阿胶、麦冬、白芍、炙草、茯神）。如脏阴中热中蒸，症见心动悸若饥，食不加餐，舌绛赤糜干燥，治宜酸补苦泄，用黄连阿胶鸡子黄汤加减（鸡子黄、阿胶、生地、知母、川连、黄柏）。

三、心肾不交

心肾阳虚：心肾不交，症见心悸内怯，阳痿不举，治宜交通心肾，用淮麦枣仁方（淮小麦、枣仁、远志、柏子仁、龙齿、建莲，或淮麦、炙草、桂枝、龙骨、牡蛎、茯神、枣仁、南枣）。如症见心悸阳痿，形丰脉微，治宜通阳以消阴翳，用人参鹿茸方（人参、远志、鹿茸、菟丝子、附子、细辛、茯苓、粉萆薢）。如高年下焦空虚，肾气不纳，症见寤则心悸，步履不稳，子后冲气上逆，治宜八味丸或苁蓉紫石英方（苁蓉、河车胶、紫石英、小茴、枸杞、胡桃、牛膝、五味、茯苓、沙苑、补骨脂、桑椹子、红枣，为丸)。如神伤精败，心肾不交，上下交损，当治其中，用参米膏。如症见经事淋漓，带下，下肢怯冷，心悸，治宜温肾，用熟地鹿角霜方（熟地、杜仲、人参、紫石英、鹿角霜、沙苑、茯神、巴戟、桑椹子、枸杞、白薇、当归身)。

肾阴虚心阳浮：心肾精血不安，火风阳气炽，症见失血，眩晕，心悸，溺精，治宜补肾清心，用六味地黄丸加减（熟地、萸肉、山药、茯神、芡实、远志、建莲、五味、海参胶)。如兼心惕神迷，咬牙嚼舌，每于遗精后随发，用熟地苁蓉方（熟地、苁蓉、五味、龙骨、茯苓、牡蛎、菖蒲、远志、川斛、萸肉)。如阴亏阳浮上亢，不虚少纳，症见心悸，咽干，咳嗽，面亮油光，治宜填实脏阴为主，用都气丸加龟甲、人乳粉。如肾气失纳，阳浮不肯潜伏，症见头面热，目下肉瞤，心悸怔忡，四末汗出，两足跗肿，常冷不温，动则短喘，多梦，治宜味厚填精，质重镇神，佐酸以收之，甘以缓之，用熟地龙骨方（熟地、秋石拌人参、龙骨、枸杞、五味、山药、茯神、牛膝炭)。如阴火上炎，症见火升头痛，咽喉垂下，心悸，二便不爽，带下不已，治宜理偏，滋肾潜阳，用滋肾丸（黄柏、知母、肉桂)。如心阳内燔，症见心悸，口干，舌赤，治宜存阴泄阳，用生地川连方（生地、川连、灯心、茯神、丹参、麦冬)，甚则犀角、玄参、竹叶。如少阴颇虚，脉数无序，用六味地黄汤去萸肉，加牡蛎、川斛、天冬。

四、心脾两虚

心脾营虚气弱，症见心悸少寐，食下䐜胀，经事后期，治宜甘缓益虚，用当归补血汤加味（黄芪、茯神、枣仁、当归、桂圆、柏子仁)，或归脾汤加减（当归、白芍、焦术、炙草、枣仁、茯神、陈皮、柏子仁)。如耗气损营，心脾偏多，症见不时神烦心悸，头眩脘闷，食减脉软，治宜养营补气，用甘麦大枣汤加味（淮小麦、枣仁、白芍、柏子仁、茯神、炙草）。如症见心悸，食不甘味，舌苔颇浊，治宜和阳明，用沙参麦冬汤加减（沙参、麦冬、茯神、扁豆、霍石斛）。

五、脾肾阳虚

积劳久伤阳气，症见眩晕怔忡，行走足肢无力，肌肉麻木，早晨泄泻，治宜脾肾双补，使中运下摄，用脾肾双补丸加山药（人参、莲肉、山萸、山药、五味、菟丝子、橘红、砂仁、车前子、巴戟肉、肉豆蔻、补骨脂，蜜丸）。如气馁阳虚，症见心悸，呛痰咳逆，色萎脉濡，治宜中宫理胃、下固肾真，用大半夏汤（半夏、人参、白蜜）煎服，早服附子都气丸（附子、五味、熟地、萸肉、山药、茯苓、丹皮、泽泻）。

六、心肝血虚

如症见心悸荡漾，头中鸣，七八年中频发不止，治宜镇静之品，佐以辛泄，用枕中丹（龟甲、龙骨、远志、菖蒲）。如惊恐后，症见寒热，心悸不寐，治宜镇肝安神，用淮麦龙牡方（淮小麦、天冬、龙骨、牡蛎、白芍、茯神）。如惊后昼则心悸，夜则气坠，治宜收固肾肝，用龙牡金箔方（生地、萸肉、龙骨、牡蛎、五味、金箔）。如症见心悸嘈杂，脉弦劲长，治宜滋阴涵木，用熟地茯神方（熟地、茯神、柏子仁、川斛、牡蛎、天冬）。如肝阴耗伤，厥阳升腾，症见头晕目眩，心悸，漾漾欲呕，左脉弦，治宜养肝体清肝用，用石决羚角方（石决、钩藤、橘红、茯神、鲜生地、羚角、桑叶、甘菊）。

七、痰火扰心

症见心悸震动，似乎懊侬之象，治宜宣通郁遏，用半夏川连方

（半夏、川连、石菖蒲、蛤粉、枳实、茯苓、川郁金、橘红、竹沥，姜汁为丸）。

八、血络瘀阻

症见左胁疼痛，痛势上行，嗌干舌燥，心悸，脉动而虚，治宜辛散化瘀，用桃仁琥珀方（桃仁、柏子仁、新绛、归尾、橘红、琥珀）。

方 案 选 析

一、人参龙骨方

胡　形质伟然，吸气不入，是肾病。自言心绪少适，六七年久药无效，近来纳食不运，夜必惊惕而醒。先以两安心肾，镇怯理虚。

人参　茯苓　龙骨　小麦　炙草　金箔（《种福堂公选良方·续医案》）

主治：心气不足，惊惕不安，纳食少运。

方中以人参、小麦、炙草养心气，茯苓、龙骨、金箔镇心神。全方有养心镇神之功。

加减：阴虚，加黄精。

二、生地阿胶方

某　脉右虚左数，营液内耗，肝阳内风震动，心悸、眩晕、少寐。

生地　阿胶　麦冬　白芍　小麦　茯神　炙草（《临证指南医案·肝风》）

主治：营液内耗，肝阳内风震动，心悸、眩晕、少寐，脉右虚左数。

方中以生地、阿胶、麦冬、白芍滋养营阴，小麦、茯神、炙草养心安神。本方由黄连阿胶汤合甘麦大枣汤加减而成，有滋阴养心安神之效，对于营阴亏耗的心悸有效。

加减：可酌加麦冬、枣仁。

三、枸杞桂圆方

某 自失血半年以来，心悸怔忡，胁左时动，络脉空隙，营液暗伤，议甘缓平补。

酸枣仁 柏子仁 桂圆肉 生地 茯神 杞子 炙甘草

饥时服。(《叶案存真类编·吐血》)

主治营液暗伤，络脉空隙，心悸怔忡，胁左时动。

方中以生地、枸杞养阴，枣仁、柏子仁、桂圆肉、茯神、炙甘草养心安神。近贤程门雪评说：“不用金石重镇药，见地极高。重镇则悸反甚，余屡试之，方治心悸络动最好。”

四、淮麦枣仁方

某 心肾不交，心悸内怯，阳痿不举。

淮小麦 枣仁 远志 柏仁 龙齿 建莲(《未刻本叶氏医案》)

主治心肾不交，心悸内怯，阳痿不举。

方中以淮小麦、麦仁、远志、柏子仁养心，龙齿镇逆安神，建莲清心。全方有养心镇神之功，对心悸内怯有效。

加减：肾虚，加熟地、枸杞。阳浮，加秋石拌人参、牛膝炭。

五、龙牡金箔方

某 骤惊，阳逆暴厥，为肝胆病，昼则心悸是阳动，夜则气坠属阴亏，用收固肾肝可效。

生地　萸肉　龙骨　牡蛎　五味　真金箔（《临证指南医案·惊》）

主治：惊后暴厥，阴虚阳动，昼则心悸，夜则气坠。

方中以生地、萸肉补肝阴，龙骨、牡蛎、五味固涩镇心，金箔安神。全方有滋阴潜阳、安神镇怯之动，对惊悸尤宜。

六、半夏黄连方

汪　宿哮久矣不发，心悸震动，似乎懊侬之象，此属痰火，治以宣通郁遏，勿徒呆补。

半夏　川连　石菖蒲　蛤粉　枳实　茯苓　川郁金　橘红　竹沥　姜汁泛丸。（《临证指南医案·痰》）

主治：痰火扰心，心悸震动，似乎懊侬之象。

方中以半夏、蛤粉、茯苓、竹沥、姜汁化痰，橘红、枳实、石菖蒲、川郁金理气，川连清热燥湿，此方由小半夏汤加味而成，有清痰火、宣气郁之功，对痰火扰心的心悸、癫痫甚效。

七、桃仁琥珀方

程　诊脉动而虚，左部小弱，左胁疼痛，痛势上引，得食则安，此皆操持太甚，损及营络，五志之阳，动扰不息，嗌干、舌燥、心悸，久痛津液致伤也。证固属虚，但参、术、归、芪补方，未能治及络病，《内经》肝病不越三法，辛散以理肝，酸泄以润肝，甘缓以益肝。宜辛甘润温之补，盖肝为刚脏，必柔以济之，自臻效验耳。

炒桃仁　柏子仁　新绛　归尾　橘红　琥珀

痛缓时用丸方：真阿胶、小生地、枸杞子、柏子仁、天冬、刺蒺藜、茯神、黄菊花，丸。（《临证指南医案·胁痛》）

主治：血络瘀阻，胁痛心悸，嗌干舌燥。

方中以桃仁、新绛、归尾活血化瘀通络，橘红理气，柏子仁、琥珀安神镇心。全方有活血化瘀、安神镇心之功，对血瘀的心悸、失眠有效。

（陈克正主编《叶天士大全》）

何梦瑶

虚实夹杂难循一法，温凉补泻随证以施

何梦瑶（1693~1764），字报之，号西池，清代医家

惊

遇事而惊者，由于外也；因病而惊者，动于中也。心为热所乘，则动而惊。而属之肝胆者，以肝主动，而胆虚则善惊也（胆小及胆大而虚者，皆善惊，由血液不足也。血液者，水也。水主静，水足则静而不易动，故不惊）。心肝赖血以养，血虚则心之神无所依，肝之魂亦不藏，五脏之热皆得乘心而致惊。经谓阳明病者，恶人与火（胃热则恶人之扰与火之热，不得安静清凉也），闻木音则惕然而惊（木生火而主动故也），举阳明可概其余矣。内火之惊，脉多浮数，外事之惊，脉多浮动，动脉如豆，摇摇不定是也，黄连安神丸。惊则气上，以重坠之药镇其浮越（丹砂、龙骨之类）。由于火盛血虚者，甘寒滋润之剂以泻心补血。惊则心神出而舍空，液入成痰，拒其神不得归，而惊不能已，十味温胆汤，养心汤，寿星丸，控涎丹加辰砂、远志。惊由于火，而致火多端：有五饮停蓄，郁成火者，五饮汤丸；有湿郁成热者，羌活胜湿汤；因寒而郁成热者，散寒火自退。热郁有痰，寒水石散；气郁有痰，加味四七汤。睡卧不安，时时惊觉者，温胆汤加枣

仁、莲肉，以金银同煎，吞十四友丸，或镇心丹、远志丸。惊者平之，子和谓：平乃平常之义，如闻响而惊者，常击物作响，使习闻如平常，则不惊矣。

悸（即怔忡）

悸者，心筑筑惕惕然动而不安也（俗名心跳）。一由血虚，血虚则不能养心，心气常动，幸无火热相乘，故不至于惊而但悸也。若血不虚而动者，则为心火盛（亦有肾火上冲者），火主动也，幸血不虚，故但动而不惊。此惊与悸之别也。一由于停饮，水停心下，心火为水所逼，不能下达而上浮，故动而不安也（必有气喘之症）。肾水上泛凌心，义亦如之而治有异（饮食所停之水，宜疏导；肾阴上泛之水，宜益火）。但思虑即动者，属血虚；时作时止者，痰因火动。

有失志之人，由所求不遂，或过误自咎，恨叹不已，独语书空，则心不息不安，时常劳动而怔忡作矣，温胆汤去竹茹，加人参、柏子仁各一钱，下定志丸，仍佐以酒调辰砂、妙香散。有痞塞不思饮食，心中常有所歉，爱处暗地，或倚门后，见人则惊避，似失志状，心常跳动，此为卑惵之病，以气血不足也，人参养荣汤。饮食少者，嘉禾散加当归、黄芪各一钱。

恐

恐者，心有所怯也，盖心气虚使然。而属之肾者，恐则气下，故属肾也，经曰：精气并于肾（气本亲上，今因虚而下，与精血并居肾部），则恐是也。又属之肝胆者，以肝胆之气旺则上升，虚则下降，今恐而气下，是肝胆之气不足也。故勇者谓之胆壮，怯者谓之胆小。

惊由血虚，恐因气怯，此大概也。恐亦有由血虚者，热伤肾阴，水涸血虚，复为火所扰，则志昏惑而不定，不定则不静，故恐。恐亦心之动也，故孟子言不动心，以无惧为训。惊恐常相因，恐则惊矣，惊则恐矣。

惊则安其神，恐则定其志。心之神下交，则肾有所主而志定，即坎中之一阳也；肾之精上奉，则心有所滋而神安，即离中之一阴也。丹溪治周本心病，恐如人将捕之，夜卧不安，口干，饮食不知味，以参术当归为君，陈皮为佐，盐炒黄柏、炙玄参各少许，煎服，月余而安。故用柏，立引之入肾，以补之。人参散、茯神散、补胆防风汤，皆治胆虚。

五饮汤

旋覆花　人参　陈皮去白　枳实　白术　茯苓　厚朴制　半夏制　泽泻　猪苓　前胡　桂心　白芍药　甘草炙，以上各等份

上每一两分四服。姜十片，水二盏，煎七分去滓，温服无时。

镇心丹

熟地黄　生地黄　山药　天冬　麦冬去心　柏子仁　茯神（一方七两）各四两　辰砂另研为衣　桔梗炒，各三两　远志去心，甘草煮三四沸，七两　石菖蒲节密者，十六两　当归去芦，六两　龙骨一两

上为细末，炼蜜为丸如梧子大，每服三四十丸，空心米饮吞下，温酒亦得，渐加至五十丸，宜常服。

定志丸

人参一两五钱　菖蒲　远志　茯苓　茯神各一两　朱砂一钱　白术　麦冬各五钱

蜜丸。

茯神散

茯神一两　远志　防风　细辛　白术　前胡　人参　桂心　熟地

黄　甘菊花各七钱半　枳壳半两

上为末，每服三钱，水一盏，姜三片，煎七分，温服。

补胆防风汤

防风一钱　人参七分　细辛　川芎　甘草　茯苓　独活　前胡各八分

上为粗末，每服四六钱，水一盏半，枣二枚，煎八分。食前服。

（《医碥》）

沈金鳌

怔忡惊悸源流证治

沈金鳌（1717~1776），字芊绿，清代医家

怔忡，心血不足病也。所主者心，心所主者血，心血消亡，神气失守，则心中空虚，快快动摇，不得安宁，无时不作，名曰怔忡。或由阳气内虚，宜人参、黄芪、白术、炙甘草、茯神；或由阴血内耗，宜人参、麦冬、当归、地黄、桂圆；或由水饮停于心下，水气乘心，侮其所胜，心畏水不自安，宜茯苓、茯神、白术、半夏、橘红；或汲汲富贵，戚戚贫贱，或事故烦冗，用心太劳，甚至一经思虑便动，皆当以养心血、调心气、清热豁痰为主，宜酌用清镇汤；如心火炽，又须安神，宜安神丸；或由汗吐下后，正气孱弱，宜人参、黄芪、白术、白芍；或由荣卫俱涸，脉来结代而心惕不宁，宜养心汤；或由虚弱，怔忡而卧不安，宜枣仁汤；或思虑多而怔忡，兼不寐，便浊，宜养荣汤；或心虚怔忡而兼自汗，宜参归腰子；或由痰为火动，而时作时止，宜二陈汤；或由忧愁悲苦致心虚而动，宜归脾汤；或由气郁不宣而致心动，宜加味四七汤加姜汁、竹沥；或阴火上冲，怔忡不已，甚至头晕眼花，齿发脱落，或见异物，或腹中作声，急应滋阴降火，加养心之品，宜四物汤加知母、黄柏；如久服降火药不愈，为无根失守之火，宜八味丸；或由所求不遂，或过纵自悔，吁嗟夜语，真若有失，宜温胆汤加人参、柏子仁，朱砂为衣，日进三服。以上皆怔

忡所致之由也。若心憺憺动，此系包络所生病，宜镇胞汤。盖心为君火，包络为相火，火阳主动，君火之下，阴精承之，相火之下，水气承之，则为生气而动得其正。若乏所承，则烦热而为心动，法当补其不足以安神气。未瘥，则求其属以衰之。若由于痰饮者，当用逐水消饮之剂，宜二陈汤、芎夏汤。况乎各脏有痰，皆能与包络之火合动而为怔忡，随所犯而补泻之，更须调乎包络。若各脏移热于心，以致包络火动者，治亦如之。然则怔忡固由于虚，所以致此怔忡之证，则各有异，亦安可不察之哉！

卑惵，心血不足病也，与怔忡病一类。其症胸中痞塞，不能饮食，如痴如醉，心中常有所歉，爱居暗室，或倚门后，见人即惊避无地。每病至数年，不得以癫证治之也。宜天王补心丹、人参养荣汤、古庵心肾丸。

治怔忡方

清镇汤 劳心。

茯神 枣仁 远志 菖蒲 石莲 当归 生地 贝母 麦冬 柏子仁

如犀角、朱砂、西珀、龙齿、牛黄、麝香等，病深者方可酌加之，不得概用也。

枣仁汤 虚弱。

黄芪 枣仁 茯苓 远志 莲子各一钱二分 人参 当归 茯神各一钱 炙甘草 陈皮各五分

温胆汤 包络动。

人参 茯神 远志 朱砂 金石斛 生地 麦冬 枣仁 甘草 五味子 柏子仁

四物安神汤

当归 白芍 生地 熟地 人参 白术 茯神 枣仁 黄连

炒　柏子仁炒　麦冬　竹茹各七分　枣二枚　炒米一撮　乌梅二个

水煎，另研辰砂五分冲服。此治心中无血，如鱼无水，怔忡跳动之症。

加味宁神丸

生地半两　当归　白芍　茯神　麦冬　陈皮　贝母各一两　姜远志　川芎各七钱　枣仁　黄连　甘草各五钱

蜜丸，辰砂为衣，枣汤下五七十丸。此治心血不足、惊悸怔忡、健忘恍惚、一切痰火之疾。

治卑惵方

古庵心肾丸

熟地　生地　山药　茯神各三两　当归　泽泻　盐炒黄柏各一两半　山萸　杞子　醋炙龟甲　牛膝　黄连　丹皮　酥炙鹿茸各一两　生甘草五钱

蜜丸，朱砂一两为衣。空心盐汤或温酒下。此治劳损，心肾虚而乍热，惊悸怔忡，遗精盗汗，目暗耳鸣，腰痛脚痿之疾。久服乌须黑发，令人有子。

惊者，心与肝胃病也。《内经》言惊属之肝胃。但心气强者，虽有危险触之亦不为动，惟心气先虚，故触而易惊也。然则因所触而发为惊者，虽属肝胃，受其惊而辄动者，心也，故惊之为病，仍不离乎心。其由乎肝者何也？肝属木，属风，风木多震动，故病惊骇也。其由乎胃者何也？胃多气多血，血气壅则易热，热故恶火而易惊。且胃气厥，则为忧惧，故恶人之烦扰而惊。阳明属土，土畏木，故闻木声而惊也。大抵惊之因，多由于外，或耳闻大声，或目见异物，遇险临危，当其外有所触，心忽一虚，神气失守，神去则舍空，舍空则液与痰涎着于包络之间，宜控涎丹加朱砂、远志。多致目睛不转，不能言，短气，自汗体倦，坐卧不安，多异梦，忽惊，觉多魔，宜温胆汤、独活汤、琥珀养心丹。与悸恐不同，若因大惊而病者，脉必动如豆粒（寸脉止而复来，曰动脉）而无头尾，急当镇定之，宜黄连安神丸。有由肾虚而惊者，宜人参、黄芪、当归、白术、元参、陈皮、黄柏；有由胆虚而惊者，宜人参、枳壳、肉桂、五味子、枣仁、熟地、杞子、柏子仁；有由肝胆俱虚、百药不效者，须补肾，宜酒化鹿角胶，空腹下五钱，极效。古人谓肝无虚不可补，补肾正补肝也。有被物所惊、心跳不宁者，宜秘方；有心气不足、神不定而惊者，宜妙香散；有肝虚受风、若惊状者，宜珍珠母丸；有血虚而惊者，宜朱砂安神丸；有由痰盛而惊者，宜加味定志丸；有思虑过度者，宜清心补血汤；有气血俱虚者，宜养心汤。皆当求其端而治之，而惊始可安矣。

悸者，心痹病也。非缘外有所触，自然跳动不宁，其原由水衰火旺，故心胸躁动，宜天王补心丹；或水停心下，心为火而恶水，故筑筑跳动不自安，宜茯苓饮子、半夏麻黄汤；或汗吐下后，正气虚而悸，不得卧，宜温胆汤。此皆悸病之由也。总而论之，要不外乎心伤火动，火郁痰生二语，其为症状，舌强恍惚，善悲。丹溪以血与痰概之，虚宜天王补心丹，痰宜辰砂远志丸，可以识其端矣。

思者，脾与心病也。脾之神为意，意者，心之所发也。由发而渐引曰思，则当其发，属在脾，及其思，属在心。故玄晏先生曰：思发于脾而成于心也。《中庸》曰：有弗思，思之弗得，弗措。《论语》曰：君子有九思。《孟子》曰：心之官则思。是思固不可不用者，然思之太过，则流荡失节，必致伤神，神伤，百病蜂集矣，其何以堪！故或有劳心思虑，损伤精神，致头眩目昏，心虚气短，惊悸烦热者，宜清心补血汤。有思虑伤心，致心神不足而不能寐者，宜养心汤。有忧思过度，令人惕然心跳动而不自安者，宜静神丹。有思虑太甚，致心气不足，忽忽善忘，恐怯不安，梦寐不祥者，宜定志丸。有思虑太甚，心血耗散，竟至怔忡恍惚者，宜益荣汤。……凡此，皆思之病也，皆过用其思之病也。若过用其悲忧恐惧，病亦有类于此者，治法大约可以相参。

治惊方

清心补血汤 思虑。

人参 当归 茯神 白芍 枣仁 麦冬 川芎 生地 陈皮 山栀 炙草 五味子

珍珠母丸 肝虚受风。（编者按：即《普济本事方》之真珠丸）

静神丹 养血。

酒当归 酒生地 姜远志 茯神各五钱 石菖蒲 黄连各二钱半 朱砂二钱 牛黄一钱 金箔二十五片

猪心血和丸黍子大，金箔为衣。灯心汤下五十丸。

交感丹 气郁。

香附一斤（长流水浸三日，炒），茯神四两

蜜丸弹子大。每一丸，细嚼，再以制香附、茯神、甘草各一钱水煎，名降气汤，送下。

治思方

加味茯苓汤 痰聚。

人参 半夏 陈皮各一钱半 益智仁 茯苓 香附各一钱 甘草五分 姜三片 乌梅一个

（《杂病源流犀烛》）

王九峰

病及五脏，要在燮理

王九峰（1753~1815），名之政，清代医家

怔　　忡

经以喜怒伤气，寒暑伤形。冲脉起于肾下，出于气冲，夹脐上行，至胸中而散，冲脉动，则诸脉皆动。小腹属厥阴，厥阴肝也，气从小腹蠕动，逆冲于上，心慌意乱，跳跃如梭。肾不养肝，气失摄约，皆根蒂之亏，寡欲固是良谋，更宜恬淡虚无为妙，岂可尽恃草木功能，一曝十寒何益。六味地黄加牡蛎、沙苑。

心为君主之乡，肾为藏水之脏。火性炎上，水体润下；水欲上升，火欲下降。水无以上升，火何以下降？水火不济，心肾不交，是以心烦意乱，不知所从，宗气上浮，虚里跳动，脉来软数无神，有惊悸健忘之虞。法当壮水潜阳为主，洋参、茯苓、归身、五味子、菟丝子、杞子、柏子仁、山药，为末，以生地、天冬、冬术煎膏，加龟、鹿胶，待熔化和药末为丸。

木郁不伸，克制中土，传化失常，津液凝结成痰，内扰肝胆心包之络，致有怔忡之患，甚则惊悸，莫能自主。服培养心脾、条达肝木之剂，诸恙虽平，未能如故。今远涉江汉，志意多违；饮食起居，异

于故土。防微杜渐，有成复之虑，安不忘危，必以寡欲澄心为主。土能培木，水能生木，必得水土平调，则木无抑郁动摇之患，拟归脾加减。黑归脾汤去黄芪、木香，加半夏、女贞子、旱莲草，蜜丸。

惊　　悸

心脾气血素虚，因惊恐致伤神志，胸中振动不安，时多恐畏，甚则心烦意乱，不知所以。经言胃之大络，名曰虚里，出于右乳之下，其动应衣，宗气泄也。心藏神，肾藏志，肾虚心脾失养，神不安舍，宗气无根，心肾乖离之危证也。黑归脾汤去黄芪、木香、龙眼肉，加山药、丹砂、磁石。

因惊恐而致病者，主于肝胆；因病而致生惊恐者，属乎心肾。心为君主之官，端拱无为，相火代心行事。相火藏于两肾之间，经言七节之旁，中有小心，即其处也。肾为作强之官，技巧出焉。盖人之动作行为，皆赖肾中之火。此火一衰，则精神昏昏，形志颓残，而风痹痿厥等证所由生也。今脐上卒然振动，惊惕莫能自主，旋竟上攻，两臂痿厥不收，踰时而已，脉数无力，面色戴阳，症势颇类无根之火。盖非相火衰微，乃悲思抑郁，致火不易扬，不能生土。且南方卑湿，脾土常亏，既失所生，又素不足，脾湿生痰，湿痰生热，流注诸经，变幻不一。胃关于肾，肾志不安，肾志为恐，而蔽障于痰则悸。譬如水滴火中，则焰勃然而起，故自脐下而上升两臂，正合七节之旨。两臂亦中土太阴阳明之部，横走于肝，则脉不安。肝主谋虑，脾附于肝，胆主决断，为痰所扰则怯。诸恙虽见于目前，而变病已着于曩昔。人年已半百，而必少壮有恃强之弊，非一朝一夕之故，其所由来者渐矣。公议补脾肾运中枢以杜痰源，省思虑益精神以舒志意，方克有济。景岳言此为不慎其初，所以致病于后，今病已及身，而犹不知慎，则未有能善其后者。此言最切，当宜留意焉。六味地黄汤合六君子汤，加沉香。

（《王九峰医案》）

刘　默

气血虚兼痰气火，腻补燥劫勿轻投

刘默，清代医家

或曰：前证惊悸怔忡健忘统为心病，何云心不受病，病在包络？第不知致病之因与治法有所分别否？

答曰：心不受病，亦不能执定不病，即前之三病症，未必不是心病。非心不安宁，何以现前三症邪？难言不病也。

致心之所以病者，无非惊恐思虑，忧疑郁结，治法大同小异，不外调补兼施。盖惊悸者，出于仓卒，眼见异类，耳闻异声，顷刻惊惕而神惑。如此之后，心中常怀，念念不忘，恍惚而动，谓之惊悸。悸者，恐怯之谓。惟恐复惊，惊则神气散乱，恐则心气自怯，此惊悸之义也。其左寸关乍大乍小，或浮或沉，心不定而脉变乱也。以壮胆壮神，和血安神之药常服自愈。盖怔忡者，心中如有物撞，谓之忡，忡者，忡逆之谓。忽然跳跃，谓之怔，怔者，振动之谓。本心气虚而三焦之火冲于包络，包络不和而心忡。若心神自虚，包络无血以养，致心体躁而忽然跳跃，而心怔，须调补气血为主，清火安神之药佐之。其脉左寸、右尺数而不敛可征。

通治主方

枣仁炒，三钱　益智炒，一钱　丹参一钱五分　当归一钱五分　茯神一钱　远志五分　生甘草二分早晚煎服。

上三症虽属气血两虚，心神不宁，宜用补益，然有痰气火之兼杂，故滋补之药不宜早用。以其虚为致病之本，于金石朱珀之燥劫，亦不可轻投，反伤真气。前方所以清补兼之。

如惊悸本心虚胆怯，加人参一钱五分、龙眼肉一钱。若久病饮食减少，神色枯萎，夜梦鬼交，加黄芪、白术各一钱，去丹参、益智。

如怔忡本三焦之火，或包络之火冲逆跳跃，加生地二钱，人参、黄连各一钱，去远志、益智。

丸方

惊悸服天王补心丹。

怔忡服安神丸。

（《证治百问》）

吴　澄

论病停饮气血虚，临证每疏景岳方

吴澄，字鉴泉，号师朗，清代医家

吴澄曰：心者，身之主，神之舍也。心血不足，多为痰火扰动，心神不宁，多有惊悸怔忡诸症。惟虚损之人，阴亏于下，元海无根，气浮于上，撼振胸臆，是心不能下交于肾，肾不能上交于心，则筑筑心动，惕惕恐畏，为怔忡惊悸者有之；心为事扰，神动不安，精气耗散而不寐者有之；子午不交，神明浊乱，精气伏而健忘者有之；心动神摇，志歉精却，神无所依，善于惊恐者有之；木本水源，子病及母，水不养木而善怒者有之。盖神之不安其舍者，多由于心血之不足，而心血之不足，多由于肾之虚衰，不能上下交通而成水火既济也。

心为一身之主。人身之血，生于心，藏于肝，统于脾，布于肺，而施化于肾者也。苟心血一虚，神气耗散，则宅舍空虚，痰因以客之，此怔忡之所由作也。惊者，因有所触，而畏怖不安也。悸者，心中惕惕然跳，筑筑然动，不能自安，如人捕获之状，本人无所恐而心自不宁也。惊则安其神，悸则定其志。心主神，肾主志，水火既济，须在阴精上奉，则其神安，阳气下藏，则其志定。但其中有气虚、血虚、停饮之不同，须分治之。

虚损怔忡

怔忡之病，心胸筑筑振动，惶惶惕惕，无时得宁者是也。此证惟阴虚劳损之症恒有之。盖阴虚于下，则宗气无根，而气不归原，所以在上则浮撼于胸臆，在下则振动于脐旁，虚微者动亦微，虚甚者动亦甚。凡患此者，速宜节欲节劳，切戒酒色。凡治此者，速宜养气养精、滋培根本。

若或误认为痰火而妄施清利，则速其危矣。

气虚惊悸

阳气内虚，心下空豁，状若惊悸，右脉大而无力者是也。

血虚心悸

阴气内虚，虚火妄动，体瘦心悸，五心烦热，面赤唇燥，左脉微弱，或大而无力者是也。

肝胆心虚

或因怒伤肝，或因惊入胆，母令子虚，而心血为之不足，或富贵汲汲，贫贱戚戚，忧思过度，或遇事烦冗，则心君亦为之不宁，皆致惊悸怔忡之症，其脉弦者是也。

阴火怔忡

有阴火上冲，头晕眼花，耳鸣齿落，或腹中作声，怔忡不宁。滋阴抑火及养心之剂，久服不愈，为无根失守之治，脉必空虚。

气郁怔忡

失意之人，怀抱抑郁，气生痰涎，涎与气搏，心神不宁，脉必沉结，或弦者是也。

痰郁心悸

或耳闻大声，目见异物，遇险临危，触事丧心，大惊大恐，以致心为之忤，停积痰涎，使人有惕惕不宁之状，甚则心跳欲厥，其脉滑大者是也。

怔忡治法

心脾血气虚而怔忡，宜七福饮、大补元煎。

命门水亏，真阴不足而怔忡不已者，左归饮。

命门火亏，真阳不足而怔忡不已者，右归饮。

三阴精血亏损，阴中之阳不足而怔忡，大营煎、理阴煎。

水亏火盛，烦躁热渴而怔忡者，二阴煎、加减一阴煎。

思郁过度，耗伤心血而怔忡者，逍遥饮、益营煎、畅郁汤。

寒痰停蓄心下而怔忡者，保阴煎、姜术汤、资成汤、平补镇心丹、宁志丸。

惊悸治法

心虚血少，神志不宁而惊悸者，养心汤、宁志丸、十四友丸。

因惊失志而神不宁者，宁志膏、远志丸。

心血不足，肝火不清，血热多惊者，朱砂安神丸。

心神虚怯，微兼痰火而惊悸者，八物定志丸。

心气郁滞，多痰而惊者，加味四七汤。

痰迷心窍，悸者，温胆汤、茯苓饮子、朱砂消痰饮。

风热生痰，上乘心膈而惊悸者，简要济众方。

若大恐大惧，以致损伤心、脾、肾气而神消精却，饮食日减者，必用七福饮、理阴煎、大营煎、大补元煎之类，酌宜治之。然必洗心涤虑，尽释病根，庶可保全。

若心劳过度，兼有外邪者，宜宁神内托散。

心脾两虚而惊悸者，宜资成汤。

怔忡惊悸健忘善怒善恐不眠例方：

畅郁汤　治肝脾血少，血虚有火，不能用归术柴胡者，此方主之。

丹参　谷芽各一钱　白芍　茯苓　扁豆　钩藤　菊花　连翘各八分　甘草五分　荷叶一钱

资成汤　治虚劳遗精盗汗，食少泄泻，血不归经，女子崩漏不止，虚劳不任芪术归地者，此方主之。

人参　白芍　扁豆　山药　茯神各一钱　丹参八分　橘红六分　甘草五分　莲肉一钱五分　檀香三分

惊恐怔忡不眠多汗者，加枣仁。

宁神内托散　治食少事烦，劳心过度，兼感外邪，寒热交作者，此方主之。

丹参一钱　茯神八分　枣仁六分　人参五分　甘草三分　当归八分　续断一钱　柴胡八分　干葛八分　远志六分　生姜　大枣

若用心太过者，加丹参一钱、柏子仁一钱。若兼用力太过者，加秦艽、续断各一钱。

（《不居集》）

张必禄

心悸怔忡辨难

张必禄（?~1851），字培斋，号寿轩，清代医家

伤寒心悸

问　太阳伤寒二三日，有心中悸而烦，脉浮数，亦宜汗否？

辨　太阳伤寒在太阳证全，固宜发汗，使邪得汗解。第汗由津液所化，汗之可发不可发，必视人之津液足与不足以为准。何以验津液之足？在太阳之经脉，本宜浮紧，是津液之足，可汗也，否则，或两尺中迟，或两寸中弱，或两关中涩，皆津液不足之征，不可遽汗，汗之变生他证。此脉之内应，有以定津液之足不足，以决汗之可否也。……或见心中发烦，或见心下作悸，或见口中燥渴，或见两便失常，皆津液不足之兆，亦人世寒伤太阳多兼见一二之证也，不可峻汗也，否则汗之而证转变莫测矣。此以证觇津液之足不足，以定汗之可否也。于以知太阳二三日，有未经汗下，而心中悸而烦；有已经汗下，而心中悸而烦。夫悸主内伤之弱，烦主真阴之亏。今在已汗，则必因汗而亡阳，故心下震动乃尔；在已下，则必因下而亡阴，故心中躁扰乃尔也（悸、烦有由汗下太过）。如其在未汗之前，而既见为悸，则又必其人元阳素有所亏，故证之内应如此；既见为烦，则必其人之

元阴本多所损，故证之兼见若斯也（悸、烦有由素多内伤）。然则证既见悸与烦，无论太阳证之急与不急，已汗之彻与不彻，并日之久与未久，而犹为未经汗脉之浮数不浮数，而兆有足汗，皆未可轻言施汗散之治也。至于悸烦之证，更有将汗发烦（外证必见口噤躁烦），水停作悸（外证必见呕逆短气），将传里有烦热（外证必见口燥发渴），已传少阳有烦悸（外证必见耳聋胁痛）。证之内生，必皆先有各经外证之足证，夫岂同于太阳之兼见烦悸哉！而况太阳初起二三日，里证犹未必即成，而见烦悸之兼耶，故有以决其为阴阳素伤无疑也。

太阳和寒散　凡太阳伤寒一三日，或已经汗下，或未经汗下，但见心中悸烦，脉浮数，不可发汗、再汗者，此方主之。

熟地（壮其真阴以解烦）一两　上桂（益其真阳以止悸）三钱　贡术土炒焦　甘草（调中气以滋心肾）炙，各三钱　当归（养阴血而无滑泻之忧）土炒，三钱　柴胡（分其阴阳）二钱　桂枝（温表祛邪）五钱　芍药（镇悸，亦以治烦）一两　节羌（微解太阳之表）三钱　生姜（引）

水煎服，服后食粥一盅盏。此方治心之悸烦在太阳证兼见者。须知此证宜滋其阴阳，和其中气，至血气充足，津液流通，自然汗解。或照此方服一二剂，稍加麻黄，以引其邪而出，亦可。盖以是方本辅正逐邪之最妙者也，加减随证，变而通之，存乎其人。

问　太阳伤寒发汗，汗过有耳聋、心下悸之证，何故?

辨　太阳伤寒在太阳，证虽有资汗解，然亦不可太汗，令人阳伤而转生他证者。盖汗为津液之化，而津液之生，莫不本人元阴元阳之气氤氲而成也（氤氲，元气密护也）。故人身五官百骸，得津液足以润之，则灵动妙应自如，稍有不足以滋之，则必有乖乎常。即如在寒伤太阳，因峻汗竭其津液，使清阳之气随汗之过泄而虚，兼津液将枯，又无以为孕阳之本，于是阳亏于下，而因以馁于中，症见心下筑筑而动；阳衰于下，而因以阻于上，症见耳中沉沉无闻。夫固有必至之势也，第证至此候，则临证主治即宜预辨其为过汗之致，而勿令作少阳之耳聋烦悸属邪热壅闭者一例同视，一误再误，遂至危亡立待。窃为示一验此外见之法，最妙最捷。一以验之于病者之脉，六脉沉弱而涩，或空浮而散，兼诊脉之余，手去则必自以手按其心也（此法可验太阳证之悸烦）。一以验之于病者之声音，令之作咳，教之自语，或咳之而再令则无闻，或语之而人言渺不知（此法可验太阳证之耳聋）。此虽以常法之试，有贻学士之哂，而不知有至道之存，可探阴阳之慝，良以此法之用，只为取耳聋之证而设，而其中更兼有闻其五音而知五行之绝续有其兆，切其五脏六腑而卜五气之存亡有其见也。临证者，慎勿谓其法之无至理寓其间也。

太阳愈寒散 凡太阳伤寒发汗，汗过伤其清阳，症见心下悸、耳聋者，此方主之。

上桂（壮其元阳之气，上通于耳）三钱 甘草（炙。温其中气，而中不馁，则上自递及）五钱 升麻（举其阳气以上达）三钱 白术（助炙草以调中）土炒，三钱 生姜（发宣其阳气）三钱 当归（滋阴媾阳）土炒，二钱

照分两锉足，水五升，煎至二升，温服，后食粥一盅盏，以生津液。如犹有汗不止，加制附片三钱，以救其表寒，桂枝五钱，以收表汗。此方治耳聋，心下悸，必一切太阳表证皆因汗而尽解，证只见阴阳之气不足，始可用之，慎勿但见耳聋、心悸而妄投也。

问 太阳伤寒发汗，汗过有令人脐下悸，何故？

辨 太阳伤寒发汗汗过，既有令人心下悸之证，复有因汗之过而令人脐下作悸之候。同一悸也，而心下与脐下不同其处，此中有几希之判，不可不知。盖人身一元之气，通行于脏腑，周及于肌肤，无间不入，无微不至（气之浑含未化，谓之一元）。在伤寒初起，虽邪自

外来，只能犯营中以贾祸，而于元阳之气，本犹无害也。乃因过汗，伤其津液，而伤其真阳之气所化，更伤其真阴之气所媾，阴阳失氤氲之正，水火有偏胜之时（阴阳属水火所化，阴阳既因汗伤，水火必不相济），而于是元关之下因其火随汗泄而偶衰，势已烬烬而若灭，水随汗化而将竭，形已浸浸而告匮（元关之下，肾部所主也。烬烬，火将熄也；浸浸，水微浸也）。其中元牝之真元，筑筑而动，振振而摇，见于脐下之地，将作奔豚之状也有必然者（元牝元关，皆人身真阳会萃发生之窍；真元，即水火之母也；筑筑振振，皆动貌；奔豚，言肾气奔动如豚也）。不知此间之消息，而犹疑为邪气之下陷，或犹认为水气之下蓄，而有不立竭其气，立见其危也得乎？故知此证之见，乃非脐下真有奔者如豚之态也，特以肾气之孤阳将上奔真阴之中，借以温复其气，资以含蓄其气也。初则见动于脐下，久必上冲于心部而作悸者，更转为彻上彻下，并上下无时之作痛难堪矣（脐下悸又转为心下悸，虽同因过汗而症分浅深）。然则伤寒固宜发汗，而发汗可不中病而止，先期卓有定见欤？

太阳扶寒散　凡太阳伤寒发汗汗过，症见脐下悸者，此方主之。

茯苓（通肾之气，引以下行）五钱　甘草（炙。暖其中宫，阻其上冲）一两　贡术（温中以益胃气，即以消纳其肾气之僭越也）土炒焦，三钱　桂枝（从炙草之甘，而表阳完密）五钱　大枣肉（尽营卫之空窍，闭塞孔固，兼助土，亦以防肾也）五钱

水煎服，服后食粥一盅。此方即古制茯苓甘草汤之变局也，加白术者，一以助温中之力，补炙草所不逮也，一以助防肾之力，补大枣所难支也，深义各在，方名遂异，取法者当鉴之。

问　太阳伤寒，有心动悸兼见脉代结者何故？

辨　太阳伤寒有脉浮数，而心见悸烦者；有脉数急，而心见烦呕者；有脐下悸，而将作奔豚者。此中有在未发汗后见之，有在发汗后

得之，均属元阳之虚，前辨已悉，参阅自明。而兹复有心动悸，兼见脉代脉结，亦在太阳伤寒时见之。其悸一也，而脉自各为变幻不一，是殆有宜剖其源流之道，而不可浑同施治也。盖人身之脉，其所以应于手而至息和平者，赖气血之流通有以纲维也。人身之脉，其所以应于手而至止失度者，必气血之反常有以因应也。即如脉之动而中止，有力自还为结；脉之动而时止，无力自还为代。结脉多见于久病羸极之人，代脉多见于孕妇呕多之候。见于孕妇者，属气血尽并于胎中，而中州阳弱，不纳水谷之味也。见于久病者，属气血消磨于痛苦，而真元亏损，难逢交会之地也。而顾以寒之外入，初至营中，即云寒为实邪，亦不过即气血以化实已耳，夫岂能遽坏真气真血而脉见代结如此耶？于此知伤寒初起，或二三日中，脉即兼见代结，此其在未下未汗之后而见此脉，则有知其人平昔之元亏；在已下已汗之后而见此脉，则亦知其人中气之过伤矣。至心下之悸，悸甚而动，不亦可即斯脉而知其为必有之证欤？他如人之禀赋各殊，亦间有平素之脉，自为代结之脉者，然非人所多见。即见有此脉，而在伤寒太阳之候，其治法皆非可用发汗之治也。临证者，其细切而详辨之。

太阳暖寒散　凡太阳伤寒，脉诊见代结，症见心下动悸，无分已经汗下、未经汗下，不用汗散者，此方主之。

桂枝（固表祛邪）五钱　人参（扶正止悸）三钱　熟地（滋阴孕阳）八钱　甘草（炙。温中治动）五钱　大枣肉（固中密卫）五钱　当归（土炒。补血镇悸）三钱　芍药（和营之气，以治其动）三钱　白术（中州不馁，气自镇静）土炒，三钱　生姜（引）一两

水煎服，服后食粥一盅。此方治代结脉俱兼心下动悸，若只见结脉而或兼烦躁，或兼伏饮，症见小便不利，不可轻投，临证最宜斟酌。

问　少阳证有耳聋目赤，心烦而满，误汗下后，转见心悸而惊何治？

辨　少阳伤寒，症见两耳无所闻，目赤心烦，胸中满者，以少阳之经起目锐眦，故目赤；出耳前入耳后，故耳无闻；下行胸位，分行两胁，故心烦胸满。是证正宜用小柴胡汤外和其表，内和其里，使阴阳调燮，自见表里两解矣。藉令不主和治，而反用汗散以伤其阳，使阳虚而心之气弱，或用攻下以伤其阴，使阴亏而心之神惊，初则症见心烦而满，继转症成心悸而惊。夫人身必心肾无亏，得心中真阴以化液，肾中真阳以化津，斯阳以际阴、阴以孕阳，而津液流通无间，心肾交媾无息，斯人之气自强，神自爽焉（人之津液，本阴阳为化育。津液之生生不已，由心肾之息息相通，故津液足则气足，气足则神寓气中，亦无不足）。既以不当汗而汗，不当下而下，夺其现在之津液，转为燥涸，并阻其未生之津液，骤难通复。是以肾之用，主自心，肾虽未作奔豚，而心下先发悸与惊矣。心之阴资于肾，心已见发烦悸，而肾先受挫折无疑矣（汗下后津液既涸，伤在心即伤在肾）。虽无他证变见，而即此心之惊悸发烦，则知少阳已有旁及少阴病也。际期烦悸之候，汗吐下法必未可再施，势必非用以和而阴阳恐难相济而相调焉。

特制少阳燮寒煎　以治少阳伤寒，症见耳聋目赤，心烦胸满，误用汗下，转见心悸而惊者。

人参三钱　粳米（炒香，益中固气）三合　半夏三钱　茯苓（渗湿强土，交通心肾）二钱　大枣肉　甘草（调和津液）炙，各三钱　柴胡　生姜（合和阴阳）各三钱

水三升，煎减一升许，分温服，服后饮米饮一盅。

怔忡辨难

怔者，正也；忡者，中也。义取怔忡者，取其主中至正之心而不可偏倚也。病名怔忡者，名其失中失正之心而有所动摇也。夫人当有生之初，心本中正，虽有而犹无心也（心不为情所引，故无心）。及其感通之后，心非中正，既有心而即多心也（心随所触而动，故多心）。故心赖血养，血足而心自静也。其无如人之以色欲竭其精也，酒色耗其津也，过涕过汗伤其液也，为痰为唾损其阴也。盖精也、津也、涕也、液也、痰也、唾也，阴也，有所亏，即亏在血也。心资气畅气和而心自安也，抑无如人之以惊恐伤其神也，焦思磨其灵也，过忧过怒壮其火也，为躁为暴竭其阳也。盖神也、灵也、忧也、怒也、躁也、暴也，阳也，有所损，即损在气也。且邪淫搏热，致令心无宁日也；劳动搅扰，徒嗟心无静象也。而于是有真阴失守，阴不滋化，心胸之间则筑筑振动也；有宗气无根，气不归原，乳胁之下，则摇摇悬旌也。虚之轻者，动犹轻，则或如撞触，或如扇鼓也。虚之重者，动亦重，则或力可应衣，势可倾体也。一遇此证，即直救真阴，尚恐阴去莫复也。虽系伤寒传变，皆不可用汗下也，即纯补元阳，尚恐元散难收也。纵有痰涎壅吐，皆不宜从清利也。然则病怔忡者，必内而清其心思念虑，外而绝其惊疑触拂，使动无再动也。治怔忡者，必经则知在心、脾、肝、肾，补则兼夫精、神、气、血，使动无长动也，庶至中至正之心，无失中失正之忧，而动究归静也。古无是名，兹复表出，以告世之肄医者。

问　怔忡有见于左乳下者，证治何分？

辨　怔忡者何？即人之所谓动气，《内经》之所谓宗气泄也（宗气即肾气也）。是证惟内伤之甚则有之，而外感之邪气，不能令气之内应如斯也。第人之亏败不一其经，即动之部位不一其处，临证必能确识其脏腑经络之布护而后能深悉其气血阴阳之为病也。有如怔忡之证见于左乳之下，虚里之中，轻则振振然势如扇鼓，重则筑筑然力可应衣，甚则摇摇然势将倾体。怔忡之证如是，是知乳下为肝之真气所贯注，虚里为胃之大络所系属，怔忡见于是部，固有肝与胃之亏败已极，而肝与胃所由致损者，则无不先因酒色之伤其真精真血，或因情欲之败其真阴真阳而成也。临证用治，须知是非，绝去酒色，迸黜情欲，壹志凝神，自饮津液，以目神返注送于二肾之间，后以旋左济阴煎，扶阳快中散大剂间服，恐难冀生还之乐也。肆医者其共知之，抱病者其自凛之。

问　怔忡有见于右乳之下者，何治?

辨　人身之真血，固赖真气之舒布，使真血有化育无穷之妙。人身之真气，尤赖真血之涵蓄，使真气有归根复命之乐。故人之血富，则气自温润而各得其所。人之气足，则血自流畅而各如其常。气与血相交济而各正性命，血与气相氤氲而保合太和，则一切气病不作，即一切血病无有矣。藉非然者，血不纳气，气不生血，皆必致变证之叠出。即如怔忡之证，有见于右乳之下，筑筑然震动，惕惕然不安。临证须知是部为肺所宅处之地，亦为肺所流行之交，怔忡之为病独见于此，则其为元阴之消耗，无由纳肺气于在宥（音又，中也），元阴之亏败，无由镕肺气于在冶（音野，铸也）。故肺气之不能下降而稳固其根蒂，斯肺气之发为上；冲而摇曳于乳旁也。窃为申明治法：凡怔忡见于右乳之下如上论者，旋右养阳煎与扶阳快中散早晚间服。更宜养其气以和平，清心寡欲，内观自养，则自可渐愈。用方者，其熟玩而兼施之可也。

问　怔忡有见于脐下者，何治?

辨　人身肾之一脏，为水火同居之部，此中之水火各足，则本水火之化育，而气与血各神其妙用；本水火之氤氲，而津与液各妙其温润；且本水火之酝酿，而阴与阳各遂其交济。然则肾中之水，岂可一毫有亏，而使火有偏胜之为殃？肾中之火，岂可一毫有损，而使水有反寒之候哉？不宁惟是。肾中之水火，所以涵纳人身之气，而出入呼吸，得其正，亦所以镕铸人身之血，而往来流通如其常。籍非然者，而气血何以得阴阳之相摩相荡于无穷，气血更何以得津液之相维相系于不竭耶？惟人不知保护，复多戕贼，致令肾脏渐损，变证叠出。如怔忡之病证，有见于脐下之部，筑筑惕惕之难安，振振摇摇之不靖，怔忡之为证如斯，斯可知脐下属肾脏之外候，即属气所循行。怔忡发见于是处，则其为肾中之真水真火俱有所耗也，抑何疑乎！窃为申明治法：凡怔忡起于脐下如上论者，旋右养阳煎，旋左济阴煎皆可对证，重加龟胶、上桂、制附，作甘澜水相间煎服。更宜令绝去情欲，迸黜酒色，内观自养，庶可渐瘥，否则难言全功之收也。

问　怔忡有见于心下者，何治？

辨　人身主宰者心，心之气固贵清明，无浊邪昏愦之为殃；心之气尤贵充足，无衰弱散漫之滋害。人身运用者心，心之血固贵滋荣，无消耗亏败之贾祸；心之血尤贵富厚，无躁扰枯竭之为虞。诚以心气既足，心血既富，则五脏六腑皆莫不受其荫庇之乐，五官百骸皆莫不得分润之养。否则，心先受病，变证叠生矣。即如怔忡之证，有见于当心之部，摇摇如悬旌而无所终薄（止也），振振如鼓扇而无或少停。怔忡如是，是知人身心之外卫为包络，包络之内护为心脏。兹之怔忡当心，虽尤属包络少血以滋润，而筑筑惕惕者，乃包络之鼓动。然究无不可验心脏少血以镇静，而系系悬悬者，即心脏之衰败也。窃为申明治法：凡怔忡属当心之部如上论者，扶阳快中散重加桂圆肉、枣仁（炒香）、当归、茯神，大剂连服。更宜戒以清心寡欲，绝去酒色，内观自养，方可渐瘥，临证者其知之。

问　怔忡有出于惊恐者，何治？

辨　怔忡之为病，有在上在下，在左在右异其部，即所伤各异其脏。怔忡之由致，有因情、因欲、因思、因虑之各殊，其原即所著之各殊其经。种种证治之，各列前篇，已各判问辨，临证各观而熟玩之，自得病之所由变迁，与治之所由分途也。惟怔忡之证，复有得自惊恐者。夫惊出于暂，恐生于渐；惊多伤胆，恐多伤肾。惊则胆之气乱，而胆气有猝（猝，音族，暴也）为飞越之虞；恐则肾之气怯（音慊，畏懦也），而肾气有渐为散亡之害。人之为惊为恐，虽所出之经不侔，即所扰之端亦别，然当其有恐有惊之候，则证之着见，固无不有当心震动之可验，或虚里扇摇之足征也。此可知惊恐多由胆与肾之赋气不足，或胆与肾之断丧多端也无疑矣。窃为申明治法：凡人多惊多恐属胆与肾多亏者，旋右养阳煎、扶阳快中散大剂间服，更且范心以理，养气内观，久之自瘥。

问　惊病有见于阳明者，何治？

辨　人身先天之木，本资胎养于土而无克制于土之虞，人身先天之土，亦赖荫复于木而无惧侮于木之患。诚以人在先天，其阴阳之合和、五行之造化，与大造之生克制化吻合无间者也。故天地自定位而后，则山泽自为通气，雷风自为相搏（击也），水火不为相射。人身之金木水火土，其大象之分呈，其妙用之变化亦如是也。自人至后天，少养性复命之学，尤多戕性伐情之事，则五行一有太过不及之时，斯五行各有倚势相凌之变矣。即如惊之为病，有外感传至阳明，症见闻木音而惕然以惊者。夫阳明属土，土为邪热所团结，或为炎蒸所熏烁，其邪气已全夺其阳明之正气，不能自为振拔。此际而骤闻木音，则是邪炽，而合亏陷之土，闻声而畏胜己之木，夫固势有必至也。临证须知惊病得自邪热者，祛邪而惊自止，宜察其兼证兼脉，按前“伤寒阳明篇”中所列治法，对证取用，自无不协。兹不赘述。

问　惊病有出于少阳者，何治？

辨　人身胆气为清静之府，本不宜有一毫浊邪相犯。三焦为决渎之官，亦不可使一毫浊邪之凑合。盖胆为邪犯则气乱，而胆气必有散逸之虞；三焦邪合则气盈，必有炎蒸之势。即如惊之为病，有出于少阳者，或症见心热不宁，或症见烦躁不安，或咳而兼衄，或瞀而至昧（瞀，音务，又音谋。言目不明也），种种见证之不一，是即《内经》所谓：少阳之复，大热将至，其病惊瘛，咳衄，心热，烦躁。又谓：少阳所至，瞀昧暴病，为惊躁。经之所谓如此，此可知惊多伤胆，胆伤则清阳不归于一；热多伤三焦，三焦伤则燥气扰乱于中。由惊生热，由热生风，证之叠出莫测，夫固理有可逆料也。然则惊病之在少阳，固无论其外感之所至，为内伤之所成，而治法皆宜斟酌以从事也。窃为申明治法：凡惊病如上论等证属少阳之复、少阳所至者，小柴胡汤加桂枝、芍药以治瘛，五味、瓜蒌以止咳；竹叶、寸冬以祛烦，对证加减随宜。

问　惊有出于少阴者，证治何分？

辨　人身少阴之经，为真阴所往来媾育之处，即为真阳所合和氤氲之地。故人得此经无亏，则心自清明，而无浊邪障蔽之足惧；肾自筦固，而无散逸荡惮之不收。藉非然者，心之气有不足，而心少真阴之滋荣；肾之气有或歉，而肾少真阳之充实，阴阳有交济失正之候，心肾有涵育反常之时，气多散而精多竭，心多怯而神多乱，诸种惊恐之证，于以叠生矣。即如人有恶寒战栗谵妄并作，兼见为惊。夫人必阳衰之极，而阴气渐盛则恶寒；人必阴胜之至，而阳微不交则战栗；阳消阴长，而清阳不敌，浊阴之搅扰，故谵妄；阴强阳弱，而败阳莫御盛阴之摧残，故为惊。少阴之为病如是，是即经所谓少阴所至为惊、恶寒、战栗、谵妄之义也。窃为申明治法：凡惊病出于少阴如上论等证者，宜按前少阴篇中所列治法，对证取用。如有表邪而恶寒战栗，则宜以麻黄附子细辛汤、神风散、别寒散之类主之。如属里邪而恶寒谵妄，则宜以附子汤、四逆汤、通脉四逆汤之类主之。临证最宜详加体认，不可表里稍差，有乖人命也。

问　惊有出于厥阴者，何治？

辨　肝为人身元神所窟宅之乡，亦为人身元神所升发之脏。人之肝血充足，则肝自滋荣而神完，人之肝气流行，则肝自畅茂而神旺。神完，则精与气无乎不完，而荣养封固之各得其正；神旺，则筋与力无乎不旺，而强健顺应之各如其常，诸病且消归于乌有矣，惊病何有焉？乃自人不知保养之道，复多亏败之端，致令肝多挫折，神多消耗。或外感之邪气，得以乘入而为殃，症见惊骇筋挛。或内伤所屈抑，因之潜滋而贾祸，症见怔忡惊悸。肝病若斯，斯即《内经》有曰：阳明之复，清气大举，甚则入肝，惊骇筋挛。又曰：肝脉惊暴，有所惊骇是也。用是揭明治法：凡惊病属外感惊骇筋挛者，按前“痉证篇”中对证主用，自无不谐。凡惊病属内伤怔忡惊悸者，按前“怔忡篇”中对证主治，自无不宜，兹不赘述。

问　惊有因痰所致者，证治何分？

辨　人身清阳之道，果得顺正流行之乐，毫无逆滞壅塞之患，则气自充实，不致有空乏馁败之为殃，神自完固，不致有虚怯惊惕之贾祸。否则，气失所养而气多亏败，神失所摄而神多消耗，一切惊悸之证，于以丛生莫测矣。即如惊之为病，有因痰饮所害者，或浊痰阻滞其正气，或胶痰封固其清气，症见痰迷心窍而发为惊痫，或痰乘心膈而着为惊骇，或心气郁滞多痰而惊恐，或心神怯弱，痰热而惊烦。种种惊证不一其形，临证须知惊则气乱，气乱则心无所倚，神无所归，虑无所定。兹既因痰而为惊，则非降黜其痰碍之标，清化其致痰之本，势必痰终不祛而惊终不靖也。特为申明治法：凡惊病因痰所致者，宜按前“痰饮篇”对证取用，或加入朱砂、琥珀以镇心安神，或加入志肉、柏子仁、牛黄以宁心逐痰。临证加减随宜，各须如证，不可执滞。

问　惊有由大恐所致者，证治何分?

辨　惊之为病，或因病而发为惊，或因惊而着为病，大要以外感邪气传变于筋血之交，与内伤神气，消耗其清阳之真，是以惊病之叠出不一，如前篇所论合观自晰。若夫大惊之外，复有大恐，尤足令人致病，较之惊病为更甚者。盖恐则肾伤，恐则精怯。肾伤则百体之筋骨必有渐为颓靡之变，精怯则五脏之气血必有渐至枯竭之时，恐之为害如是。是知人或值酷吏严刑之相逼，或逢虎狼鬼祟之相吓，或诸种惊魂丧胆之事将及而莫能预防，或一切横祸扰害之事将加而无由远避，人之遇此大恐者，势必症见心下悸惕之不禁，继成心中震动之难安，终至神魂飘荡之无归。或则形色惨淡，皮毛焦枯，甚则气机短促，呼吸逼狭也。证成如此，临证须知精散者宜急敛其精，神离者宜急合其神，如旋左济阴煎、旋右养阳煎、扶阳快中散、范思养中煎之类，皆可对证取用。加入安神定魄之味，若人参、代赭石、辰砂、桂圆肉、枣仁、当归之属，或镇或补，量证之虚实轻重，酌而加之，自无不宜。但宜先去其恐心，而壮之以勇；预息其恐事，而辅之以刚，然后大剂药饵连服不辍，斯精神渐复，而生机庶有渐回之乐也。否则，徒持药方，终未见有能济者也。此当有以知恐之为病，固较怔忡与惊为更危，即治法为更难也。

旋左济阴散

怀熟地（上桂煎汁浸、蒸。滋阴中之阳，以密汗窍）一两　枣皮（固阴中之气，以塞汗流）三钱　茯苓（使南北之相济）三钱　山药（土炒黄。调中土以防水热之侵害）五钱　甘杞五钱　菟丝子（盐水炒半、蜜炒半。壮肾气，即以尽气之源流）　甘草（随阴药入阴分以救阳）炙，三钱，当归（滋血源以相养）三钱　龟胶（无胶，以败龟甲酥炙代之。

力救真阴）三钱

水三升，煎服。酌病证之久暂，进服药之多寡，自无不愈。

扶阳快中散

上肉桂（直入肾中以壮火）盐水浸、炒，三钱，当归（补血不虑其沉寒）炙甘草煎汁炒，三钱　洋参（固气之力无或歉）黄芪煎汁炒，三钱，厚朴（消胀闷以助运化之力）姜汁炒，三钱　枳壳（开胸膈以清道）姜汁炒，三钱，白术（温中土以防湿）土炒焦，三钱　白芍（平木，使无侮土。无腹痛者不用）酒炒，二钱　砂仁（散郁去寒）姜汁炒，三钱　煨姜（引）

水煎，温服。

旋右养阳煎

制附片三钱　厚肉桂（壮肾中之真阳）去皮，三钱　鹿胶（无胶，以茸代之，酥炙用。滋真精以补元阳之损）三钱　熟地八钱　当归（补阳益阴，水火无偏胜之虞）三钱　鲜桑叶蜜炒，五钱　玉竹参（封其汗出之窍）蜜炒，五钱　茯苓二钱　山药（渗湿强脾，生金济水）炒，五钱　甘枸杞（秘精即以止汗）五钱　川牛膝（酒洗。滑泻者不用。载药下行）一钱

水煎，温服。亦宜量证久暂，进药多寡为协。

麻黄附子细辛汤

麻黄去节，二两　细辛二两　附子炮，去皮，破八片，一枚

上二味，以水一斗，先煮麻黄，减二升，去上沫，纳诸药，煮取三升。去滓，温服一升，日三服。

神风散

上桂　制附片（大补元阳）各三钱　人参　黄芪（正气充足）蜜炒，各二钱　贡术　甘草（中州气和）炙，各二钱　广皮　法半夏（气顺痰消）各二钱　柴胡　细辛（用以荡邪）各二钱　干姜（附子非此不热，用以

助力）炮焦，三钱　茯苓（交上下之气）三钱　当归（稍益阴分，使无偏胜）二钱　生姜（引）二钱

照分两锉足，水煎温服，服后食白粥一盅，甚者可连进二三服，或二三剂，无不获效。但服此药，须知此证初起，病者一切欲食俱欲极热之候，服下始快。兼咽中痰涎壅上，痛有难忍，唾出艰痛者，此方最宜。

别寒散

熟地（力救真阴）一两　上桂（大补真阳）三钱　干姜（暖其内寒）火炮，三钱　当归（抑其内热）三钱　白术（固其中气）土炒，三钱　甘草（助其表阳）炙，三钱　麻黄（祛其表邪）五钱　桂枝（监药过表）五钱　节羌活（通行太阳）二钱　生姜（引）

水五升，先煎麻黄，去浮沫，后纳诸药，煎至三升，连服温覆，令汗彻。气虚加人参以壮气。阳虚寒甚，倍上桂，加制附子一枚以益阳。临证加减随宜，贵乎圆通。

附子汤

生附子（去皮，切。取其气之精锐，温经之力无微不至）二枚　人参（取其气之清阳，补气之功无处不周）一两　茯苓（取其渗水救火，交通心肾）一两　白术（取其健中之性，制水化火）土炒，一两　芍药（取其平木之盛，不盗母气，兼强中土）一两

上药五味，尽五行之生克制化，四相之长养收藏，合而局方，以治少阴肾中阳衰背恶寒之证。临证之工，诚知取而用之，则立见水火合形，二气调合而诸证悉去矣。水五升，煎减二升，分温日三服。更宜取古论灸法，灸膈俞、关元二穴各数壮。内外两温，益觉神妙。

四逆汤

干姜（逐内之痼冷，即以解外之假热）一两　生附子（剖八片。壮内之沉寒，即以止胃之下利）一枚　甘草（调内之胃气，即合干姜

以制附子生用之烈）一两五钱

水五升。先将附子米泔漂洗去盐净，纳入煎三四沸，去浮沫，后纳姜草浓煎。顷一升许，分温服，服后饮米饮一盅。

通脉四逆汤

附子生，三钱　干姜生，三钱　炙草二钱

水煎温服。一云冷服。

范思养中煎

上肉桂去皮，二钱　制附片（壮元阳以使土气之温暖）二钱　当归三钱　熟地（滋元阴以使土气之清润）三钱　陈皮二钱　厚朴（散逆滞以使土气之条畅）姜汁炒，二钱　白术土炒，三钱　甘草炙，二钱　炮姜（散寒气以使中气之滋荣）一钱

水煎，温服，或加入人参、黄芪随宜。

（《医方辨难大成》）

审度气血虚衰，辨识火逆痰瘀

唐宗海（1846~1897），字容川，晚清医家

怔　　忡

俗名心跳，心为火脏，无血以养之，则火气冲动，是以心跳，安神丸清之，归脾汤加麦冬、五味子以补之。凡思虑过度，及失血家去血过多者，乃有此虚证。否则，多挟痰瘀，宜细辨之。

心中有痰者，痰入心中，阻其心气，是以心跳动不安，宜指迷茯苓丸加远志、菖蒲、黄连、川贝母、枣仁、当归治之，朱砂安神丸加龙骨、远志、金箔、牛黄、麝香治之。

又有胃火强梁，上攻于心而跳跃者，其心下如筑墙然，听之有声，以手按其心下，复有气来抵拒，此为心下有动气，治宜大泻心胃之火，火平则气平也，泻心汤主之，或玉女煎加枳壳、厚朴、代赭石、旋覆花以降之，再加郁金、莪术以攻之，使血、气、火三者皆平，自不强梁矣。

惊　　悸

悸者，惧怯之谓。心为君火，君火宣明，则不忧不惧，何悸之

有？心火不足，则气虚而悸；血不养心，则神浮而悸。仲景建中汤治心气虚悸，炙甘草汤治心血不足而悸，今则以养荣汤代建中，以归脾汤代炙甘草，一治气虚，一治血虚。又有饮邪上干，水气凌心，火畏水克而悸者，苓桂术甘汤治之。失血家多是气血虚悸，水气凌心者绝少。又曰正虚者，邪必凑之，凡是怔忡惊悸，健忘恍惚，一切多是痰火沃心，扰其神明所致，统用金箔镇心丸主之。

惊者，猝然恐惕之谓。肝与胆连，司相火。君火虚则悸，相火虚则惊。盖人之胆壮则不惊，胆气不壮，故发惊惕，桂枝龙骨牡蛎甘草汤治之。恐畏不敢独卧者，虚之甚也，仁熟散治之。又凡胆经有痰，则胆火上越，此胆气不得内守，所以惊也，温胆汤加龙骨、牛黄、枣仁、琥珀、柴胡、白芍治之。复有阳明火盛，恶闻人声，闻木音则惊者，此《内经》所谓气并于阳，故发惊狂者也，乃肝胆木火脾土，法宜大泻阳明之火，大柴胡汤治之，当归芦荟丸亦治之。血家病惊，多是阳明火盛，病虚惊者亦复不少，用以上诸方，须兼顾血证，以尽其化裁，勿执桂甘龙牡等汤，而不知宜忌也。

指迷茯苓丸

茯苓五钱　风化硝三钱　半夏三钱　枳壳一钱

泻心汤

大黄酒炒，二钱　黄连三钱　黄芩四钱

玉女煎

熟地五钱　石膏三钱　知母三钱　麦冬三钱　牛膝三钱

苓桂术甘汤

茯苓五钱　桂枝三钱　白术五钱　甘草炙，三钱

甘草、白术填中宫以塞水，茯苓以利之，桂枝以化之，水不停而饮自除，治水气凌心大效。盖桂枝补心火，使下交于肾；茯苓利肾水，使不上凌心。其实茯苓是脾药，土能治水，则水不克火也。桂

枝是肝药，化水者，肝为肾之子，实则泻其子，而肝又主疏泄，故有化水气之功；补心火者，虚则补其母，肝为心火之母，而桂又色赤入心也。

桂枝甘草龙骨牡蛎汤

桂枝三钱　甘草二钱　龙骨三钱　牡蛎三钱

肝寒魂怯，用辛温镇补之品以扶肝而敛魂。心阳上越，肾阳下泄，此方皆可用之。

大柴胡汤

柴胡三钱　半夏三钱　白芍三钱　黄芩三钱　枳壳二钱　大黄钱半　生姜三钱　大枣三枚

当归芦荟汤

当归一两　胆草一两　芦荟五钱　青黛五钱　栀子一两　黄连一两　黄柏一两　黄芩一两　大黄五钱　木香二钱半　麝香五分

旧用神曲糊丸，姜汤送下。借治血病，用酒丸，童便下，尤佳。人身惟肝火最横，每挟诸经之火，相持为害。方用青黛、芦荟、胆草直折本经之火；芩、连、栀、柏、大黄分泻各经之火；火盛则气实，故以二香以行气；火盛则血虚，故君当归以补血。治肝火决裂者，惟此方最有力量，莫嫌其多泻少补也。

（《血证论》）

顾金寿

三阴俱伤，痰火郁结，怔忡重症案

顾金寿，字晓澜，清代医家

袁 左寸虚滑，右关沉弱，此由惊恐思虑，三阴俱伤，痰火郁结，故神情恍惚，不能自主，不知饥饱，已渐成怔忡健忘重症，急宜静养少言，再服心脾两调之剂，可愈。

茯神朱拌，三钱　远志肉甘草水浸，一钱五分　石菖蒲朱拌炒，三分　丹参二钱　陈皮一钱　制半夏一钱五分　真琥珀五分　龙齿煅，二钱　生甘草五分　合欢皮五钱

煎汤代水。

又：昨用心脾两调之法，右关稍起，左寸微平，舌苔虽减，尚嫌白腻，中宫痰火，郁结未开，再照昨法加减。

瓜蒌皮三钱　薤白酒洗，一钱　茯神朱拌，四钱　远志肉甘草水浸，一钱五分　石菖蒲朱拌，三分　制半夏一钱五分　陈皮一钱　生甘草七分　石决明五钱　合欢皮五分

煎汤代水。

又：脉象舌苔俱渐有退意，自觉膈中不能开爽，膈中为心包地步，《内经》所谓膻中为好乐之官是也。痰火为惊气所结，自应宣豁为治，务须寻乐散心，服药方能速效。

郁金七分　连翘鸭血拌，一钱　茯神朱拌，四钱　瓜蒌皮三钱　川贝

母二钱　草决明一钱五分　石菖蒲五分　青花龙骨三钱　生甘草五分　建兰叶二片　合欢皮五钱

又：脉象渐松，舌苔稍清，惟心中仍未能开豁，自述大便带血，色见红紫，此心包郁积少通，趁此再为清疏咸降，倘能从此泻去，最是捷径，总宜宽心调摄为妙。

大生地三钱　茯神朱拌，五钱　连翘鸭血拌，一钱五分　旋覆花蜜拌，一钱五分　紫降香磨汁，三分　生甘草五分　川贝母二钱　瓜蒌皮三钱　金针菜五钱　合欢皮五钱

煎汤代水。

又：诸象渐减，病势已有转机，惟心神恍惚不能自主，一时火升，便觉坐卧不宁，皆属神志之病，心相二火，时升时降，再照前方加减。

大生地五钱　粉丹皮一钱五分　茯神朱拌，三钱　连翘鸭血拌，一钱五分　陈胆星三分　石菖蒲朱拌，三分　泽泻一钱五分　瓜蒌皮四钱　合欢皮五钱　金萱花五钱　生甘草五分　飞金五张

丸方：茯神一两　麦冬肉一两　远志甘草水浸，五钱　陈皮三钱　大枣煮烂，二两　磁石煅，一钱

上药为末，枣肉同捣为丸，如龙眼核大，朱砂为衣，不时口嚼一丸，开水下。

又：脉象颇平，舌苔渐化，病已减去六分，惟心包痰火未清，胃气未复，又不能在苏静养，计惟定方常服，附以加减进退之法，再将前制丸药不时含化，可保无虞。

大生地五钱　粉丹皮一钱五分　朱拌茯神三钱　制半夏一钱五分　陈皮一钱　石菖蒲朱拌，二分　生甘草五分　砂仁五分　焦术炭一钱　合欢皮五钱　金萱花五钱　连翘鸭血拌，一钱　飞金五张

加减进退法：

倘有外感风寒，照方去生地、连翘壳，加姜三片、枣二枚。

风热，加薄荷五分、桑叶一钱。

气恼，照方去焦术，加龙骨二钱、陈胆星五分。

劳瘁，照方去生地，加熟地四钱、砂仁（炒松）四钱、西党参四钱。

饮食饥饱伤，照方加神曲二钱、焦谷芽二钱。

问此证颇类失荣，闻已药投百剂，攻补温凉，如水泼石，今独宣郁安神，病已减半，又预为进退加减，俾得安然办公，岂前此之药，均未中病耶？曰：病起七情，不比外感易治，此证似虚非虚，似实非实，补之则痰火愈结，攻之则气血益亏，用温恐虚火易升，用凉防胃肠更败，计惟宣郁安神，庶几无弊，遇此等证，不求有功，先求无过，无过则功自至矣。

（《吴门治验录》）

马培之

怔忡、惊悸医案选

马培之（1820~1903），清代名医

常州 郁左肾水不足，不能涵木。君相之火上升，心神不安，惊惕，卧不成寐，头眩肉瞤，胸闷作恶，舌苔灰黑。浊痰在胃，胃失下降。养阴和中，以安君相。

南沙参 麦冬 黄连酒炒 石斛 玄参 竹茹 石决 茯神 枇杷叶 合欢皮 青果 丹皮

二诊：惊惕稍定，君相之火稍平，舌苔灰黑未化，胸咽不舒，肺胃之气不展，浊痰不清，溺后浑浊，澄澈有底。此败精宿于精关，变而为浊。养阴清肝，兼舒肺胃。

南沙参 麦冬 黄连 丹皮 石决 石斛 枳壳 甘草 枇杷叶 竹茹 山栀鸡子黄炒

三诊：脉数较缓，阴火较平，肝部犹弦，厥气未和，上干心胃，则心胸烦闷，肉瞤筋惕。舌苔前半已化，后灰黑而腻，阳明浊痰未清，吞吐黏痰酸水。阴分虽亏，未便滋补，还宜养阴、清肝、和胃。

南北沙参 茯苓神 天麦冬 西血珀 甘草 枳壳 川贝 石决 丹皮 山栀 竹茹 龙齿 鸡子黄

河、井水各半煎。

朱 先天不足，水不涵木，肝阳上犯于胃，左肋动跃，肋骨胀痛久延，身背软弱。当养营平肝，兼和脉络。

当归　白芍　合欢皮　茯神　丹参　郁金　牡蛎　沙参　柏子仁　陈皮　橘络　佛手

郑　恙由惊恐而起，旋即不寐，心胸热辣，咽嗌气痹，呃逆，甚则昏厥。《内经》云：惊者，心与肝胃病也。心气强则触之不动，心气虚则触之易惊。肝属木属风，风木震动，故病发惊骇。胃为多气多血之经，胃气壅则生热，故恶人与火，闻声则惊。心主藏神，惊则神恐，阳明痰热内踞心包，神不归舍，故见症如是。拟养心、和胃、平肝，以安神志。

沙参　法半夏　茯神　丹参　远志　当归　佛手　柏子仁　龙齿　竹茹　合欢皮　白蒺藜　鸡子黄

某　季胁之旁，是虚里穴，跳跃如梭，阳明络空也。身前冲气欲动，胀痛一无形象，冷汗跗寒，食入恶心。仲景于“动气篇”中，都属阳微，仿以为法。

人参　熟附子　桂枝　茯苓　杜仲　小茴香　真艾　紫石英

某　思虑过度，心脾受亏，脾郁生痰，木郁化火，胸腹不舒，肉瞤心悸，左乳根动跃，食不甘味，痰涎如沫，梦泄耳鸣，心脾、肾三脏皆亏。拟养心脾以和肝胃。

当归　紫丹参　法半夏　茯神　远志肉　北沙参　枣仁　陈皮　合欢皮　山药　木香　秫米

某　肝肾阴亏，心气不宣，头眩、腰酸、足乏，心神惊悸。育阴调荣，兼养心气。

归身　生地炙　枣仁　白芍　川断　茯神　丹参　怀牛膝　参须　金毛脊　柏子仁　夜交藤　红枣

某　肝营本亏，心脾不足，夹有湿邪，入暮神疲，肢酸体困，胸脘不舒，心神不安。当养心调脾，以和胃气。

当归　丹参　合欢皮　茯神　川断　怀牛膝　苡仁炒　黑料豆　陈皮　金毛脊　柏子仁　夜交藤　红枣

某　心怯神伤，兼有痰火，恐惧如丧神守。

东洋参三钱　茯苓三钱　飞丹砂三分　大麦冬二钱　冬术二钱　石菖蒲五分　灵磁石三钱　远志二钱

某　心为一身之主宰，所藏者神。曲运神机，劳伤乎心，心神过用，暗吸肾阴，木失敷荣，肝胆自怯，神不安舍，舍空则痰火居之，心悸多疑，情志不适，腹中澎湃如潮，嚏则稍爽，心病波及肝胆，天王补心丹、酸枣仁汤皆是法程。姑拟阿胶鸡子黄汤加味，然否请政。

阿胶三钱　鸡子黄二枚　半夏二钱　茯苓三钱　枳实一钱　竹茹一钱　甘草五分　橘红一钱

某　忧思抑郁，最损心脾，神不安舍，惊悸多疑，少寐，肢战食减，容色萧然，脉见双弦，殊为可虑。

东洋参二钱　冬术三钱　归身三钱　远志一钱　枣仁三钱　木香五分　茯苓三钱　炙草五分　熟地八钱　桂圆肉三枚

某　惊则气乱伤心，恐则气怯伤肾，二气偏久致损，损不能复，病势益甚，而致气不生阴，阴不化气，木乘春旺，中土受伤，水精不布，揆度失常，面色如妆，肉山已倒，生机残矣。今拟一方，高明斟酌。

熟地八钱　人参一钱　牡蛎五钱　淮山药四钱　归身二钱　广皮一钱　茯苓三钱　枣仁三钱　远志一钱

某　真阴不足，五液下亏，阴不敛阳，宗气上僭，虚里穴震动，头眩汗出，气为汗衰，阳蒸阴分。议进当归六黄法，待血热清平，再议补阴可也。

归身三钱　生熟地各二钱　黄芪炙，一钱半　赤苓三钱　川黄柏一钱　西洋参二钱　黄芩一钱　川连八分

某 心血不足，肝火有余，火伏营中，肝阴不静，致多惊恐。经言：东方青色，入通于肝，其病发惊骇是矣。

大生地三钱 归身二钱 川黄连八分 飞丹砂八分 甘草五分

某 肝有风热，脾蕴湿痰，痰热上乘胸膈，致生惊恐。

赤苓三钱 甘草炙，五分 半夏二钱 陈皮一钱 细枳实一钱 竹茹一钱半 丹砂三分 白石英三钱 金钗石斛一两

某 胃弱脾虚，湿痰中蕴，上迷心窍，惊悸不安。

茯苓三钱 甘草炙，五分 半夏一钱半 陈皮一钱 飞丹砂三分 枳实八分 竹茹一钱半 制南星一钱 沉香五分 冬术一钱半

某 真阴不足，心肾不交，宗气上浮，虚里穴动，心烦意乱，莫能自主，脉数无神。当培其下。

方佚。

二诊：脉体渐平，症势渐减，水火渐有既济之机。第久恙阴亏阳亢，心肾不交，宜间服养心之剂。

熟地四钱 东洋参一钱半 茯苓三钱 归身二钱 柏子仁一钱半 炙草五分 枣仁二钱 五味子五分 麦冬二钱 远志一钱 紫丹参二钱

三诊：肾水下亏，心火上炽，水火不济，神志不安，宗气上浮，虚里穴动。前进都气法，壮肾水以制阳光，继服养心法，抑心阳以清其热，怔忡较减。然治上者必求其本，滋苗者必灌其根，仍以壮水主之。

熟地八钱 丹皮三钱 党参三钱 怀药四钱 萸肉二钱 茯苓三钱 龙齿二钱 紫石英三钱 五味子一钱

某 年甫二十五，脉来软数，二天不振，心肾交亏。瘰疬虽痊，二气伤而未复，虚里穴动，中虚作呕。先养心脾，兼滋肝肾。

熟地四钱 丹皮三钱 党参三钱 怀药三钱 茯苓三钱 萸肉四钱 归身三钱

某 肾虚精不化气，肺虚气不归精，宗气上浮，动于脐左，殆越人，仲景所谓肾气之所发耶？

熟地八钱 丹皮三钱 泽泻三钱 怀山药三钱 茯苓三钱 萸肉四钱 归身三钱

（《马培之医案》）

张聿青

补中育木，开郁化痰，养血和营治疗怔忡

张聿青（1844~1905），名乃修，清代医家

盛右 凡虚里之穴，其动应衣，宗气泄越之征。中流失于砥柱之权，肝阳从而撼扰，神舍因而不宁。拟补中气以御肝木。

绵芪盐水炙　吉林参　云茯苓　阿胶珠　白芍炒　远志肉　块辰砂　左牡蛎　龙齿　金器

又：补中以育木，育阴以柔肝，神呆如昨，时多恐怖，心中自觉窒而不开，脉左寸沉滞，关部细弦，尺中小涩，右寸滑而濡软，关部滑而带弦，尺脉较劲，皆中气脏阴有亏、挟痰内蔽之象。夫既亏矣，何复生痰？盖肝禀将军之性，刚柔之用，正施之则主一身之生发，逆施之则为火风之后阶。今当产后未满百日，血虚气弱，肝木偏亢，遂为虚里跳动，厥阳上旋，则清津浊液，悉为阳气所炼，凝结成痰。心为离火，火本下降，与水相交者也，今阳气且从上旋，心火何能独降，心胸清旷之部，转为阳火燔蒸之地，窒闷之由，实在于此，譬如酷暑之时，独居斗室，虽旷达之士，亦且闷不能堪，所谓闷者，皆阳之闷也。夫至阳闷于中，烁液成痰，神明为痰火所扰，便是不能自主之局。所最难者，阳可以熄，火可以降，痰可以豁，而三者之药，无不伐贼元气。今以水亏不能涵濡，气虚不能制伏，然后有肝阳之升，痰热之蔽。消之降之，前者未定，后者又来，若补

之涵之，则远水不能济急也，大药之似乎虚设者为此。兹从补养之中，参入治痰之品，标本并顾，未识勃然欲发之阳，能得渐平否。备正。

吉林参一钱　龙齿煅，五钱　九节菖蒲五分　块辰砂三钱　茯苓神各二钱　清阿胶二钱　焦远志八分　麦冬辰砂拌，三钱　川贝二钱　生地炒松，四钱　马宝先化服，一分

又：每至动作，虚里辄大跳动，《内经》谓其动应衣，宗气泄也，病之着眼处，当在于此，所以前诊脉细弦而并不洪大，与病相应，直认其为中气虚而不能制木，致魂不安谧，神不守舍。欲遵经训，似非补其中气，交其心神不可也，乃投之罔效，其中必有曲折。此次偶服攻劫之方，大吐大下。今诊右部之脉转滑微大，寸脉依然细滞，因思肝用在左，在于胠胁，肝郁之极，气结不行，由胠胁而蔓及虚里，气郁则痰滞，滞则机窍不宣，是神机不运，在乎痰之多寡，痰踞机窍之要地，是以阻神明，乱魂魄。然而吐下之后，神志未灵爽者，盖肠胃直行之道，积痰虽一扫而空，至窍络迂回之处，非郁开气行，痰不得动也。今才经吐下，理应休息数日，乘此以四七汤开其郁结，参入芳香以宣窍络，旬日之后，再用攻法。即请裁夺行之。

上川朴一钱二分　磨苏梗一钱　广郁金三钱　制半夏三钱　茯苓四钱　九节菖蒲七分　姜二片　枣二枚

又：心虚胆怯，神不自持，多疑寡断，痰火之药，无一不进，乞无应效。即心肾不济一层，亦经小试，未见寸功，几成棘手难明之局。深究其理，虚里之跳动，究系病起之根，若非宗气之泄，即是肝气之郁，可不待言。吾人肝主左升，胆主右降，肝升则化为心血，胆降则化为相火，今肝经之气，郁而不舒，则左升失其常度，而心血无以生长，当升不升，肝木愈郁而愈实。肝为藏魂之地，又

为藏血之海，经行血降，郁塞稍开，神魂稍定，而木气之升泄，仍难合度，心血日少，所以心虚若怯。无理处求理，如以上所述，似与病情不能为谬。拟升泄肝木，使上化心血，而心虚或能渐复，木升则郁解，而肝实或可渐疏。苟心神可以自持，魂能安宅，便是佳境也。

柴胡七分　生甘草三分　杭白芍二钱　茯苓神酒炒，各二钱　当归二钱　野於术二钱　抚川芎一钱　丹参二钱　姜煨，二片

西血珀五分、上沉香二分、上湘军六分，三味研细，用炒茺蔚子四钱煎汤调服。

顾右　心悸肢节作痛，皮寒骨热，脉象细弦。营血亏损，遂致营卫失和，营血不能濡养经络，宜养血和营。

全当归三钱　黑草炙，五分　柏子霜三钱　甘杞子三钱　龙眼肉五枚　白芍酒炒，二钱　茯神三钱　枣仁二钱　阿胶珠炒，二钱　大南枣四枚

二诊：心悸稍定，胃纳如常。的是营血不足，心阳不能下降。效方扩充。

大生地四钱　辰麦冬三钱　枣仁二钱　白归身炒，一钱五分　阿胶二钱　白芍酒炒，一钱五分　辰茯神三钱　柏子霜三钱　龙眼肉四枚　天王补心丹三钱

清晨先服。

又膏方：营阴亏损，营血不足，不克与卫俱行，遂致营卫不和，皮寒骨热，血不养经，则肢节作痛，血不养肝，风阳上旋，则头痛耳鸣心悸。滋水以涵肝木，育阴而和营血，一定之理。

大生地六两　滁菊花一两　杭白芍酒炒，三两　柏子仁二两　川断二两　大熟地四两　白归身酒炒，三两　厚杜仲三两　奎党参四两　茯神二两　西洋参一两　女贞子酒蒸，二两　天麦冬辰砂拌，各一两五钱　黑豆衣二两　白薇二两　生熟炒　甘草各五钱　肥玉竹二两　泽泻一两　杞子二

两　怀牛膝酒炒，三两　青蒿一两五钱　枣仁二两　炒於术乳蒸，一两　萸肉炒，一两　木瓜炒，一两　石决明四两　阿胶三两　龟胶二两　鹿胶一两

熔化收膏。

（《张聿青医案》）

郑寿全

心阳衰败远阴柔，补坎益离重桂附

郑寿全（1824~1911），字钦安，晚清医家

心病不安（俗云心跳心慌）

心病不安一症，有心血不足为病者，有心气不足为病者。心血不足为病者（血不足则火必旺），其人多烦，小便短赤而咽中干，肌肤枯槁憔悴而神不大旺，甚则狂妄喜笑，脉必细数，或洪大，喜食甘凉清淡油润之品者是也。心气不足为病者（气，阳也。气衰则血必旺），其人少神，喜卧懒言，小便清长，或多言、多劳力、多用心一刻，心中便潮热而自汗出（言者，心之声也；汗者，血之液也。多言劳力及用心太过，则心气耗，气耗则不能统血，故自汗出），甚至发呕欲吐（心阳一衰，阴气上僭，故发呕），脉必细微，抑或浮空，喜食辛辣煎炒极热之品者是也。目下市习，不辨阴阳，听说心不安宁，一味重在心血不足一边，故治之有效有不效。其所用药品，无非人参、酸枣、茯神、远志、琥珀、龙骨、朱砂、地黄、当归、圆肉之类，与夫天王补心、定志宁神诸方。然此等方药，全在养血，果系心血不足，则甚宜；若系心阳衰败，则不当。此属当世混淆莫察之弊，不忍坐视不言，姑酌一治心阳虚方，以补市习之漏。

补坎益离丹

附子八钱　桂心八钱　蛤粉五钱　炙甘草四钱　生姜五片

用药意解

夫曰：补坎益离者，补先天之火以壮君火也。真火与君火，本同一气，真火旺，则君火始能旺；真火衰，则君火亦即衰。真火藏于水中，二者浑为一团，故曰一元。真火上腾（真火，天体也。其性发用，故在上），必载真水上升，以交于心，故曰离中含阴，又曰气行血随。水既上升，又必复降下（水，地体也。随气而上至离宫，则水气旺极，极则复降下也），水降下，君火即与之下降，故曰阴中含阳，又曰血行气附。主宰神明，即寓于浑然一气之中，昼则出而听政以从阳，阳在上也，曰离；夜则入而休息以从阴，阴在下也，曰坎。此人身立命指归，医家宜亟讲也。今病人心不安宁，既服养血之品而不愈者，明是心阳不足也。心阳不足，固宜真补其心阳，而又曰补坎者，盖以火之根在下也。予意心血不足与心阳不足，皆宜专在下求之，何也？水火互为其根，其实皆在坎也。真火旺，则君火自旺，心阳不足自可愈；真气升，则真水亦升，心血不足亦能疗。其所以服参枣等味而不愈者，是未知得火衰而水不上升也。

方用附桂之大辛大热为君，以补坎中之真阳，复取蛤粉之咸以补肾，肾得补而阳有所依，自然合一矣，况又加姜、草调中，最能交通上下，故曰中也者，调和上下之枢机也。此方药品虽少而三气同调，学者务在药之性味，与人身之气机，何品从阳，何品从阴，如何为顺，如何为逆，把这病之阴阳实据与夫药性之阴阳实据握之在手，随拈一二味，皆能获效。……古人立方皆是握定上中下三部之阴阳，而知药性之浅深功用，故随手辄效，得以名方。今人只徒口诵心记，而不识至理攸关，无怪乎为方药所囿矣。更可鄙者，甘草仅用数分，全不知古人立法立方，其方皆有升降，皆用甘草，诚以阴阳之妙，交会中宫，调燮之机，专推国老。何今之不察，而此风之莫转也。

惊　悸

按惊悸一证，名异而源同（同在心经也）。惊由神气之衰，不能镇静；悸由水气之扰，阴邪为殃。二证大有攸分，不得视为一例。予意当以心惊为一证，心悸为一证，临证庶不至混淆，立法治之，方不错乱。

夫曰惊者，触物而心即惶惶无措，偶闻震响而即恐惧；无依，此皆由正气衰极，神无所主。法宜扶阳交通水火为主，如白通汤、补坎益离丹之类多服自愈。

悸者，心下有水气也。心为火地，得阴水以扰之，故心不安。水停心下，时时荡漾，故如有物忡也。法宜行水为主，如桂苓术甘汤、泽泻散之类。若悸甚而心下痛甚，时闻水声，又当以十枣汤决堤行水，不可因循姑惜，以酿寇仇也。近来市习一见惊悸并不区分，概以安魂定魄为主，一味以龙骨、朱砂、茯神、远志、枣仁、参、归治之，治惊之法，尽于斯矣。

（《医法圆通》）

费绳甫

和胃清肝，补益心脾，交济水火治疗心悸、不寐

费绳甫（1851~1914 年），字承祖，近代中医大家

心悸有肝阳激起，有血不养心，有元阳散越，有心火外浮。不寐有痰火上升，有肝阳上亢，有心脾营虚，有肾阴虚不能上交，不可不辨。

肝阳激越，心悸头眩，治宜养阴清肝。

生石决四钱　花龙齿二钱　生白芍一钱半　女贞子四钱　大麦冬三钱　川石斛三钱

血不养心，心悸自觉下坠。治宜培补心血。

大麦冬三钱　西洋参一钱半　枣仁炒，二钱　全当归二钱　大生地二钱　龙眼肉五枚

心阳散越，心悸惊恐，治宜益气镇心，载神返宅。

吉林参须五分　大麦冬二钱　粉甘草五分　左牡蛎四钱　花龙骨二钱　云茯神朱砂拌，二钱　青铅煎汤代水，一两

烦恼太过，心火外浮，心悸懊侬，内热舌绛。治宜养心清火。

大麦冬三钱　大生地三钱　西洋参一钱半　朱茯神二钱　花龙齿二钱　黄连酒炒，一分　生甘草四分　珍珠粉过服，一分

痰火上升，心肾不交，夜不成寐，治宜清火豁痰。

羚羊角先煎，一钱　川贝母三钱　天花粉三钱　黑山栀一钱半　大麦

冬三钱　牡丹皮二钱　云茯神二钱　鲜竹沥冲服，二两

肝阳上亢，夜不成寐。治宜养阴清肝。

珍珠母四钱　花龙齿二钱　牡丹皮一钱半　生白芍一钱半　女贞三钱　大麦冬三钱　大生地三钱　软柴胡醋炒，三分　上沉香三分　薄荷叶五分

心脾营虚，夜寐不甜，治宜补心脾之营。

潞党参三钱　绵黄芪三钱　枣仁炒，二钱　远志肉甘草水炒，八分　全当归二钱　云茯神二钱　广木香五分　黄连酒炒，一分　大白术一钱　龙眼肉五枚

肾阴久虚，不能上交于心，夜不成寐。宜天王补心丹心肾并补。每日用天王补心丹五钱，开水送下。

胃为心肾变通之路，痰饮阻胃，心肾因此不交，夜不成寐。宜半夏秫米汤加味。

制半夏一钱半　北秫米三钱　云茯神二钱　薏苡仁三钱　薄橘皮一钱

长流水煎。

松江于君佑青　癸丑仲冬，因感冒后心烦懊侬，彻夜不寐，火升面热，目赤夜痛，饮食不进，已经五日，势濒于危，延余往诊风雪交加，寒气极重，诊脉细弱，胃阴已虚，中无砥柱，肝阳上亢，挟痰热上蒸清道。胃病则生化源穷，关系甚大。必须甘润养胃，若能胃阴来复，则痰火自平，最忌苦寒伤中。检前服药方多用黄连，病情因此增剧。

北沙参四钱　大麦冬三钱　粉甘草五分　生枳壳一钱　生石决四钱　川贝母三钱　瓜蒌皮三钱　川石斛三钱　冬瓜子四钱　生熟谷芽各四钱　鲜竹茹一钱

1 剂，夜寐颇安，能进米粥二盏。照前方又服 1 剂，心烦懊恼、目赤夜痛皆退，能进干饭二盏。照前方加海浮石三钱，再服 1 剂，眠食俱佳，精神振作，病已霍然。

崇明钱仰翁 心悸气急，内热头眩，肾阴久虚，水不涵木。肝阳升腾无制，销灼胃阴，心营宣布无权，脉来细弦而数。治宜益肾清肝，养心和胃。

冬青子四钱 柏子仁三钱 北沙参四钱 大白芍一钱五分 云茯神二钱 钩藤钩一钱五分 生甘草五分 象贝母三钱 瓜蒌皮二钱 生熟谷芽各四钱 肥知母一钱 生杜仲三钱 内金炙，三钱 川石斛二钱 灯心二尺

广东李茂堂 心悸不寐，右足趾作痛，牵引足跗，鼻塞涕多（此中虚血亏，湿痰入络而兼感冒也。须补散兼行，化痰通络，方合法度）。

吉林参须五分 嫩苏梗一钱 陈广皮一钱 制半夏一钱五分 象贝母三钱 苡仁四钱 左秦艽一钱 杏仁三钱 瓜蒌三钱 地肤子三钱 五加皮二钱 甜瓜子三钱 北秫米三钱 嫩桑枝二钱

连进三剂，鼻通涕少，右足趾作痛已止，夜寐亦酣。外邪清而湿痰化，足筋自舒。

别直参一钱 全当归二钱 陈广皮一钱 制半夏一钱五分 象贝母三钱 柏子仁二钱 云茯神二钱 北秫米三钱 龙眼肉五枚

服 6 剂而愈。

广东姚仁峰 心悸不寐，肢麻怯冷，食入作吐。余诊其脉，左弦右缓，中气久虚，湿痰阻胃。

高丽参一钱 茯神二钱 白术一钱 当归二钱 枣仁一钱五分 远志八分 广皮一钱 半夏一钱五分 茅术一钱 木香五分 砂仁一钱 姜炮，八分 龙眼肉三枚

连服 10 剂而愈。

（《费绳甫医案》）

曹沧洲

痰火内结心神被扰，开郁化痰重以去怯

曹沧洲（1849~1931），名元恒，字智涵，苏州人，晚清民国医家

某右

肝气郁结，心营不足，痰热气火乘之，遂有疑惑恐惧之状，绵延日久莫可自解，脉左细数右微滑，急须标本两治。

归身炒，一钱半　陈胆星七分　天竺黄三钱　青礞石一钱半　抱木茯神四钱　盐半夏三钱　合欢皮四钱　广郁金一钱　枣仁炒，一钱半　紫贝齿生杵，一两　远志炭七分　竹茹二钱　川石斛四钱　白薇一钱半

此心悸属营阴不足，心失所养，痰火内结，心神被扰之证。用药权衡，责在平和。方中用当归身、白薇、石斛、枣仁养血助阴，竹茹、半夏、天竺黄、广郁金清化痰热，茯神、远志化痰宁心，合欢解忧。轻用礞石、重用紫贝齿者，徐之所谓“重可去怯”且借礞石化痰导下之烈、行贝齿镇惊平肝宁心之用，匠人斧凿，何其细也。

某右

肝失调达，气火升腾，心惕肉跳，舌红，头空，大便难而坚，今转为便溏，食阻艰运，午后形寒目重，本虚病深，不易调理。

旋覆花绢包，一钱半　磁朱丸绢包，四钱　朱茯神四钱　炙鸡金去垢，三钱　代赭石煅，四钱　香枣仁炒，一钱半　归身一钱半　沉香曲绢包，

三钱　煅瓦楞粉一两　丹参一钱半　白芍二钱　陈佛手一钱半　柏子仁四钱

木火乘土，土运失健，扰动心神。火性炎上，风性轻扬，非重降之品不平。故以旋覆花、代赭石、磁朱丸性皆沉降者为君。肝为刚脏，阴血充则气方柔，故取归身、白芍、丹参养血柔肝。柏子仁、参仁、茯神宁心；沉香曲、鸡金助脾健运，且沉香最擅降气，得佛手行气助运同时可防辛燥伤阴之弊。

某右

肝木不潜，痰湿遏阻，心中烦热，跳动不已，甚则泛恶，舌白口腻，目花头晕，防痉厥殊不可忽。

瓜蒌皮切，三钱　旋覆花绢包，一钱半　陈皮一钱　煨天麻五分　薤白头去苗后浸，一钱半　瓦楞子煅，一两　姜竹茹三钱　干菊瓣一钱半　宋半夏一钱半　白石英三钱　朱连翘三钱　桑枝四钱

此痰浊偏盛，浊阴不降，借风阳之势而蠢蠢欲动之证。故合瓜蒌薤白半夏汤、半夏白术天麻汤意变通。恐二方辛燥化火更劫肝阴，故去白术、茯苓、白酒、生姜，合连翘、竹茹、煅瓦楞清化痰热。白石英甘平之剂重镇平肝，得干菊瓣、桑枝受秋金之气最重者为之助，助金平木即前贤所谓“隔二之治”，高明之举。

某右

营阴不足，肝失所养，劳则心惕，兼有胸闷口淡，余时寒热便难均瘥。

归身　桑麻丸　法半夏　桑枝　白芍　鳖甲心　象贝　川断　丹参　白蒺藜　煅瓦楞粉　炒谷芽

素劳之体，肝肾两亏，心失所养，脾运不及，治疗养血柔肝与益肾平肝并重。方中归、芍养肝之阴血，得丹参一味功同四物之助效益佳；鳖甲心滋肾水，川断养肾气；桑枝、白蒺藜平肝；桑麻丸滋肾平

肝；象贝与煅瓦楞清化痰热。

某左

肝胆痰热上亢，神机不灵，语言易顿，夜少熟睡，惊惕，脉弦数。宜镇肝涤痰为治。

朱砂安神丸包，四钱　连翘三钱　白金丸吞服，一钱　陈胆星七分　生石决明一两　竹茹三钱　盐半夏三钱　煅礞石包，一钱　抱木茯神四钱　竺黄片三钱　黑山栀三钱

肝胆痰热，上扰心神，故用连翘、山栀清心肝之热，合朱砂安神丸则清心宁神效更佳。石决明、煅礞石平肝化痰，合胆星、竹茹、半夏、竺黄、白金丸（白矾、郁金）则化痰清热之力更着。此功专力猛之剂，酣畅淋漓之至。

某右

心悸不得寐，腰痛，胃纳式微，脉软弦。本虚为病，须逐渐调养。

上川连盐水炒，四分　首乌藤三钱　杜仲三钱　川石斛三钱　全瓜蒌五钱　炒香枣仁三钱　川断　沙苑子盐水同炒，各三钱　石决明生，一两　盐半夏三钱　抱木茯神朱拌，五钱　竹茹二钱　鲜稻叶三钱

肾虚腰府失养，水火失济，中焦斡旋无力，故方以川连、瓜蒌清上之痰火，川断、杜仲、沙苑子补肾于下，首乌藤、参仁、茯神安神交通心肾，鲜稻叶助运，合石斛则中土复振。加石决明以平肝，盖木得平而土始安。

沧洲公所列治惊悸六案，总不离心肝二脏，肝失条达，痰火扰心为其总机。然血不养肝，或水不涵木，皆可使肝失疏泄；或化气火升腾，或成虚阳上扰。但木盛势必克土，土运失司则痰从中生。故治疗养血柔肝、益肾平肝同时，化痰助运自在情理之中。心主神明，惊悸总属心神受扰，标实多为痰火，故清心化痰安神掺杂其中，

为标本兼顾之举。此正与清代吴澄《不居集·怔忡惊悸健忘善恐不眠》所谓“心者，身之主，神之舍也。心血不足，或为痰火扰动”相合。

（《曹沧洲医案》）

张锡纯

益元养血，兼化痰瘀

张锡纯（1860~1933），字寿甫，晚清民国医家

治心病方

定心汤 治心虚怔忡。

龙眼肉一两 酸枣仁炒，捣，五钱 萸肉去净核，五钱 柏子仁炒，捣，四钱 生龙骨捣细，四钱 生牡蛎捣细，四钱 生明乳香一钱 生明没药一钱

心因热怔忡者，酌加生地数钱。若脉沉迟无力者，其怔忡多因胸中大气下陷。

《内经》谓“心藏神”，神既以心为舍字，即以心中之气血为保护。有时心中气血亏损，失其保护之职，心中神明遂觉不能自主而怔忡之疾作焉。故方中用龙眼肉以补心血，枣仁、柏仁以补心气，更用龙骨入肝以安魂，牡蛎入肺以定魄。魂魄者，心神之左辅右弼也，且二药与萸肉并用，大能收敛心气之耗散，并三焦之气化亦可因之团聚。特是心以行血为用，心体常有舒缩之力，心房常有启闭之机，若用药一于补敛，实恐于舒缩启闭之运动有所妨碍，故又少加乳香、没药之流通气血者以调和之。其心中兼热用生地者，因生地既能生血以补虚，尤善凉血而清热，故又宜视热又轻重而斟酌加之也。

升陷汤 治胸中大气下陷，气缺不足以息，或努力呼吸有似乎

喘，或气息将停危在顷刻。其兼证，或枉来寒热，或满闷怔忡，或神昏健忘等等，病状不一。其脉沉迟微弱，关前尤甚，其剧者，或六脉不全，或参伍不调。

生箭芪六钱　知母三钱　柴胡一钱五分　桔梗一钱五分　升麻一钱

气分虚极下陷者，酌加人参、萸肉以敛气之耗散；若大气下陷过甚，至少腹下坠，或更作疼者，宜将升麻改用钱半，或倍作二钱。

凡无病之人，心跳每不自觉。若因病而跳，时时自觉，抚之或觉动。然此证有真有假：真者，心自病而跳也，心未必有病，翻身虚而致心跳，亦以真论；若其人惊惧，防有心病，其实心本无病，即心跳亦暂时之事，是为假心跳证，医者均须细辨。凡心匀跳无止息，侧身而卧可左可右，呼吸如常，大概心自不病。所虑跳跃不定，或三四次一停，停后复跳，不能睡卧，左半身着床愈觉不安，当虑其门户有病，血不回运如常。有停滞妄流而为臌胀者，有累肺而咳嗽、难呼吸或喘者，有累脑而昏蒙头疼、中风慌怯者，有累肝而血聚积满溢者，有累胃不易消化、食后不安心更跳者，皆心病之关系也。若胸胁骨之下有时动悸，人或疑心为跳，其实因胃不消化，内有风气，与心跳病无涉，虚弱人及妇女患者最多，略服补胃及微利药可也。

安魂汤　治心中气血虚损，兼心下停有痰饮，致惊悸不眠。

龙眼肉六钱　酸枣仁炒，捣，四钱　生龙骨捣末，五钱　生牡蛎捣末，五钱　清半夏三钱　茯苓片三钱　生赭石轧细，四钱

方书谓痰饮停于心下，其人多惊悸不寐。盖心，火也；痰饮，水也。火畏水刑，故惊悸致于不寐也。然痰饮停滞于心下者，多由思虑过度，其人心脏气血恒因思虑而有所伤损。故方中用龙眼肉以补心血，酸枣仁以敛心气，龙骨、牡蛎以安魂魄，半夏、茯苓以清痰饮，赭石以导引心阳下潜，使之归藏于阴，以成瞌睡之功也。

有非心机亢进而有若心机亢进者，怔忡之证是也。心之本体，原

常发动以运行血脉，然无病之人初不觉其动也，惟患怔忡者则时觉心中跳动不安。盖人心中之神明，原以心中之血气为凭依，有时其气血过于虚损，致神明失其凭依，虽心机之动照常，原分毫未尝亢进，而神明恒若不任其震撼者，此其脉象多微细，或脉搏兼数，宜用山萸肉、酸枣仁、怀山药诸药品以保全其气；龙眼肉、熟地黄、柏子仁诸药以滋养其血；更宜用生龙骨、牡蛎、朱砂（研细送服）诸药以镇安其神明。气分虚甚者可加人参，其血分虚而且热者可加生地黄。有因心体肿胀，或有瘀滞，其心房之门户变为窄小，血之出入致有激荡之力，而心遂因之觉动者，此似心机亢进而亦非心机亢进也，其脉恒为涩象，或更兼迟，宜治以拙拟活络效灵丹加生怀山药、龙眼肉各一两，共煎汤服；或用节菖蒲三两、远志二两，共为细末，每服二钱，红糖冲水送下，日服三次，久当自愈。因菖蒲善开心窍，远志善化瘀滞，且二药并用实善调补心脏，而送以红糖水者，亦所以助其血脉流通也。

有心中神明不得宁静，有若失其凭依而常惊悸者，此其现象与心脏麻痹相反，若投以西药麻醉之品，亦可取效于一时。而究其原因，实亦由心体虚弱所致，惟投以强心之剂，乃为根本之治法。当细审其脉，若数而兼滑者，当系心血虚而兼热，宜用龙眼肉、熟地黄诸药补其虚，生地黄、玄参诸药泻其热，再用生龙骨、牡蛎以保全其神明，镇靖其魂魄，其惊悸自除矣。其脉微弱无力者，当系心气虚而莫支，宜用参、术、芪诸药以补其气，兼用生地黄、玄参诸滋阴药以防其因补生热，更用酸枣仁、山萸肉以凝固其神明，收敛其气化，其治法与前条脉弱怔忡者大略相同。特脉弱怔忡者，心机之发动尤能照常，而此则发动力微，而心之本体又不时颤动，犹人之力小任重而身颤也，其心脏弱似较怔忡者尤甚矣。

有其惊悸恒发于夜间，每当交睫甫睡之时，其心中即惊悸而醒，此多因心下停有痰饮。心脏属火，痰饮属水，火畏水迫，故作惊悸也，宜清痰之药与养心之药并用，方用二陈汤加当归、菖蒲、远志，煎汤送服朱砂细末三分，有热者加玄参数钱，自能安枕稳睡而无惊悸矣。

活络效灵丹

当归五钱　丹参五钱　生明乳香五钱　生明没药五钱

上药四味作汤服。若为散，一剂分作四次服，温酒送下。

（《医学衷中参西录》）

范文甫

气血双虚心悸案

范文甫（1870~1936），名赓治，又字文虎，晚清民国医家

舌色淡白，有横裂纹，脉来不振指，左右如线，是气血双虚之明据；心悸胆怯，乃是心神不宁所致；手臂麻木，手指不和，即是血虚生风；肾阳虚衰，则见阳事不举，腰膝酸软。单补气，恐其升；单补血，恐其滞，莫如气血双补。下方放胆服之，惟伤风、腹泻停服，此刻正可服此药。此病针灸所短，汤药所长也。

大熟地 30g　生黄芪 60g　归身 9g　白芍 9g　西党参 12g　炙甘草 3g　桃仁 6g　红花 3g　地龙 9g　淡附子 3g　巴戟肉 3g　补骨脂 9g　肉桂 1.2g

二诊：舌中横裂纹已浅，脉亦稍有转机。

真阿胶 4.5g　生黄芪 30g　杞子 9g　白芍 6g　地龙 6g　桃仁 6g　红花 3g　陈皮 3g　甘草 3g　归身 9g　附子 4.5g

三诊：

肉桂 0.9g　黄芪 60g　白芍 9g　杞子 9g　阿胶 9g　地龙 9g　西党参 30g　陈皮 30g　甘草 3g　冬术 9g　归身 9g　附子 4.5g

四诊：连进气血双补，病情虽未全好，但舌中横裂纹渐浅，脉能振指，是气苏之佳兆。放胆服之，勿误。

黄芪 60g　党参 15g　归身 9g　生白芍 9g　生冬术 9g　甘草炙，3g　淡附子 9g　广地龙 9g　杞子 15g　阿胶 9g　肉桂 0.9g

五诊：诸症渐瘥。

昨日方中加入人参末 3g、鹿茸粉 0.3g，吞下。

六诊：前方加人参粉 3g、鹿茸粉 0.9g，吞下。

七诊：将愈矣。尚须节饮食，慎起居，忌房室。

生黄芪 6g　党参 15g　当归 9g　白芍 9g　白术 9g　甘草 3g　地龙 9g　杞子 24g　真阿胶 9g　淡附子 3g　肉桂 0.3g　鹿茸 0.6g　人参 1.2g

（《范文甫专辑》）

曹颖甫

心动悸病炙甘草

曹颖甫（1866~1937），民国时期经方家

姚建 律师，现住小西门外大兴街，尝来请诊，眠食无恙，按其脉结代，约十余至一停，或二三十至一停不等，又以事繁，心常跳跃不宁，此仲师所谓“心动悸，脉结代，炙甘草汤主之”之证是也，因书经方与之，服十余剂而瘥。

甘草炙，四钱 生姜三钱 桂枝三钱 潞党参二钱 生地一两 真阿胶二钱 麦冬烊冲，四钱 麻仁四钱 大枣四枚

按：大论原文煎法，用清酒七升，水八升，吾师生之用本汤，每不用酒，亦效。惟阿胶当另烊冲入，或后纳烊消尽，以免胶质为他药黏去。余用阿胶至少六钱，分二次冲，因其质量故也。

唐左

初诊：脉结代，心动悸，炙甘草汤主之，此仲景先师之法，不可更变者也。

甘草炙，四钱 川桂枝三钱 潞党参三钱 阿胶珠二钱 大麻仁一两 大麦冬八钱 大生地一两 生姜五片 红枣十枚

二诊：二进炙甘草汤，胃纳较增，惟口中燥而气短，左脉结代渐减，右脉尚未尽和，仍宜前法加减，加制军者，因大便少也。

甘草炙，五钱 川桂枝四钱 潞党参五钱 阿胶珠二钱 大熟

地一两　大麻仁一两　麦冬四钱　紫苏叶五钱　天花粉一两　生姜三片　红枣七枚　制军三钱

（《经方治验录》）

顾景琰

心衰乃虚实错杂气阴衰凋
治疗需温阳养阴通络利水

顾景琰（1920~　），女，江苏省中医研究所中西医结合主任医师

五脏虚实错综，以虚为主
损及气血阴阳，气阴为尤

充血性心力衰竭（以下简称心衰）多属各种心脏病自然发展的后期转归，按其临床常见主症分析，当包括心悸、怔忡、心痹、喘证、水肿、痰饮与虚劳等多种中医病证。如“虚喘者，慌张气怯，声低息短，惶惶然若气犹断，提之若不能升，吞之若不相及，劳动则甚，惟急促似喘，但得引息为快”（《景岳全书》）的描述，颇似左心衰竭主症呼吸困难之表现。又如“心痹者脉不通，烦则不下鼓，暴上气而喘，嗌于善噫，厥气上则恐”，“水病下为跗肿腹大，上为喘呼”（《素问》）之描述则与右心衰竭的主要临床表现相似。由此可见，本病乃属虚实错综之证。

“心主血脉”，“心为五脏六腑之大主”。如若因外邪久稽，内舍于心，或因七情内伤，气血违和，心失所养，均可引发心病，使心之气血阴阳耗损，血脉循行失畅，其发展犹可影响肺、肾、脾及其他内

脏。另一方面，有病起肺、脾、肝肾者，随其发展亦可累及于心。故心衰患者常见二脏或数脏同病，虚实错综。

不论先为心病而后及于他脏，或先为肺、肾、肝、脾之病而后及于心病，病至心衰，多见五脏俱病，气血阴阳失衡，脏腑功能失调之病理变化和临床表现，但应以心病为主。盖因“心为五脏六腑之大主”，心病则气阳营阴均受损耗，心气心阳虚衰，少力或无力鼓动心脉，血行失畅，五脏失养，甚或气血瘀滞，瘀血内聚，致使它脏功能亦趋失调。心肺同居上焦，心主血，肺主气，气血相贯，心肺密切相关。肾为先天之本，寓元阴元阳，心本乎肾，心气心阳源于肾，赖肾气肾阳以温煦。心主火，肾主水，阴阳互根，水火既济，二脏常易互相影响，尤其心衰时多见心肾或心肺肾同病。脾为后天之本，气血生化之源，心肾气阳亏虚，不能温煦脾胃，可致运化失权，湿浊内蕴，营血不足，而脾胃亏虚，气血不足，又使心失濡养，心肾阳气虚衰更甚。因此在心衰发展过程中，常见心与肺、肝、肾、脾二脏或数脏同病，交相为患的病理现象。心肺气虚，肾不纳气，则见心悸、咳嗽、气喘、倚息不得卧等证候；心肾阳虚，则见畏寒、肢冷、水肿、心悸、短气、喘促，动则更甚等证候；心肺阴虚可见心悸、咳嗽、咯吐血痰、口干、盗汗等证候；心脾两虚可见心悸、乏力、血虚、腹胀、纳呆、失寐、便溏等证候。在内脏亏虚的基础上，每可形成血瘀、水饮等实邪为患之病理。盖因肺为水之上源，通调水道，脾能运化，输布水湿，肾能温化水湿，气化下行。故若肺脾肾同病，则三焦气化不利，水湿不能正常运行、布输、气化而下泄，乃可泛滥为患。外溢肌肤则见面肢水肿；内停脏腑，则为水饮；上凌心肺可引致或加重心悸、气喘与咳嗽等症；聚留胸腹则成胸水腹水。且心肾阳虚又使血脉不能赖以推动，可致气滞血瘀而见唇舌指甲青紫、肝脾肿大等证候。其病延日久者，正气日衰，五脏俱败，正不胜邪，最终可致心气衰微、心阳欲脱之险证。

心主血脉，赖心之气阳以鼓动，使血脉正常循行，濡养全身。虽然心病至心衰阶段，势必累及气血阴阳诸方面，出现心气不足、心阳不振、气阴两虚或阴阳两虚等不同证型，但从临床辨证，未见心衰患者属单纯阴虚者。

笔者曾检测 135 例不同心脏病人之心脏收缩时间间期（一种检测左心功能的非创伤性方法），发现心衰患者之射血前期与左室射血时间之比值（反映左心功能之主要参数）大多升高，数值高低与病情轻重有关，且与辨证有关，各型间此比值有显著性差异，其增大程度依次为阴阳两虚证 > 气阴两虚证 > 阳虚证 > 气虚证。而单纯阴虚证者，此比值多为正常。由此提示，反映左心功能者主要为心之气阳，而非心阴。心衰乃以气阳受损为主为先，当心功能逐步减退，通过人体内部自控系统的反馈作用，可由气阳及阴而呈现气阴两虚或阴阳两虚等证。然而，如若心病系由肺或肝肾先病而后累及于心者，如肺心病、高血压动脉硬化性心脏病常先见有肝肾阴虚，当发展至心衰时则常见心肺或心肾气阴两虚或阴阳两虚之证。

温补心肾兼顾气阴，辅以通络利水
筛选良方参附生脉，芪玉丹芎葶苈

鉴于本病之病理特点，治疗原则当以扶正补虚为本，祛除实邪为辅。补虚主在培补心肺肾脾，调和气血阴阳；祛邪主在和血通络，温化水湿。笔者认为扶正补虚之关键在于温补心肾，振奋阳气，酌情兼顾肺脾之气，同时配以培补心肺肾阴，滋养营阴，益阴助阳，使阴阳互相制约而致阴平阳秘；再辅以和血利水方药以助长祛邪之力，达到本而标之，祛邪安正之目的。

治疗常以参附汤与生脉散为基本方药，随症化裁。参附汤温补心肾气阳，生脉散益气养阴，二者合用相得益彰，且有五味子养心安神，又常配合黄芪益气利水，玉竹滋养心肺，连皮苓、车前子与桑白皮渗湿利水，当归、丹参、赤芍养血和血通络，葶苈子泻肺平喘利水，并可酌加酸枣仁、柏子仁、远志、龙骨、牡蛎、珍珠母或灵磁石等宁心安神之品。参附汤与生脉散中之人参，能用红参或白参最佳，病情危重者可用别直参之类，一般临床常以党参代之，当重其用量（20~30g）。

心衰患者因内脏俱病，正气虚衰，每易罹受外邪，新感引动宿疾，与内伤交织，使心衰复发或加重，治疗则当灵活变通，急则治标，或标本兼顾，先以控制新感为主。

西药对心衰的疗效虽佳，但用药受一定限制，常不能获得理想的效果。然而，上述中药以其现代药理作用分析，具营养心肌等作用，且少有毒副反应。方中人参对心血管系统具有调节作用，低浓度能提高心脏收缩力，高浓度则减弱心肌收缩力、减慢心率；附子具有强心苷样正性肌力作用，能增强心肌收缩力和心排出量；以人参为主的生脉散具有与人参类似的药理作用，其静脉注射液能在不同的左室充盈下提高心输出量；玉竹与葶苈子均含强心苷类成分，具有强心利尿作用，能加强动物心肌收缩力和增强心输出量；茯苓、车前子与桑白皮等均有一定利尿作用；当归、丹参与赤芍等均有改善冠状动脉血液供应，降低心肌耗氧量，增加心输出量与减慢心率等作用，诸药相辅相成，因而药后能取得明显效果，不仅各种临床表现减轻或消失，心功能检测结果亦示定量性改善；原用洋地黄制剂（地高辛）与利尿剂等西药者，经中药治疗后，疗效进一步提高，西药用量多能递减或停用，从而有助于避免或减少西药毒副作用的发生。

顾先生等曾先后研究观察过两组病例：一组 50 例心衰患者治以中

药基本方为主，随症加减，其临床表现之总有效率有96%，基本控制与显效率共为46%。50例中4例单纯应用中药治疗奏效，46例治疗前已服地高辛者，加用中药后，4例停用，余43例均减量。另一组44例心衰患者以筛选出的党参、附子、玉竹、麦冬、葶苈子等8味中药制成的合剂为治，获得同样满意的疗效，临床表现总有效率为基本控制与显效率共计63.7%。44例中有4例单纯服用中药，40例原已服用地高辛治疗者应用中药后，9例停用，31例均减量。用心脏收缩时间间期、心阻抗血流图及超声心动图3种非创伤性方法检测两组左室功能的结果提示：射血前期/左室射血时间比值明显降低，心搏量与心输出量均增加，肺毛细血管楔嵌压与左室舒张末期压均明显降低，心脏指数与左室功能指数均提高，表明本治法方药具有提高左心室泵血功能、提高泵血效率、减少泵血后左心室内残血量、减低左室舒张末期压与改善肺循环高压和肺淤血等功能，理应对心衰有较好疗效。

如若单纯着眼于中药的药理作用，则治疗心衰当首选玉竹、葶苈子之类含强心苷成分之药物，但临床实践反映玉竹虽常用治心脏病，却未能满意地控制心衰；生脉散虽具改善心功能的药理作用，但对心衰的效果亦不如本文所介绍之综合复方。另方面，亦应注意不过于拘泥于辨证和古人经验。例如，按《金匮要略》所载，葶苈大枣泻肺汤乃治“肺痈，喘不得卧”，方中取葶苈子泄水平喘之作用，应用于实证，一般用量不大。而今考虑其药理作用，应用于治疗心衰，就不必拘泥是否存在肺痈实证，是否达到喘不得卧的程度，只要结合辨病，确诊为心衰而见气喘或气短者均可使用，且其用量宜大，一般20g，随症可增至30g，无毒副反应，患者多能耐受。

目前一般临床治疗心衰多用西药。心衰之重症、急症固当运用西药救治，但临证体会，单用或合用中药治疗有其优越之处。

（1）对轻、中度心衰（心功能Ⅱ~Ⅲ级），中药效果一般较好，可以单用或配合小剂量利尿或洋地黄制剂（如地高辛，短期合用）。

（2）必须经常服用洋地黄制剂，用量稍大或持续时间稍长即易引起毒性反应者，可加用中药治疗而减小西药用量。

（3）对顽固难治或老年心衰患者，易于出现洋地黄毒性反应，而心衰犹未满意控制时，可以中药治疗为主，配合极小剂量洋地黄制剂（如地高辛每日0.06~0.08mg；或0.125mg/次，每周2次；或临时静脉注射洋地黄快速制剂），亦可酌情合用利尿剂或（和）血管扩张剂。

（4）对某些不适用洋地黄制剂的心衰（如伴窦性心动过缓或房室传导阻滞等），可以中药配合利尿剂或（和）血管扩张剂治疗。

柯雪帆

喘悸脉舌宜详审，虚实补泻待细斟

柯雪帆（1927～　），上海中医药大学教授

心力衰竭是临床常见的危重证候之一。运用中医药辨证论治，少数病例适当配用西药，取得了比较满意的疗效。其原发心脏疾病的风湿性心脏病、肺源性心脏病（肺心病）、缺血性心脏病（冠心病）及高血压心脏病，均为慢性心力衰竭常见之病因。兹将治疗中的经验体会介绍于下。

辨　　证

辨证是认识病变本质的过程。对心力衰竭的辨证，除了中医辨证的常规，辨脉、辨舌与腹诊之外，要以心力衰竭的主要临床表现如气喘（或短气）、水肿与怔忡等作为辨证的主要依据。

一、辨水肿

心力衰竭的水肿来势比较缓慢，有些病人长期有轻度浮肿，其水肿大多先起于足跗，渐及身半以上，或早上面浮，下午足肿，卧床者主要肿于腰骶部，水肿处按之凹而不起。对水肿的辨证，中医首辨是阴水还是阳水。中医理论认为，水肿来势迅速者为阳，缓慢者为阴；

肿于人体上部者为阳，肿于下部者为阴；水肿处皮肤紧张，按之即起者为阳，按之凹而不起，陷下如泥者为阴。由此可见慢性心力衰竭的水肿属于阴水。

再以《金匮要略》分五水的理论来分析：慢性心力衰竭罕见浮脉，一般无表证，因而不属于风水。如果慢性心力衰竭并发感染时，可能有浮脉，有表证，这时可以属于风水。有人认为《金匮要略·水气篇》第3条："寸口脉沉滑者，中有水气，面目肿大，有热，名曰风水。视人之目窠上微拥，如蚕新卧起状，其颈脉动，时时咳，按其手足上，陷而不起者，风水。"描述的即是心力衰竭的临床表现。因此，在一定条件下，心力衰竭的水肿可以属于风水。慢性心力衰竭罕见浮脉，腹大如鼓者较少，治疗不宜发汗，因此，虽然出现"水肿按之没指"仍不属于皮水。心力衰竭都伴有气喘或短气，脉象虽未必都见沉迟，但心力衰竭证候的基本性质属于虚寒，与沉迟脉是符合的，因此，我们认为心力衰竭的水肿大多属于正水范畴。石水以腹满为主症，与心力衰竭不太符合。黄汗与心力衰竭颇多相似之处，但是，黄汗以汗出色黄为主症，又当别论。总之，心力衰竭的水肿，以《金匮要略》五水来分析，主要属于正水，而与风水、黄汗有密切联系。

心力衰竭水肿的发生机制颇为复杂。古代虽无心力衰竭之病名，而古代医家想必是治疗过许多患心力衰竭的病人，他们对水肿的论述，对于心力衰竭的辨治，有些至今仍有宝贵的参考价值。张介宾《景岳全书·水肿论治》说："凡水肿等证，乃肺脾肾三脏相干为病。盖水为至阴，故其本在肾；水化于气，故其标在肺；水惟畏土，故其制在脾。虽分而言之，但三脏各有所主，然合而言之，总由阴胜之害，而病本皆归于肾。""经曰：膀胱者州都之官，津液藏焉，气化则能出矣。夫所谓气化者，肾中之气也，即阴中之火，阴中无阳则气不能化，所以水道不通，溢而为肿……盖肾为先天生气之源，若先天原亏于下，则后天胃气失其所本，而由脾及肺，治节所以不行，是以水积于下，气壅于上而喘胀由生。”从心力衰竭的临床表现来看，张氏的这一段分析是符合心力衰竭水肿的发生机制的。因为心力衰竭患者可见四肢厥冷、面赤戴阳等肾阳暴脱症状，泛吐呕恶、泻下完谷等脾胃阳虚等症状，短气喘息、咳嗽咯痰等肺失宣肃症状，以及小便短少等膀胱气化失司症状。中医认为心主神明、心主血脉，如出现神志方面的见症时，便应从心神论治；出现瘀血或特殊脉象时，便应从心血瘀阻论治。而就心力衰竭的水肿来看，则基本在肾，与肺脾密切相关，这个理论可以指导临床治疗。

二、辨气喘

中医对气喘的辨证，首先要辨虚喘还是实喘。心脏性气喘有 3 个临床特点：①平时若无病，劳动则甚。②呼气吸气都感不足，声低息短，若气欲断，慌张气怯。③一般情况下，咳嗽不多，痰吐甚少。这 3 个特点都符合虚喘的辨证要点。对于虚喘发生的机制，赵献可论得非常确切，他说：“真元耗损，喘出于肾气之上奔，其人平日若无病，但觉气喘，非气喘也，乃气不归元也。视其外证，四肢厥逆，面赤而烦躁恶热，似火非火也，乃命门真元之火离其宫而不归也。”可见心力衰竭的气喘与肺肾两脏密切相关。一般来说，以肾不纳气为主，水饮射肺为次。然而，素有痰饮宿疾，或兼外感，肺失宣肃而生痰，甚至化成痰热。此时，亦可出现喘咳频频、痰涎涌盛、胸胀腹满等近似于实喘的临床表现，其辨证已非全属虚证，或为本虚标实，或为虚体感邪成实而为虚实夹杂。

心力衰竭往往是水肿与气喘同时存在，这一点在古代已有明确的论述。《内经》中多处论及，如《脏气法时论》载：“肾病者，腹大胫肿，喘咳身重。”《水热穴论》载：“水病，下为跗肿大腹，上为喘呼不得卧者，标本俱病。肺为喘呼气逆不得卧，肾为水肿。”《逆调论》说：“夫不得卧，卧则喘者是水气之客也。”这些论述虽无心力衰竭之名，而与心力衰竭的临床表现相合。后之论者，大多根据《内经》之说，直到清代末年，天津张锡纯才提出“心病作喘”之说。他在《医学衷中参西录》中说：“心有病可以累肺作喘，此说诚信而有征。”并且他认为病累肺作喘之证与肾虚不能纳气之证是一致的。

三、辨怔忡

怔忡即心悸，亦有人认为二者有区别，或认为心悸轻而怔忡重，或认为怔忡由内因所致，病来渐，劳即发，心悸由外因而成，刺激、惊悲、恼怒所致，病来速，病情浅。因此，心力衰竭之病称怔忡为宜。怔忡心悸可以在许多不同性质的疾病中出现，因此，历代对此证的认识，众说纷纭，差别很大。《内经》虽无心悸怔忡之名，但《至真要大论》和《经脉篇》均有“心憺憺大动”的记载，此外，还有“心如悬”的记载。前者病属于心，后者病属于肾。《伤寒论》有“心上悸”“心下悸”的记载。《金匮要略》有论述惊悸的专篇。分析其病机则有气虚、阳虚、痰饮、阴血亏损、心神受惊等等。后世医家刘河间、朱丹溪、严用和、虞抟等份别提出了心火自甚、瘦人血少、肥人多痰、心虚胆怯、心想无穷而心君不宁之说，与心力衰竭的心悸怔忡均有一定联系，但其论与心力衰竭心悸怔忡关系最密切的主要有三家。一是张景岳认为《内经》“胃之大络，名曰虚里，出于左乳下，其动应衣，宗气泄也”所指的就是怔忡之类，并且指出“宗气无根，气不归原”是其产生的机制；又指出了“速宜节欲节劳，切戒酒色”，“若或误认为痰火而妄施清利，则速其危矣”的调治意见。二是李中梓认为《内经》痹论所说的“心痹者，脉不通，烦则心下鼓，暴上气而喘……”是心悸怔忡之一种，是由于血脉痹阻所致。这段经文将心悸怔忡与喘连在一起，与心力衰竭更有密切联系。三是林珮琴认为怔忡的病机是“阳统于阴，心本于肾”，“上不安者由乎下，心气虚者因于精”，论述了心肾的关系，说明了心力衰竭之病证中医从肾论治的理论依据。此外，《伤寒论》“发汗过多，其人叉手自冒心，心下悸，欲得按者，桂枝甘草汤主之。”“太阳病，发汗，汗出不解，其人仍发热，心下悸，头眩，身瞤动，振振欲擗地者，真武汤主之。”虽属伤寒外感，但与心力衰竭的心悸有近似之处，可能是心力衰竭为外感发热而引起发作，特别是真武汤这一条更有重要的辨证论治参考价值。

四、辨脉象

心力衰竭的脉象复杂而多变，是辨证的重要依据之一。不同的病人有不同的脉象，同一病人前后变化也会出现不同的脉象，掌握规律，并非轻易。心力衰竭的脉象，有微细沉伏几乎不能按得的；有弦长搏大按之弹指的；有脉来迟缓，甚至一息不足三至的（完全性房室传导阻滞）；有脉来数疾，几乎难以计数的（房颤或心动过速）。这里特别要注意的是，切勿拘泥于迟寒数热。脉迟固然属寒，而脉数也可能是虚寒之象，并且愈是虚寒，脉率愈加数疾，而由数疾转为缓慢，则提示阳气恢复病情好转，反之则病情加重。心力衰竭出现脉律不齐者颇多，促、结、代均可出现，更有乍疏乍数、乍大乍小、参伍不调者（心房纤维性颤动，下称“心房纤颤”）。这种不整脉，病程短暂，病情较轻者，常可在服用中药之后恢复，而病程较长者则难以恢复。不整脉虽不能恢复，但全身状况仍可以好转，甚至恢复工作。

心力衰竭的脉象与其原发的心脏病关系很密切。如高血压性心脏病多见弦脉、弦紧脉，即使血压已不太高，阳虚的征象已经出现，而弦脉之象仍然存在。这也说明《金匮要略》“虚劳篇”所说的“弦则为减”“减则为寒”是符合临床实际的。肺源性心脏病多见弦滑而数的脉象，这种数脉，肺肾阳虚时可见，肺有痰热时亦可见，须要仔细鉴别，也可能两种病机同时存在，肺肾已虚，痰热尚盛。风湿性心脏病二尖瓣狭窄者多见微细脉，主动脉瓣闭锁不全者，脉象多见来盛去衰。冠心病多见于老人，脉象多弦，除非舒张压升高，大多弦而重按无力。可见《金匮要略》“胸痹心痛短气篇”所说的“阳微阴弦”，如作脉象解释，也是符合临床实际的。

心力衰竭还可以出现一些怪脉。如脉率很快而力量不足的“釜沸”脉；舒张压很高，血管壁较硬，血管比较粗大的可见“弹石”脉；血压很高，血管细而壁硬者可见“偃刀”脉；心房纤颤病人，脉率较慢的形如“解索”脉；脉率很快而细小的形如“麻促”脉；脉率极慢而脉律不齐者可见“鱼翔”脉或“虾游”脉；脉律不齐而脉率较快，脉来力量不弱者可见“雀啄”脉。至此，十怪脉已见其八，“屋漏”与“虾游”相似，可能更慢一些；“转豆”与“釜沸”相似，可能力量略大于“釜沸”。看来十怪脉并不十分罕见，诊治心脏病时值得重视。

诊脉中寸口脉与人迎脉的比较、联系，对心力衰竭的辨证颇为重要，但这种诊法常被忽视。《素问·六节藏象论》有人迎与寸口脉比较、联系的诊法，原文载：“人迎一盛病在少阳，二盛病在太阳，三盛病在阳明，四盛以上为格阳。”格阳属于死证。心力衰竭病人如见人迎脉明显盛大，而寸口脉却很细弱，两者差别很大，甚至达四倍以上者，确实为危重病症，必须及时抢救。三部诊法大多已经不用，但是对心力衰竭来说，颇有应用价值。

五、辨舌象

心力衰竭的舌象变化较慢，比较稳定，但对辨证仍有重要意义。舌形大多胖大，或有齿印，瘦小者少见。这反映了心力衰竭多有水气停留，气虚阳衰。舌面大多润滑，亦为水气停留之象；如兼有热象或损伤津液者，可见舌面干燥，但这并不否定其气虚阳衰依然存在。舌色大多紫暗、偏淡，这是阳气虚衰、血行瘀阻的表现，如兼有热象，可以出现紫红色。舌苔一般为薄白苔，兼有痰饮者多为白腻苔，肺有痰热者多见黄腻或灰黄腻苔，痰湿重者可见灰腻苔。心力衰竭已经得到控制而痰湿、痰热依然存在者，其腻苔仍不能化。

六、心力衰竭的腹诊

心力衰竭的腹诊对辨证论治有重大的意义。过去对腹诊不够重视，认为可以西医的腹壁触诊代替，近年通过实践，体会到中医腹诊与西医腹部触诊不同，各有诊断意义，两者不能相互替代，而中医腹诊对心力衰竭更有重要的辨证意义。

心力衰竭的腹诊，其腹力大多为软，这反映了正气不足，但也有部分心力衰竭的病人腹力出现偏实甚至为实，这反映了虚实夹杂、本虚标实，这对治疗有重要的指导意义。心力衰竭病人可能出现“心下痞坚”这一腹候，就是在鸠尾（剑突下）至中脘，按之较硬，有抵抗感和压痛,《金匮要略》“痰饮篇”中作如此记载：“膈间支饮，其人喘满，心下痞坚，面色黧黑……木防己汤主之。”出现这一腹候往往表示本虚标实，标证较急。心力衰竭病人出现“腹胀大”，腹力偏实，可能揭示较快增长的腹水，亦属于标证较急。心力衰竭出现“脐下不仁”则提示肾阳虚衰严重，病情可能有发展。心力衰竭病人颇多出现胸胁苦满或心下痞硬，这是由于阳气虚衰、气血运行迟缓所致，而心下痞硬则与水饮停留也有关系。有明显水气停留的心力衰竭病人往往出现“腹满”或“腹胀满”。《金匮要略》“痰饮篇”中“腹满，口舌干燥，此肠间有水气，己椒苈黄丸主之”条文便与心力衰竭有关。心力衰竭病人颇多出现虚里跳动过甚这一体征，亦属腹诊范围，“辨怔忡”节已经论及。

七、其他症状、体征的辨析

心力衰竭口唇多见紫绀，这是阳气虚衰、气滞血瘀的表现。肺源性心脏病见紫绀者最多，并不表示病情十分危重，而原紫绀不明显的病人突然紫绀加重，则必须重视，是病情危重的征象。心力衰竭病人的面色大多淡白或苍白，苍白者病情较重。风湿性心脏病二尖瓣病变患者多见两颧殷红，病情加重时其红色加深，切勿误认为是病情好转。危重病人临终前面红如妆，额汗如油，并非心力衰竭所独有。但是心力衰竭病人出现这种现象，如能及早发现，及时抢救，或有挽回的希望。服用大量西药扩血管药物的病人，往往面色潮红，难以作为中医辨证的依据，可通过问诊加以区别。

心力衰竭病人可有腹部痞块（肝、脾肿大），病程较长者为多见，为气滞血瘀的一种表现，可以不作为主症看待。

心脏病人出现指、趾欠温便是阳气虚衰的征象，如出现四肢冷则阳虚较严重，如四肢冷过腕达膝则更为严重。对这一体征须加重视。既喘又肿，表示肺肾俱虚，气不归原。心力衰竭病人喘悸脉舌宜详审虚实补泻待细斟见此，证情必重，应加重视（参见第二节“辨气喘”）。头眩与心悸同时存在，往往提示心脏功能欠佳，如《伤寒论》82条真武汤证有心下悸与头眩同时出现，属阳虚水泛，《金匮要略》“痰饮篇”22条：“假令瘦人脐下有悸，吐涎沫而颠眩，此水也，五苓散主之。”同篇23条“卒呕吐，心下痞，膈间有水，眩悸者，小半夏加茯苓汤主之。”上述三条原文，皆眩与悸同时并见，所用之真武汤、五苓散方为治疗心力衰竭的主要方剂，小半夏加茯苓汤亦有人报道能治心肌炎。可见，在心脏病辨证时，如眩与悸同时出现，应加重视。

心力衰竭病人出现恶心呕吐，勿轻易认为是胃气不和小症而忽视，这可能是阳气严重虚衰，中焦阳气无力运转，阳不制阴，阴邪上逆所致；或为水饮、瘀血严重阻滞，中焦气机阻塞不通，均属危重之象；如服用洋地黄者还应注意洋地黄中毒之可能。心力衰竭病人出现烦躁亦须重视，可能是真阳衰败、阴邪内盛、虚阳浮越的表现，是十分危重的证候，切勿轻易认为是病人情绪不安，用些宁心重镇之药便能了事。《伤寒论》“少阴病篇”有许多关于烦躁的记载。如282条“少阴病，欲吐不吐，心烦，但欲寐，五六日自利而渴者，属少阴也”。296条“少阴病，吐利，烦躁，四逆者死”。300条“少阴病……至五六日自利，复烦躁不得卧寐者死”。细读之，不能不对烦躁一证加以警惕。

论　　治

心力衰竭是一个全身性的疾病，其病机十分复杂，有真阳虚衰，元气不足，水饮停留，瘀血凝聚，气机阻滞，还有水饮凌心、射肺，痰热、痰湿阻肺，肝气郁结，脾失健运，胃失和降，肾不纳气，心神不安，肺失宣肃，等等。在这样复杂的情况下，首要任务是抓住重点。我认为治疗心力衰竭的重点是温阳益气、利水化饮，在此基础上灵活应用活血化瘀、宣通气机、化痰、疏肝、健脾和胃、纳气、宁心安神、宣肃肺气等方法，重点突出，主次分明，是治疗心力衰竭的指导思想。

一、温阳

心力衰竭的温阳需要达到温振元阳之目的，必须用附子，就个人经验，还没有其他中药能代替附子温振元阳的作用。本人都用熟附子而不用生的。附子用量，全国各地医家差别很大，有用1~2g者，有用100~200g者。本人根据《伤寒论》中四逆汤的用法，用附子1枚或大者1枚，根据实测为10~20g，10g以下为特别小的剂量，20g以上为特别大的剂量，一般为10~20g之间。代表方为四逆汤。如水肿严重，治疗以利水为主时，可以不用甘草。姜与附总是配伍同用，因为附子配干姜之后，可以加强附子温阳的功能，古人有“附子无姜不热”之说。有时为温化水气，附子与生姜相配，仿效真武汤的配伍方法。附子虽有温阳之功，但也有副作用，即过于走散，这对散寒湿、利经脉关节是有利的，然对严重阳虚病人说来却不宜过于走散，因此要配伍守中益气的甘草。有虚阳上越现象者必须附子与肉桂相配，肉桂不仅能温肾阳，桂附相配，相互促进，而且能引火归原，使虚阳下潜。附子与咸寒的牡蛎或石决明相配，可以减少附子过于温燥辛散的副作用，牡蛎既能潜阳，又能利水，对心力衰竭颇为适宜。

二、益气

心力衰竭益气需要大补元气，用药首推人参、红参、白参，随宜使用。剂量根据具体情况而定，平时调理，每天3~5g，病情较重者每天8~10g，严重时15~20g，危急抢救时可用30g。夏季调理可用西洋参，但难当抢救重任。党参健脾益气，可加入煎剂中应用。气脱是心力衰竭致死的主要原因，应及早预防，可用参附龙牡汤，益气温阳固脱同用；亦可有生脉散，取五味子纳气固脱。参附配伍，益气与温阳同用是治疗心力衰竭的一个重要方法。黄芪亦能益气，对于心力衰竭来说，其功远逊于人参，为了益气行水或益气行血时可用黄芪。至于黄精、玉竹只能当佐使之任。甘草为益气方中之常用药，无水肿或水肿较轻而有心律不齐时，需用大量的甘草，“脉结代、心动悸”用炙甘草汤时甘草是主药，但水肿明显时慎用。

三、利水

心力衰竭利水，根据轻重缓急，可分两类。一是通阳利水，二是泻水逐饮。

通阳利水是基本的常用方法，即使在需要泻水逐饮时，通阳利水法仍宜配用，不可放弃。心力衰竭的水肿，是阳气虚衰不能化水，由此可见通阳利水的重要性。通阳利水的药物首推桂枝，桂枝不仅能宣通阳气、利水，还能平降逆气、活血，对心力衰竭来说是一味十分重要的药物，其重要性不亚于附子、人参。桂枝用于利水，剂量不必太大，为宜，如有心律不齐，冲气上逆，用桂枝平冲降逆时便须大量，可用 15~30g。通阳利水的方剂，五苓散与真武汤均可应用，并经常合用。二方中均有白术，可见白术健脾利水之重要性。泽泻、茯苓、猪苓为利水之常用药，其中泽泻利水而不伤阴，尤为常用。真武汤中用芍药，亦取其有利水之功，芍药能利水，《本草经》有记载，而一般常忽略这一功能。

泻水逐饮应用于水肿严重或痰涎壅盛之时，作为急则治标之法。主方为己椒苈黄丸。主药当推葶苈子。此药化痰、利水、平喘，功效显著，过去恐其损伤真气，不敢多用，因而效果不明显，此药用量应酌量增大，以 20g 左右为宜，近代研究，此药确有强心作用，临床应用以来，未见明显副作用。防己虽无强心作用，但因对冠状动脉有扩张作用而对心脏有利，其利尿作用显著，且能降压，如属高血压性心脏病防己可当首选。然而，《本草求真》认为："防己辛苦大寒，性险而健"，剂量过大，疗程过长，还当谨慎。心力衰竭一般不用大黄，水气停留，胸腹胀满，舌苔黄腻或秽腻时方可用。一般用制大黄，逐步调整剂量，可使大便日行一二次软便，最为满意。用大黄取其活血化瘀，逐秽化痰湿，利肠胃气机，间接达到利水的目的。

五加皮有强心利水作用，用之有效，但有毒性，须谨慎，不宜大量，不宜久服。此外，川椒目、茯苓皮、冬瓜皮、葫芦壳等均为佐使之品。

四、其他治法（活血化瘀、化痰、宁心安神）

对心力衰竭来说，活血化瘀不是主要治法，而是辅助治法。因为心力衰竭的瘀血不是基本病机，而是由于阳气虚衰，推动无力，血行无力，逐渐积聚成瘀，然瘀血形成之后，也会阻碍气机，影响各脏腑功能，所以适当使用活血化瘀药仍是十分必要的。活血药中偏温的有川芎、红花、当归，偏凉的有丹皮、丹参、赤芍、桃仁，其中以川芎、桃仁效果较佳。

化痰对治疗心力衰竭来说，固然不是主要治法，但却有多方面的辅助作用。第一，化痰可以宁心，心烦不安之因痰引起者宜之；第二，痰热、痰湿壅肺，肺气失于通畅，则影响心气、心血的运行，这就是“肺朝百脉”的理论，因此，痰壅于肺，肺失宣肃者，不可不用化痰药；第三，化痰可以和胃，胃肠运化正常，有助于心气的宣通；第四，如属冠心病病人，则化痰药有利于动脉硬化的治疗。常用的化痰药如茯苓、半夏、天竺黄、瓜蒌、贝母（川贝母或象贝母）、竹沥等均可选用。对痰壅于肺者用药还可再宽广一些，紫菀、前胡、苏子、桑皮等亦可应用。

宁心安神是治疗心力衰竭最常用的辅助疗法，其中琥珀一味，既可宁心安神，又可活血，还能利水，最为合适，最为常用。此外，枣仁、柏子仁、远志、茯苓、珍珠或珍珠母、龙骨、龙齿、牡蛎等均可选用。

再如，五味子、补骨脂之纳气，柴胡、枳壳之疏肝理气，麻仁之宽肠通便等，均可随机使用。

五、掌握虚实补泻原则

为了能够正确地运用各种治疗方药，必须掌握治疗原则，并以之指导治法。对心力衰竭来说，最有重要指导意义的原则是虚实补泻。如上所述，心力衰竭最基本的病机是阳气虚衰，因而心力衰竭的基本治疗原则是虚者补之，其治疗大法是益气、温阳。但是，阳气不足，温运无力，可以导致水饮停留，可以导致瘀血郁结，水饮瘀血属于实邪。还有，元气虚衰则抗御外邪之功能减退，导致痰饮停留，或酿成痰热、痰湿，亦属实邪。因而，心力衰竭也不能舍弃实者泻之的原则。

虚与实，补与泻，是相反的，虚证与实证不能误辨，补法与泻法不能误用。但是病情复杂，往往虚与实同时存在于同一病人身上，或因虚而致实，或实邪伤正而致虚，这在治上便有必要补泻兼施。然而何时宜补，何时宜泻，何时以补为主兼用泻法，何时以泻为主兼用补法，又当根据具体证情灵活应用。这就是“相反相成”的道理。

用中医标本理论来分析，心力衰竭以阳气虚衰为基本病机，虚是本。水饮、痰热、痰湿、瘀血等实邪是由阳气虚衰直接导致的，或者是因阳气虚衰，抗邪能力减退，病邪容易侵袭所导致的，实是标。在一般情况下可以标本同治，即温阳益气与利水、化痰饮、活血化瘀等方法同时并用。病情缓和时可以温阳益气为主，酌量配合利水、化饮、活血药调理，这就是缓则治本，但并非完全不能治标。水饮泛滥，凌心射肺，病情严重，痰涎壅肺时应该以泻水逐饮为主，这就是急则治标的理论。但是，必须注意，此时阳气虚衰也很严重，绝对不能舍本逐末，除泻水逐饮之外，温阳益气药仍需重用。由此可见，对心力衰竭这个疾病来说，温阳益气是最基本的治法，但不要因此而不敢应用利水化饮等祛邪治法，补虚泻实配合得当，可以相得益彰。

郑某 女，63岁。

半个月前感受风寒，咳嗽流涕，痰白而黏，继而浮肿，由足背开始，蔓延到腰腹，胸腹胀闷，纳减，尿少，完谷不化。近日病情加重，汗出，恶寒，肢冷，心悸，气急不能平卧。在急诊室用过毒毛旋花子苷K 0.25mg未能控制而入院。患者面色苍白，口唇青紫，神倦嗜睡，语声低微，颈脉怒张，舌色紫暗，苔白腻，脉细数，一息七至，参伍不调，有不规律停搏。体温36℃，呼吸42次/分，心率140次/分，有缺脉，心律不齐，收缩期杂音Ⅱ～Ⅲ级，心尖搏动增强，心界向两侧扩大，两肺底弥漫性湿啰音，腰围91cm，腹部有移动性浊音。心电图示：心房纤颤，心肌损伤。眼底检查：高血压性眼底，动脉硬化。半年已有2次类似发作。

中医辨证：阳虚水泛，肾不纳气，兼有外感，肺气失宣。西医诊断：冠心病，心房纤颤，全心心力衰竭Ⅲ级，支气管炎。

中药处方：

别直人参3g　熟附块9g　白术9g　桂枝15g　生姜皮9g　泽泻9g　芍药9g　猪茯苓各9g

本病是比较严重的心力衰竭，对洋地黄制剂不敏感，所以转中医病房治疗。中医辨证属亡阳重证，以《伤寒论》六经病分析，属于少阴病。患者有明显的水肿，属于阳虚水泛，与“少阴病篇”真武汤证相符合。正气将脱，病情严重，此时，虽有外邪留恋于肺，肺气不宣，但不是主要问题，根据表里同病、里证阳虚而重者应“急当救里”的理论，不解表，但温里，用真武汤温脾肾之阳以化水气。人参、附子相配，温阳益气以防气脱，再配合五苓散以通阳利水，水去有助于阳气宣通。

第2天足转温，小便倍增，虚喘得平，脉数转缓，前方再进。第

3天，心率降为80次/分，能平卧，略有咳嗽，酌加化痰药（海浮石12g，苏子9g）。6剂后肺部啰音消失，腰围减为82cm，腹部移动性浊音消失，仅足背轻度浮肿。12天出院。

赵某 女，65岁。

鼻塞咳嗽咯痰已5天，傍晚气急、浮肿。昨天起胸闷不欲食，气急加重，不能平卧，夜间来院急诊。在急诊室观察24小时，使用毒毛旋花子苷K 0.25mg 4次未能控制而入院。患者既往类似发作已4次。用洋地黄制剂后有恶心呕吐，要求中药治疗。

患者面色苍白，两颧殷红，气急不能平卧，语声低微，咯痰色白，精神萎靡，下肢有可凹性水肿。两脉弦涩，散乱不齐，大小快慢不一,一息约六至，舌正、苔薄白腻。体温37℃，脉率100次/分，血压180/88mmHg，呼吸24次/分，心尖搏动增强，心界向左扩大，心率133次/分，律不齐，有缺脉，心尖区收缩期杂音Ⅲ级，肺底部满布湿性啰音，肝肋下2指。胸片提示：风湿性心脏病，二尖瓣闭锁不全可能较大，肺淤血。心电图示：心房纤颤，室性早搏，低电压。血常规：血红蛋白135g/L，红细胞4.51×10^{12}/L，白细胞29.7×10^{9}/L，中性粒细胞0.93，淋巴细胞0.07。

中医辨证：阳虚水泛，虚阳外越，肾不纳气，兼外感肺失宣肃。西医诊断：风湿性心脏病，二尖瓣闭锁不全，心房纤颤，心力衰竭Ⅲ级，肺部感染。

中药处方：

别直参6g　熟附块9g　生龙骨30g　生牡蛎30g　白芍4.5g　桂枝3g　白术10g　泽泻9g　猪茯苓各9g　姜半夏12g　生姜3片

日服2剂，同时使用西药抗生素控制肺部感染。

第2天，气急减轻，能够平卧，心率减为110次/分。3天后，每天服药1剂。1周后，颧红明显减退，上方去龙骨、牡蛎。10天后，自觉症状消失，心率 80 次 / 分左右，肺部啰音消失，血常规在正常范围，肝肋下 1 横指，足背浮肿轻微。又观察 1 周后出院。

本病例根据脉象散乱、精神萎靡与水肿，阳虚水泛的辨证可以确立。本例气急十分严重，在《伤寒论》中称“息高”，是危重征象，将由肾不纳气发展为正气将脱。本病例两颧潮红而不恶寒，这是虚阳外越的表现之一，所以减少桂枝而加用龙骨、牡蛎，使虚阳下潜。其他中药与郑某案基本相同。本病例肺部感染比较严重，中西医结合，用西药抗感染，用中药控制心力衰竭以避免洋地黄中毒，各取其长，因此效果明显而快速。

赵锡武

充血性心力衰竭临证体会

赵锡武（1902~1980），中国中医科学院教授，著名临床家

充血性心力衰竭为多种心脏疾病引起的严重心功能代偿不全的共同表现，认证属心肾阳衰，水气上逆，凌心犯肺。肿满、喘促、心悸诸症较为常见。其心悸之治非补益气血、养心复脉之所能，当取强心扶阳、宣痹利水之真武汤为主，复佐“开鬼门”“洁净府”“去菀陈莝”“治水三法”方能奏效。

《伤寒论》之真武汤原治“太阳病发汗，汗不解，……心下悸，头眩，身瞤动，振振欲擗地者”。虽属强心扶阳、利水导湿之剂，然用治充血性心力衰竭，其效不若与“治水三法”共施为佳。

开鬼门，乃宣肺、解表之法，使肺气得宣，营卫因和而求“上焦得通，濈然汗出”之效，其作用部位在肺。常用真武汤为底，配用越婢汤；肺热者配麻杏甘石汤。洁净府，意在行水利尿，使水行肿消，其作用在肾。以五苓散加车前子（包）15g、沉香（后下）9g、肉桂（后下）9g，或取消水圣愈汤变通。去菀陈莝法作用于脉，旨在散瘀通络、活血化瘀。须在真武汤强心扶阳基础上，择用桃红四物汤去生地加藕节、苏木等药。

此外，充血性心力衰竭并见心律失常者变证多见，治疗较为棘手，临床多崇炙甘草汤、桂枝甘草龙骨牡蛎汤、茯苓甘草汤诸方。阴

虚者炙甘草汤配生脉散；阳虚者重用真武汤；心动悸、烦躁不安者，用桂枝龙骨牡蛎汤。

邓某 女，48 岁。病历号 115675。1963 年 6 月 15 日初诊。

既往有慢性咳嗽史 8 年。因浮肿半年，加重 1 周而入院。患者于 1961 年元月感冒后，始咳嗽气短，下肢浮肿，经治疗后好转，但常心悸。2 个月前诸症加重，动则心悸气短，下肢逐渐浮肿，心下痞满，咳嗽痰白，尿少。查体：端坐呼吸，颜面浮肿，唇轻度紫绀，颈静脉怒张，心界向左侧稍扩大，心率 100 次 / 分，律齐，二尖瓣区可闻及Ⅱ级吹风样收缩期杂音。胸部叩诊高度回响，两肺满布细湿啰音。腹稍膨隆，移动性浊音阳性，肝右肋下可触及 2 指、剑突下 4 指，中等硬度，下肢凹陷性浮肿Ⅲ度。X 线胸部摄片：右心室段显著延长膨隆，两肺广泛性索状及斑片状模糊阴影。心电图为肺型 P 波。诊断：慢性气管炎，阻塞性肺气肿，慢性肺源性心脏病，心力衰竭Ⅲ度。辨证属心肾阳虚，痰湿阻遏，肺气壅塞。治宜温阳宣肺，豁痰利湿。拟真武汤合开鬼门法治之。

处方：

附子 6g　杭芍 9g　白术 9g　云苓 12g　甘草 9g　麻黄 3g　生石膏 12g　生姜 9g　杏仁 9g　白茅根 30g　车前子包，15g　大枣擘，5 枚

上方服 3 剂后，尿量显著增加，每日 1500~1900ml，下肢浮肿明显减退，第 5 剂后肿退，咳嗽减轻，于上方中加厚朴 6g、陈皮 6g 以宽胸理气。第 6 剂后浮肿全消，心悸亦除，心率减慢，两肺底部尚闻及湿性啰音，上方去白茅根、厚朴、车前子，加苏子 9g。5 剂后，又投以厚朴麻黄汤清肺泻热、豁痰平喘，继服 1 周，诸症均除，心率 83 次 / 分，食纳正常，二便自调，故出院返家。

游某 男，24 岁，干部。病历号 124832。1964 年 4 月 29 日入院初诊。

3年来心悸气短，近半年尤甚。于1960年查体发现患有风湿性心脏病，无任何不适，仅在重体力劳动后稍觉心悸，未曾治疗。1961年来，活动后心悸气短明显，纳差，脘腹胀满，治疗后时有反复。现查体：自动体位，唇色紫绀，巩膜黄染，结合膜充血，咽红，扁桃体不肿大，颈静脉怒张，两肺底可闻及干、湿性啰音，心界明显扩大，心尖搏动弥散，可触及震颤，心尖区闻及Ⅲ级吹风样收缩期杂音：及Ⅳ级隆隆样舒张期杂音，心律不齐，有早搏，心率69次/分，肝右肋下8cm，压痛（+），脾触诊不满意，腹部移动性浊音（+），下肢浮肿Ⅱ度。心电图：心房颤动，偶发性室性期前收缩，不完全性右束支传导阻滞。肝功能：胆红素51.3μmol/L，黄疸指数16U，麝絮（–）。曾用炙甘草汤、五苓散、真武汤、联珠饮、消水圣愈汤等配伍应用，病情未见明显好转。虑其心下痞硬，面黧黑少华，舌暗红，脉结代。认证为心肾阳衰，兼有瘀血。拟取真武汤合去菀陈莝法。

处方：

附子9g　杭芍30g　云苓18g　白术15g　生姜9g　肉桂后下，6g　沉香后下，6g　当归12g　红花12g　白茅根30g　藕节10枚

上药服5剂后，症状改善，尿量由300~500ml/d增到1300~1700ml/d，体重下降3kg，肝已缩小，质地变软，偶有心动过速。继用原方治疗后，病情日趋好转。

出院时一般情况尚佳，活动后未见明显心悸，无咳喘，能平卧，腹水征（–），浮肿消失，肝肋下仅3cm。惟心电图仍示心房纤颤，出院后门诊继治。

赵锡武

虚实痰瘀，证非一端宜详审
补泻温清，治有多法需细酌

赵锡武（1902~1980），中国中医科学院教授，临床家

心悸、怔忡是临床常见病证，多为心系本脏疾病所伴生，诸如冠心病、慢性肺源性心脏病、心肌炎、病态窦房结综合征、充血性心力衰竭等。辨证或气血两亏，或痰瘀阻络，或后天不足、宗气失充，或肾阳虚衰、水气上逆，或肝木怫郁，气机不疏……临证时当辨病与辨证相结合，既明其病，掌握其自身发展的一般规律，又知其证，辨清气血阴阳之所属。如此方能执其机要，应付自如。

冠　心　病

冠心病发作时以胸痛为主要症状，一般归于“胸痹”论治。然临证之中，尚有不少患者仅表现为心悸、胸闷、短气等症，若仍从胸痹论治，不免画地为牢，过于刻板，其效亦不佳。

冠心病之发心悸诸症，与心、肺、脾胃关系甚密。心为阳中之阳，位于胸中，主脉而司血运。若心阳虚微，鼓动无力，脉道难充，则濡养无权；肺主治节，佐心而匀脉律，肺气不足，帅血无能，故脉动应息失常；脾胃后天之本，将水谷之精气灌注于五脏六腑、四肢百

骸者，分为三隧，是谓营、卫、宗气。宗气积于胸中，营卫行于脉体内外。心舍脉、主动，营血充盛，脉动有力方能一息四至，此谓之无过。又《素问·平人气象》云："胃之大络，名曰虚里，贯膈络肺，出于左乳下，其动应衣，脉宗气也。"左乳下乃心动之处，且曰胃之大络，又曰宗气，故而心胃关系甚密。

施治之际，除习用宣阳通痹之瓜蒌薤白半夏汤为主外，复有补气养血、心胃兼顾、活血行水、补肾养筋诸途当资。

气之与血，同出而异名。血者气之体，气者血之用。补气能养血，养血亦可益气。故心悸、面色无华、舌淡脉虚者，宜补气养血，投当归补血汤；若见脉间歇而至，心悸短气者，则宜当归芍药散；若心动悸，脉数者，用生脉散加枣仁、龙骨、牡蛎、当归；若见脉结代、心动悸，辄用炙甘草汤。上列诸种变化，意在益其虚损，补其不足。

心悸胸闷，脘痞泛恶，气塞短气，证偏实者宜橘枳姜汤加减；而动则心悸气短，胸中气塞，病兼在肺者，予茯苓杏仁甘草汤；心悸目眩，胸胁支满，苔白脉滑者，方从苓桂术甘汤出入；若伴心中痞气，胁下冲胸，证偏虚者，宜人参汤加味。诸方虽各不相同，然和胃降逆、化浊定悸之法则一。

心动悸，脉结代兼阳虚浮肿者，则应以瓜蒌薤白半夏汤与真武汤化裁并加活血之品，是属活血利水法；胸闷心悸，头晕耳鸣，兼两尺无力，脉迟，腰酸腿软等肝肾不足、筋失荣润之证，宜补肾养筋之法。阴虚增杞菊地黄丸服，阳微合桂附八味丸用。便干者宜加草决明、火麻仁；不得寐者添酸枣仁；头昏、脉弦，阴虚阳浮，症见血压偏高者，宜酌用天麻钩藤饮。

慢性肺源性心脏病

慢性肺源性心脏病，其标痰饮停滞，肺气壅塞，其本心肾阳虚。肺气壅塞，症见咳喘严重，痰多胸闷时，多归痰饮、咳喘论治；若心肾阳虚，水气上逆，症见心悸气短，不能平卧，动则尤甚，尿少浮肿等，则从心悸、水气病证着手论治。然此病七，既有别于心血不足之虚，又不同于痰瘀交阻之实，乃虚实兼夹为患。故遣方用药，温补心肾之阳顾及其本，多择附子、肉桂、麻黄、干姜之辈，温化水饮治其标证，常用茯苓、白术、车前子等物，标本同顾，攻补兼施，不可偏执一端。若心肾阳虚兼见表邪，治宜温阳宣肺利水，方用真武汤合越婢汤加减；若水肿甚显，可施通阳泄水之法，方选消水圣愈汤（即桂枝汤去白芍加麻黄、附子、细辛、知母）；若心肾阳虚兼心肺气阴不足，宜真武汤合生脉散，复添利肺化痰之品。

心　肌　炎

心舍脉，脉为血之府，营行脉中，卫行脉外。营卫根于中焦，会于心肺。外邪入侵，营卫首当其冲，其邪留而未去，或去而未尽，可经脉累及于心。况温毒必损其阴，血属阴，“诸血者皆属于心”，故易伤血及心。伤则先损其体，后废其用，心悸，胸闷，神疲乏力，脉结代诸症迭见。

是病总属毒邪侵心，故先宜祛邪解毒，清其血热，继则辨其阴阳之伤不同，扶正为要，辅施祛邪，以固本为主，兼治其标。

初期法当宣散解毒，养阴清热。择方竹叶石膏汤加味，常加葛根18g、连翘15g、生地30g、地丁12g、公英30g、银花15g以宣邪解毒；取生脉散合一贯煎加栀子、丹皮、川连、公英等养阴清热。要在初期即治其血分。中、后期呈现虚损之象时，予扶正祛邪法，选四君子汤加生地、地丁、紫草、板蓝根。心律不齐为主要表现者，行活血利水之法，辅以清热解毒，方用当归芍药散合瓜蒌薤白汤加桂枝、公英、川连、甘草；伴见关节疼痛者，宜宣痹通络解毒为主，佐以滋养心阴，方用吴鞠通《温病条辨》之宣痹汤，加解毒之银花、大青叶，继投生脉散以滋阴养心；低热不退，畏冷恶寒者，病在营卫，为余邪残留之征，祛邪务净，投以柴胡桂枝汤，俟营卫调和，厥阴疏利，成上焦得通，津液得下，胃气因和，热退而愈之功。此外，偶可见到，温毒燔盛势猛，直入营血，耗气伤阴，邪盛正衰以及失治、误治之后，阴损及阳，阳气衰微，脉脱神离等证，此皆势笃情危，治当宜慎。

牛某 7岁。

患儿因上呼吸道感染发热而住院治疗，病中继发心肌炎，出院后潮热，心悸，气短，脉细数无力，偶有促象。法当养阴清热，解毒通阳。

沙参18g 麦冬12g 五味子9g 生地12g 蒲公英30g 银花15g 地丁9g 瓜蒌18g 薤白9g 半夏12g 甘草9g 生石膏15g

二诊：上方服10剂后，热退脉亦趋缓，微咳，依原方意投生脉散、麻杏甘石汤加板蓝根、蒲公英、银花、生地。

三诊：继服10剂，咳止，心悸，潮热，脉促无力，照初诊方去石膏加黄连末（冲）0.9g。

四诊：脉缓，已无间歇，仍潮热，照上方加荆芥穗以增其散邪之力。

五诊：脉数无力，予越婢汤加银花、蒲公英、板蓝根、大枣以清余邪。

六诊：服5剂后，仍微热，大便干，脉数。照原方加紫雪丹1.5g冲服。

七诊：微热已退，脉数无力，舌淡，投生脉散加当归补血汤及清热解毒之品。

五味子 9g　麦冬 15g　沙参 18g　生地 12g　甘草炙，9g　当归 6g　黄芪 9g　银花 15g　蒲公英 18g　地丁 9g　菖蒲 6g

宗上法守方，连服汤剂半年而获治愈。

病态窦房结综合征

病态窦房结综合征（简称窦综合征）以胸闷气短，动则心悸而脉迟为特征。言迟脉者，《伤寒论》中有四：一为欲作谷疸；一为四逆汤证；一为桂枝汤证；一为大承气汤证。然验诸临床，病窦综合征之脉迟，既非因寒，又无痰饮、癥瘕，亦非阳明可下、厥逆下利之主下，且纯温之无效，细辨析之，实要结于肾。

人之脉，“资始于肾”，“资生于胃”，“统于心”，“会于肺”，“约于肝”，是谓脉关五脏。肾主封藏，受五脏六腑之精而藏之，复又还精于五脏。若肾气无余，不能还精于心，故脉迟而现胸闷、心悸；不能还精于肺，则气短。诸脏之康健无恙，皆有赖于肾之还精以充养，譬犹灯之恒亮，光明不息者，得由乎时时添油以续焰，故衰老病死因于肾脏所匿之精涸竭不能返还。同为治悸，炙甘草汤治心动悸而脉结代；生脉散治气短心悸而脉疾无力；而病窦综合征之心悸而脉动迟缓者，缘于“资始于肾”障碍所致，故当从金匮肾气丸、炙甘草汤、生脉散、二仙汤、保元汤诸方综合化裁，非单纯温阳之所能，其治有别于炙甘草、四逆汤之借中焦谷气以通其迟脉而重任甘草，亦不同于大承气汤急下存阴、祛邪安正之意，而旨在激发下元，令心肺二脏能得其精还，益损补虚，愈心悸短气，脉动迟缓之疾。

邓铁涛

五脏相关心为主，本虚标实重温补

邓铁涛（1916~　），广州中医药大学教授，国医大师

五脏相关，以心为本

“辨证首先要辨明病位”（见邓老《耕耘集》，下同），不明病位则不知病之所处，治疗就不能有的放矢，自然难望收效。心衰病位在心，但不局限于心。五脏是一个相互关联的整体，在心衰发生发展过程中，肺、脾、肾、肝都起着一定的作用，将心孤立起来就不可能正确地认识心衰的病因病机。如久患肺病，失于肃降治节之功，通调水道不利，水津不布，痰水内结，则可遏伤心阳，阻塞心气；久患肾病，肾精亏损，命门火衰，精亏不能生血以上奉于心，火衰则气化不利而水饮内停，以致心体失养，水气凌心；脾病不能为胃行其津液，气已日衰，脉道不利，这些都可能是诱发心衰或使心衰加重的因素。反过来，心衰又可以引起多脏腑的功能衰竭。如心衰时，血脉瘀阻，肺气怫郁而喘咳；母病及子，中阳不运而脘痞纳呆，水火不济，心肾两虚而水饮停积等。

邓老临证强调分清标本主次，常以《素问》所言“知标本者，万举万当，不知标本，是谓妄行”告诫学生，就脏腑病位而言，也有标

本之别。心衰虽关联五脏，但以心病为本，他脏为标，治疗应重点调理心脏的气血阴阳。而气属于阳，温阳即所以补气；血属于阴，滋阴即所以养血，温心阳、养心阴是邓老治疗心衰的基本治则，代表方为暖心方（红参、熟附子、薏苡仁、橘红等）与养心方（生晒参、麦冬、法半夏、茯苓、田三七等），前者偏重温心阳，后者偏重养心阴，分别用于阳气虚和气阴两虚的心衰患者。

除心脏外，邓老治心衰还特别重视脾肾二脏。认为脾为气血生化之源，也是生痰之源，补益心气离不开健脾，除痰必先理脾，临证常用四君子汤加黄芪或五爪龙，补益心脾，少佐桂枝，生少火，通心阳。肾为水脏，内寄命火，心衰日久，穷必及肾。阳虚水泛，或亡阳欲脱，都是常见的心肾两虚之证，治疗必须心肾同治，前者用真武汤，后者用参附汤或四逆汤和人参。若心肾阴虚，则用生脉散合六味地黄汤加减。对于阴虚阳亢者，则在益气养阴的基础上加用平肝潜阳之品，如草决明、代赭石、钩藤等。

本虚标实，重在补虚

病位确定，则应详审病机。邓老认为，心衰虽病情复杂，表现不一，“但病机可以概括为本虚标实，以心之阳气（或兼心阴）亏虚为本，瘀血水停为标”。心主血脉，血脉运行全赖心中阳气的推动，诚如《医学入门》所说：“血随气行，气行则行，气止则止，气温则滑，气寒则凝。”心之阳气亏虚，鼓动无力，血行滞缓，血脉瘀阻，从而出现心衰。故心脏阳气（兼阴血）亏虚是心衰之内因，是心衰发病及转归预后的决定因素。标实则由本虚发展而来。阳气亏虚可以导致血瘀，也可以导致水饮停积，因“气者水之母也，水之行止，听命于气”（明·《叔苴子内篇》）。邓老在《耕耘集》中有一段关于心衰水饮形成机制的论述，其曰："就水饮停积而论，心在五行属火，脾在五行属土，心气虚，火不生土，脾必亏损，致运化失职；心脾虚损，穷必及肾，致肾气渐衰，肾阳不足，温煦无权；加之肺气衰弱，血瘀阻肺，不能通调水道，于是水湿不能运化排泄，浸渍脏腑经脉，泛滥为肿。"一般认为，水肿形成主要与肺脾肾三脏有关，所谓其标在肺，其本在肾，其制在脾。但就心衰而言，水饮停积的根本原因还是心阳不足。另外，水饮还与血瘀有关，所谓"血不利则为水"。当代名医邹云翔教授也曾说："水肿有由瘀血内阻所致者，从气分治疗无效，当予活血化瘀法。"(《著名中医学家的学术经验·邹云翔》)

瘀血水饮虽继发于阳气亏虚，但一旦形成又可进一步损伤阳气，形成由虚致实，因实致更虚的恶性病理循环。邓老认为，阻断这一循环关键在于补虚固本。在补虚的基础上兼以活血化瘀、利水祛痰，绝不可标本倒置，专事攻逐，更伤其正。这一思想在暖心、养心两方的组方中得到充分体现。两方均以人参为主药，培元益气，一配附子温阳，一配麦冬养阴，薏苡、茯苓健脾利水，法半夏、橘红通阳化痰，三七虽功主活血，但与人参同科，也有益气强心的作用。两方均属以补虚为主，标本兼顾之剂。除两方外，阳虚亦可用四君子汤合桂枝甘草汤或参附汤，加五爪龙、黄芪、酸枣仁、柏子仁等；阴虚用生脉散加沙参、玉竹、女贞子、旱莲草、桑椹子等。在此基础上，血瘀者加用桃红饮（桃仁、红花、当归尾、川芎、威灵仙），或失笑散，或选用丹参、田三七、鸡血藤等；水肿甚者加用五苓散、五皮饮；兼外感咳嗽者加豨莶草、北杏仁、紫菀、百部；喘咳痰多者加苏子、白芥子、莱菔子、胆南星、浮海石；湿重苔厚者加薏仁。喘咳欲脱之危证则用高丽参合真武汤浓煎频服，配合静脉注射丽参针、参附针，或参麦针，以补气固脱。

总之，诊治心衰，一定要审证严密，详分标本虚实，以补虚为主，标本兼顾，做到“无盛盛无虚虚而遗人夭殃，无致邪无失正而绝人长命”。

阴阳分治，温补为上

邓老辨治心衰主要分为两大类型，即心阳虚型与心阴虚型。阴阳为纲之首，历来受到中医的重视。《景岳全书·传忠录》曾说：“凡诊病施治，必须先审阴阳，乃为医道之纲领。阴阳无谬，治焉有差，医道虽繁，而可以一言蔽之者，曰阴阳而已。”邓老如此辨证分型还有其病机根据。其一，心衰虽可累及五脏六腑，但以心病为本，调理心之气血阴阳，为治本之法。其二，心衰虽有气血阴阳虚损之不同，但气属阳，血属阴，辨明心阴心阳，则心气心血已在其中。其三，心气虚是心衰最基本的病机，在所有患者都有不同程度的存在，乃心衰之共性。若进一步发展，则有由气损及阴或气损及阳的两种可能，临床出现心气阴虚和心阳气虚两种证候。其四，标实证多以兼证出现，可见于各类型心衰患者，治疗也只能在补虚方药上加味。由此可见，虽然只分两证，但提纲挈领，概括其余。临证在辨明阴阳的基础上，视脏腑虚实的具体情况，灵活变通施治。

阴阳之间，又以阳气为上。邓老认为，“治本首先要补气温阳”，心衰就是因为心阳气虚衰，功能不全，血脉运行不畅，以致脏腑经脉失养，功能失调。所以《素问·脏气法时论》说：“心病者，日中慧，夜半甚，平旦静。”日中阳气盛，心脏活动增强，故患者一般情况尚好，而夜半，阴气盛，阳气衰，故心衰更为加重。补气除用参、芪、术、草之外，邓老还喜用五爪龙，且用量多在 30g 以上。五爪龙为桑科植物粗叶榕（又名五指毛桃）的根，性甘温，有补气、祛痰、除湿的作用。温阳可用桂枝、附片。但应注意，附桂大辛大热，一般只用于阳虚阴盛、形寒肢冷、面白肢肿的患者。寒象不明显者，邓老多用甘温之法，或配合温胆汤意，温通心阳。对于心阴虚患者，邓老也多在益气温阳的基础上加用滋阴养血之品，这一点从养心方即可看出，方中用人参、茯苓、法半夏三药益气祛痰通心阳，而仅用麦冬一味滋心阴，退虚热。若虚热已退，气虚突出之时，又当以益气扶阳主治。

病证结合，灵活变通

以上为邓老治疗心衰的基本思想与方法。实际临证，常视具体情况灵活在变通。邓老强调辨证论治，但也不忽视西医辨病对治疗的参考意义。对于心衰，邓老重视病证结合，根据心衰病因不同，适当调整治疗方案。病因为冠心病者，多见气虚挟痰、痰瘀互结，邓老一般用温胆汤加人参、白术、豨莶草、田三七等，益气祛痰，以温阳通脉。若属阴虚，则多用温胆汤合生脉散加减。病因为风湿性心脏病者，每有风寒湿邪伏留，反复发作，治疗则在原基础上加用威灵仙、桑寄生、豨莶草、防己、鸡血藤、桃仁、红花等，以祛风除湿，并嘱患者注意防寒避湿，预防感冒，防止风寒湿邪再次侵入为害。病因为高血压性心脏病者，大多数肝阳偏亢，则需配合平肝潜阳法，常用药有草决明、石决明、代赭石、龟甲、牡蛎、钩藤、牛膝等。若心衰尚不严重之时，可先按高血压病辨证论治，常常可同时收到改善心衰的效果。原有糖尿病或甲亢的患者，证候多属气阴两虚，治疗一般以生脉散加味。糖尿病可加山茱萸、桑螵蛸、玉米须、怀山药等，怀山药用量要大，一般在60~90g。甲亢者多加用浙贝母、生牡蛎、山慈菇、玄参等，以化痰、软坚、散结。

（李南夷　整理）

戴丽三

心衰黄疸，通阳行水

戴丽三（1901~1970），云南名医，经方家

何某 男，61 岁。

平素嗜酒，过去曾患风湿性关节炎及风湿性心脏病。今发热，全身疼痛，面浮肢肿，小便不利，咳嗽心悸，西医诊断为风湿性心脏病伴上呼吸道感染、心力衰竭。住某医院，经治疗效果不显，且病情日益严重，延余会诊。查其脉沉紧，苔白腻，面浮，两手及足背浮肿，触之发凉，压之有凹陷，断为风寒湿三邪并犯太阴、少阴之虚寒证。法当温扶肾阳，祛风寒湿。投以自拟方附子桂枝独活寄生汤。

黑附片 60g 桂枝 12g 杭芍炒，12g 法夏 9g 茯苓 15g 陈皮 6g 川芎 6g 防风 9g 独活 9g 桑寄生 15g 台乌药 9g 大枣 3 个 烧生姜 5 片

连服 2 剂，发热退，身痛已减，肿胀仍未消，小便不利。此脾阳虚，寒湿不运，治当温补脾肾，运化寒湿，用大剂《伤寒论》苓桂术甘汤加附片。

黑附片 90g 茯苓 30g 漂白术 18g 桂枝 24g 甘草 9g

方中附片温肾阳以强心，茯苓、白术、甘草健脾除湿以利水，桂枝通阳化气，使膀胱气化得行，三焦水道通行，则小便自可畅行，水肿渐消。服后，果获预期之效。宜进一步温肾助阳，祛寒化湿，扶持

正气。用大剂《伤寒论》附子汤。

黑附片 120g　茯苓 30g　杭芍炒，15g　潞党参 15g　漂白术 30g

此方乃仲景治“少阴病，口中和，背恶寒”及“身体痛，手足寒，骨节痛，脉沉者”之主方，用治此证，乃以白术和中、调气、祛湿；茯苓行痰利水；杭芍育阴，敛藏相火；附子温肾助阳。肾为胃之关，肾气蒸动，关门得开，更得苓、术之淡渗苦降，助水下行；潞党参培补脾肺之气，肺气不虚，治节得行，方能化精利尿。

服 2 剂，水肿全消，身痛若失，但不料出现黄疸，小便又复不利，面目、爪甲、周身俱黄，色泽不鲜。用附子理中汤加味。

黑附片 60g　潞党参 18g　漂白术 15g　干姜 15g　茵陈 9g　法半夏 9g　茯苓 15g　砂仁 6g　甘草炙，6g

服后病如前，且增心烦。系水湿停滞，郁热内蕴。改用通阳行水、清热除烦为主，以茵陈五苓散、栀豉汤和温胆汤合方化裁。

茵陈 15g　茯苓 15g　猪苓 12g　白术 12g　泽泻炒，18g　桂枝 15g　焦栀仁 6g　淡豆豉 9g　法半夏 9g　陈皮 6g　枳实 9g　竹茹 6g　甘草 6g　干姜 15g

上方五苓散助脾转输、通阳利水，茵陈清热利湿，栀豉汤除烦热，再以温胆汤降胆除痰而安神，加干姜顾护中阳，并制茵陈、栀子之寒。服后心烦减，尿清长，黄疸渐消。

在治疗过程中，忽见右手食指弯曲不能伸，疼痛难忍。谢映庐《得心集》称此病为“肝风撮指”，并指出病因系木强土弱，肝风为病，“肝阴被火所劫，是以筋急而牵引撮紧。但肝为刚脏，一切逐风辛散之药，反助火劫阴，岂非愈加其病”。乃处以谢氏治此证之效方。

桂枝 9g　杭芍炒，9g　柴胡炒，9g　半夏胆炒，15g　龙胆草 9g　川连炒，4.5g　焦栀仁 6g　甘草 6g　干姜 15g

服 1 剂，痛稍减，指稍伸。再服 2 剂，则指屈伸如常。然因中阳大虚，脾湿不化，症现胸闷，腹胀，大便泄泻。用四逆汤加茯苓，1剂泻止，但又出现精神错乱。查其脉，两手六部散大无根，舌苔青滑，此系心肾升降失调，神识散越所致。证属不足而非有余，当治以交通阴阳，收纳元气为主。盖心主神明，若心阳不衰，神不涣散，则神识自不错乱。先投四逆汤加肉桂、猪胆汁、童便，服1剂，神稍安，继用补坎益离汤（附片、肉桂、蛤粉、炙甘草、生姜）专扶心阳，兼滋肾阴，服4剂，神识清明，如大梦初醒，身心大快，仅肢体微现浮肿。再以白通、四逆收纳元气，而诸症消失。最后以济生肾气丸调理，体渐康复而出院。

中医痹证，范围甚广，非单指风寒湿痹而言。此案表现多端，变化无常，堪称疑难杂症。其病机自始至终似以湿邪为主，其内蕴之湿时从寒化，时从热化，对方药之反应亦颇敏感。若不抓住病机辨证施治，随证遣方，焉能适应其变化。可见，只要掌握中医原理及辨证论治方法，抓住不同时期之主要矛盾，灵活处理，则病邪自无遁形，而险症亦可转危为安。

李　可

破格救心汤救治心衰实录

李可（1930~2013），山西灵石人，临床家

我从事中医临床46年，在缺医少药的农村，运用自创破格救心汤成功地治愈了千余例心衰重症，并使百余例现代医院已发病危通知书的垂死病人起死回生。

方剂组成：

附子30~100~200g　干姜60g　甘草炙，60g　高丽参另煎浓汁兑服，10~30g　山萸净肉60~120g　生龙牡粉　活磁石粉各30g　麝香分次冲服，0.5g

病势缓者，加冷水2000ml，文火煮取1000ml，5次分服，2小时1次，日夜连服1~2剂，病势危急者，开水武火急煎，随煎、随喂，或鼻饲给药，24小时内，不分昼夜频频喂服1~3剂。

本方始创于20世纪60年代初期，经40年临证实践，逐渐定型。

本方脱胎于《伤寒论》四逆汤类方、四逆汤衍生方参附龙牡救逆汤及张锡纯来复汤，破格重用附子、山萸肉加麝香而成。方中四逆汤为中医学强心主剂，临床应用1700余例，救治心衰，疗效卓著。心衰病人，病情错综复杂，不但阳气衰微，而且阴液内竭，故加人参，成为四逆加人参汤，大补元气，滋阴和阳，益气生津，使本方更臻完善。但用于救治心衰垂危重症仍然生死参半。细究其因，不外两点。

第一，历代用伤寒方，剂量过轻，主药附子，仅10g左右。考

《伤寒论》四逆汤原方，用生附子1枚，按考古已有定论的汉代度量衡折算，附子1枚，约合今之20g，假定生附子之毒性与药效为制附子之两倍以上，则《伤寒论》原方每剂所用附子相当于现代制附子40~60g，而历代用四逆汤仅原方的1/6~1/10。以这样的轻量，要救生死于顷刻，诚然难矣！

其二，之所以不敢重用附子，乃因畏惧附子之毒性。古今本草，已有定论，附子有大毒。但附子为强心主将，其毒性正是其起死回生药效之所在。当心衰垂危，病人全身功能衰竭，五脏六腑表里三焦，已被重重阴寒所困，生死存亡，系于一发之际，阳回则生，阳去则死。非破格重用附子纯阳之品的大辛大热之性，不以雷霆万钧之力，不能斩关夺门，破阴回阳，而挽垂绝之生命。

1961年7月，当笔者救治一例60岁垂死老妇时，患者四肢冰冷，测不到血压，摸不到脉搏，仅心口微温，呼吸心跳未停，遂破格重用附子150g于四逆加人参汤中，武火急煎，随煎随喂，1小时后终于起死回生。按现代药理实验研究，附子武火急煎1小时，正是其毒性分解的高峰。由此悟出，对垂死的心衰病人而言，附子的剧毒，正是救命的仙丹。我一生所用附子超过5吨之数，经治病人在万例以上，垂死病人有24小时用附子500g以上者，从无一例中毒。本方中炙甘草一味，更具神奇妙用。伤寒四逆汤原方，炙甘草是生附子的两倍，足证仲景当时充分认识到附子的毒性与解毒的措施，甘草既能解附子的剧毒，蜜炙之后，又具扶正作用（现代药理实验研究，炙甘草有类激素样作用，而无激素之弊）。而在破格重用附子100g以上时，炙甘草60g已足以监制附子的毒性，不必多虑。经这样的改进之后，重症病人的治愈率可达十全。而垂死病人救活率，仅可达十之六七。由于个人学识浅薄，思路狭窄，只见局部，不见整体。但着眼于“心衰”一端，而忽视了垂死病人全身衰竭的全局——五脏六腑阴阳气血的散失，故本方的治愈率停滞在生死参半的水平，约10年之久。后读近贤张锡纯《医学衷中参西录》。他在书中创立“来复汤”一方（山萸肉60g、生龙牡粉各30g、生杭芍18g、野台参12g、炙甘草6g）可补四逆汤之不足。其论云……寒温外感诸症，大病瘥后不能自复（阴阳气血脱失过甚，全身功能衰竭状态），寒热往来，虚汗淋漓（大汗亡阳，气血将脱）……目睛上窜，势危欲脱（脑危象休克先兆）；或喘逆（呼吸衰竭，气脱于上）或怔忡（早搏、心脏纤颤、心脏骤停之先兆）；或气虚不足以息（呼吸衰竭），诸症只见一端，即宜急服。张氏认为：“凡人元气之脱，皆脱在肝。故人虚极者，其肝风必先动，肝风动，即元气欲脱之兆也。”张氏盛赞“萸肉救脱之功，较参、术、芪更胜。盖萸肉之性，不独补肝也，凡人身阴阳气血将散者皆能敛之。”故“山萸肉为救脱第一要药”。余师其意，于破格人参四逆汤中重加山萸肉、生龙牡，更加活磁石、麝香，遂成破格救心汤方。方中，尤以山萸肉一味，“大能收敛元气，固涩滑脱，收涩之中，兼具条畅之性。故又通利九窍，流通血脉，敛正气而不敛邪气”。（此点极为重要，为古今诸家本草未曾发现之特殊功效，可适应一切心衰虚中夹瘀的特征，对冠心病尤为重要。）用之，可助附子固守已复之阳，挽五脏气血之脱失。而龙牡二药，为固肾摄精、收敛元气要药；活磁石吸纳上下，维系阴阳；麝香，急救醒神要药，开中有补，对一切脑危象（痰厥昏迷）有斩关夺门、辟秽开窍之功。《中药大辞典》载现代药理实验研究证实，小量麝香对中枢神经系统，呼吸、循环系统均有兴奋作用。对心衰、呼吸衰竭、血压下降、冠心病心绞痛发作，均有可靠疗效。

破格救心汤增强了仲景先师四逆汤类方回阳救逆的功效。破格重用附子、山萸肉后，使本方发生质变。麝香、龙牡、磁石的增入，更使本方具备了扶正固脱、活血化瘀、开窍醒脑，复苏高级神经功能，从而救治呼吸循环衰竭，纠正全身衰竭状态，确有起死回生的神奇功效。

本方可挽垂绝之阳，救暴脱之阴。凡内外妇儿各科危重急症，或大吐大泻，或吐衄便血，妇女血崩，或外感寒温，大汗不止，或久病气血耗伤殆尽……导致阴竭阳亡，元气暴脱，心衰休克，生命垂危（一切心源性、中毒性、失血性休克及急症导致循环衰竭），症见冷汗淋漓，四肢冰冷，面色㿠白或萎黄、灰败，唇、舌、指甲青紫，口鼻气冷，喘息抬肩，口开目闭，二便失禁，神识昏迷，气息奄奄，脉象沉微迟弱，1分钟50次以下，或散乱如丝，雀啄屋漏，或脉如潮涌壶沸，数急无伦，1分钟120~240次以上，以及古代医籍所载心、肝、脾、肺、肾五脏绝症和七怪脉绝脉等必死之症、西医学放弃抢救的垂死病人，凡心跳未停，一息尚存者，急投本方，1小时起死回生，3小时脱离险境，一昼夜转危为安。

应用本方，要严格遵循中医学辨证论治法则，胆大心细，谨守病机，准确判断病势。脉证合参，诸症若见一端，即宜急服。凡亡阳竭阴之端倪初露，隐性心衰的典型症状出现（如动则喘急、胸闷，常于睡中憋醒，畏寒肢冷，时时思睡，夜尿多，以及无痛性心肌梗死之倦怠乏力，胸憋自汗等）急投本方平剂；亡阳竭阴之格局已成，急投本方中剂；垂死状态，急投本方大剂。服药方法，急症急治，不分昼夜，按时连服，以保证血药浓度，有效挽救病人生命，极重症24小时连服3剂。

肺心病心衰、呼吸衰竭合并脑危象

闫某 男，60岁。1995年3月24日凌晨4时病危邀诊。

诊见患者昏迷不醒，吸氧。面如死灰，唇、指、舌青紫，头汗如油，痰声辘辘，口鼻气冷，手冷过肘，足冷过膝，双下肢烂肿如泥，二便失禁，测不到血压，气息奄奄。询知患阻塞性肺气肿、肺心病代偿期达 10 年。本次发病 1 周，县医院抢救 6 日，病危出院，准备后事。昨夜子时，突然暴喘痰壅，昏迷不醒。县医院内科诊为“肺心病心衰，呼吸衰竭合并脑危象”，已属弥留之际。切脉散乱如雀啄屋漏，移时一动。前人谓，凡病情危重，寸口脉难凭，乃按其下三部趺阳、太溪、太冲三脉，尚属细弱可辨。此证子时濒危未死，子时后阴极阳生，已有一线生机。至凌晨 4 时，十二经营卫运行肺经当令，本经自旺。病情既未恶化，便是生机未绝。遂投破格救心汤大剂，以挽垂绝之阳而固脱，加三生饮豁痰，麝香辟秽开窍醒脑而救呼吸衰竭。

附子 150g　干姜　炙甘草各 60g　高丽参另炖浓汁兑服，30g　生半夏 30g　生南星　菖蒲各 10g　净山萸肉 120g　生龙牡粉　活磁石粉各 30g　麝香分冲，0.5g　鲜生姜 30g　大枣 10 枚　姜汁兑入，一小盅

病情危急，上药加开水 1.5kg，武火急煎，随煎随灌，不分昼夜，频频喂服。

二诊：3 月 25 日 6 时。得悉于半日一夜内服完上方 1 剂。子时过后汗敛喘定，厥冷退至肘膝以下，手足仍冰冷。面色由灰败转为萎黄，紫绀少退，痰鸣大减。呼之可睁眼，神识仍未清。六脉迟细弱代，48 次 / 分，已无雀啄、屋漏之象，回生有望。嘱原方附子加足 200g，余药不变，日夜连服 3 剂。

三诊：3 月 26 日。患者已醒，惟气息微弱，声如蚊蚋，四肢回温，可以平卧，知饥索食。脉沉迟细，58 次 / 分，已无代象。多年来喉间痰鸣消失。其妻告知，昨夜尿湿大半张床褥，腿已不肿，正是大剂量附子破阴回阳之效。真阳一旺，阴霾自消。病已脱险，元气未复。续给原方 3 剂，去生半夏、生南星、菖蒲、麝香。附子减为 150g，加肾四味（枸杞子、菟丝子、盐补骨脂、仙灵脾及胡桃肉）各 30g 温养肝

肾精气以固脱。每日 1 剂，煎分 3 次服。

四诊：3 月 30 日。诸症均退，食纳渐佳，已能拄杖散步。计前后四诊，历时 5 天，共用附子 1.1kg，山萸肉 0.75kg，九死一生垂危大症，终于得救。方中生半夏为降逆化痰要药，用时以温水淘洗 3 次，加等量鲜生姜佐之，既解其毒，又加强疗效，颇有妙用。

肺心病心衰合并脑危象急性肾功衰竭

王某之母 62 岁。1979 年 2 月 4 日诊。

县医院诊为“肺心病心衰并发脑危象，急性肾功衰竭”，病危出院准备后事。诊见患者深昏迷，痰声拽锯，颈脉动甚，腹肿如鼓，脐凸胸平，下肢烂肿如泥。唇、舌、指甲青紫，苔白厚腻，六脉散乱。摸其下三部则沉实有力，询知患痰喘 31 年，此次因外感风寒，引发暴喘。住院 7 日，始终无汗，已 2 日无尿。视其唇指青紫，心衰之端倪已露。寒饮久伏于中，复感外寒，阴寒充斥内外，蔽阻神明。拟破格救心汤平剂与小青龙汤合方化裁。温里寒，开表闭，涤痰醒神为治。

附子 30g　麻黄　桂枝　赤芍　干姜　细辛　五味子　菖蒲　郁金　葶苈子包　炙草各 10g　生半夏　茯苓各 30g　麝香冲，0.3g　竹沥兑入，60g　姜汁兑入，1 小盅　鲜生姜 10 大片　大枣 10 枚

1 剂。

二诊：2 月 5 日。服后得汗，大便 1 次，随即苏醒。小便甚多，一日夜约 3000ml 以上。腹部及下肢肿胀，已消七八，足背出现皱纹，脐凸亦消。嘱原方再进 1 剂。后数日遇于街头，已全好。

破格救心汤是回阳固脱、起死回生之剂。临床应用，见机即投，不可犹豫。本病例虽无“四逆”见证，但阴水泛滥、唇甲青紫等亡阳先兆已露，一经投用，覆杯得救。若等到“诸症悉具，险象丛生”则

医者焦头烂额，患者生死难测。又，本方治疗重度心衰水肿，及肾衰无尿，能于一日之间，十去其八，出乎意料。事后揣摩，除本方温阳消阴，蒸动膀胱气化，茯苓利水之外，得力于麻黄一味。肺为水之上源，主通调水道，下输膀胱。今寒邪闭肺，水道不通，故聚水成肿。用麻黄发汗解表，开提肺气，肺气开则水道通，水肿迅速消退。此后曾遇多例慢性肾炎水肿及顽固性心衰水肿病例，追根寻源，均有外感寒邪久伏病史，于对症方内加麻黄一味，提壶揭盖，开宣肺闭，尿量迅速增多而愈。

风心病心衰垂危

吴某 55岁。

患风湿性心脏病12年，顽固性心衰5年，心功能Ⅲ级。近5年大部分时间在医院度过。1977年6月23日，患者在城关医院住院治疗月余。病情加重，急性心衰合并室颤，心率212次/分，已发病危通知书，家属要求中医会诊。

19时30分，诊见患者目暗无神，面如死灰，头汗如油，神识昏糊，喘不能言，气息奄奄，小便自遗。唇、舌、指甲青紫，口鼻气冷，全身冰冷，仅胸部微温，腹胀如鼓，下肢烂肿如泥，吸氧，测不到血压，寸口部脉如游丝。五脏绝症已见其三，元阳垂绝，危在顷刻。所幸下三部太溪根脉微弱可辨，是为一线生机。遂投大剂破格救心汤，重用附子200g，加沉香粉（冲）3g，油桂（冲）3g，云苓、泽泻各30g，以纳气归肾利水消肿。武火急煎，边煎边灌。10时许开始服药，一刻钟后阳回厥退，汗敛喘定。11时30分，知饥索食，心率100次/分，脱险。嘱原方再取3剂，3小时1次，昼夜连服。下午4时，水肿消退，心率82次/分，已能拄杖出游。计前后31

小时，服附子 0.75kg、山萸肉 0.5kg 弱，古今目为必死之症，竟获治愈。

布鲁杆菌病急性心衰濒危

张某 男，28 岁，静升镇狐子沟村农民，1999 年 4 月 13 日急诊。

患者从事牧羊 3 年，传染布鲁杆菌病 1 年半，迁延失治，心、肝、肾实质损害。4 月 3 日，突发心衰，紧急住入省人民医院（住院号 230511），最后诊断为全心扩大，室性早搏，心功能Ⅳ级，心衰Ⅲ度；胸腔积液；大动脉病变，肝功损害，低蛋白血症；Nec 赘生物伴脱垂 AR（重）MR（轻－中）PR（轻）TR（轻），已经 5 日全力抢救无效，4 月 8 日早 8 时病危，专家会诊认为，随时有生命危险，出院准备后事，邀余作最后挽救。

诊见患者端坐呼吸，频咳暴喘，喉间痰鸣辘辘，呕吐涎沫；面色灰暗，神情委顿，似睡似醒，声若蚊蚋，唇指紫暗，胸痛彻背；全身凹陷性水肿，脐凸胸平，睾丸水肿，尿少，日夜约 150ml；厌食，食入则胀急欲死，日仅喝点稀粥；憎寒无汗，亦无涕泪；114 次 / 分，频见雀啄；舌紫暗，满布紫黑瘀斑。病人气息奄奄，口不能言，本病何以演变为三阴寒凝、气化冰结局面，已无法察知。从脉症推断，必是初病失表，致外邪深入五脏，正虚无力驱邪外出，伏于血分，渐致阴竭阳亡。脉见雀啄，时时有心跳骤停之险，故古代医典把七怪脉列为必死之候。而患者接病危通知书已达 11 日而未死，则正气尚存，又正在壮年，便有一线生机。询知此次因感冒而突发心衰，则此“感冒”二字便是生死关键，凡病皆由表入里，“表”既是邪之入路，亦是邪之出路。今病半月，仍憎寒无汗，是表气闭塞，外邪欲出无路。此亦三焦气化冰结、聚水成肿之主因。少阴与太阳同病，有麻黄附子细辛汤法，温里寒，开表闭，正堪借重。表闭一开，开门逐盗，伏邪外透，便有转机。遂拟以破格救心汤大剂，加麻黄、细辛开表闭，加油桂、五苓蒸动下焦气化而利水，更合瓜蒌薤白白酒汤、丹参饮开胸涤痰破瘀，麝香辟秽开窍而救呼吸衰竭。

附子200g 干姜 甘草炙，各60g 高丽参另炖，30g 五灵脂30g 无核山萸肉120g 生龙牡 活磁石 紫石英煅 瓜蒌各30g 薤白15g 白酒100g 丹参30g 檀降香 砂仁 企边桂各10g 桂枝 白术各30g 茯苓45g 猪苓 泽泻各15g 桃杏仁各15g 麻黄 细辛各10g 鲜生姜30g 大枣12枚 麝香分冲，1g

加冷水2500ml，文火煮取450ml，兑入参汁，3次分服，3小时1次，日夜连服3剂。

上药于2日内分9次服完，当日服第1次后，头部见汗，喘咳顿减；服2次后，全身得畅汗，小便大增，日夜达3000ml以上，水肿消去十之七八，次日进食面条1碗，起床托炕沿来回散步，面色由灰暗转红润，脉沉弱82次/分，雀啄脉消失，脱险。历来视汗法为小技，病至奄奄一息，汗法似无用武之地。殊不知，此际妥施汗法切中病机，常常扭转败局，救人性命。汗法之妙，竟有起死回生之效！

心梗危症

冠心病心绞痛发作或急性心梗，属中医学“真心痛”范畴，《内经》有“朝发夕死”的记述。病势凶险，危在顷刻，当分秒必争，针药并施。先冲服净麝香0.5g，冰片0.05g，含化速效救心丸5粒，苏合香丸1粒。毫针重刺素髎、左中冲，于左内关行提插捻转，约5分钟，痛止，为辨证施救赢得宝贵的时间。

查某 60岁。

1982年正月初六急诊，经县医院心电图确诊为冠心病月余。14时心绞痛发作，含化硝酸甘油片，可缓解半小时，不以为意。18时许，绞痛再发，含剂及亚硝酸异戊酯吸入无效。内科会诊拟诊急性心梗，建议急送省级医院抢救。因时间紧迫，寻车不易，乃邀余诊视。见患者面青惨，唇、甲青紫，大汗而喘，肢冷，神情恐怖，脉大无伦120次/分，舌边尖瘀斑成条成片，舌苔灰腻厚。急予上法针药并施，约10分钟痛止。患者高年，肾阳久亏于下，春节劳倦内伤，又过食肥甘，致痰浊瘀血阻塞胸膈，属真心痛重症。且亡阳厥脱诸症毕见，遂投破格救心汤大剂变方。

附子150g　高丽参另炖浓汁兑入　五灵脂各15g　瓜蒌30g　薤白酒泡，15g　丹参45g　檀香　降香　砂仁各10g　山萸肉90g　生龙牡　活磁石　郁金　桂枝尖　桃仁　灵脂　细辛各15g　莱菔子生炒各半，各30g　炙草60g　麝香0.5g　三七粉分冲，10g

2剂。

上方以参附龙牡、磁石、山萸肉救阳敛阴固脱。红参、灵脂同用，益气化瘀，溶解血凝。瓜蒌薤白白酒汤合莱菔子，开胸涤痰，消食降胃；丹参饮合郁金、桃仁、三七、麝香，辟秽开窍、化瘀通络，细辛散寒定痛，桂枝引诸药直达心宫。加冷水2000ml，文火煮取600ml，3次分服，2小时1次，昼夜连服。余守护病榻，20时10分，服第一次药后1刻钟汗敛喘定，四肢回温，安然入睡。至正月初七上午6时，10小时内共服药2剂，用附子300g，诸症均退，舌上瘀斑退净。为疏培元固本散一料治本（三七、琥珀、高丽参、胎盘、藏红花、黄毛茸等），追访18年未犯。余以上法加减进退，治心绞痛百余例，心梗及后遗症12例，均愈。其中一例心肌下壁梗死患者，服培元固本散1料（约百日）后经多次CT复查，无异常发现，说明培元固本散有活血化瘀、推陈致新、修复重要脏器创伤的殊效。

冠心病并发频发室性早搏，纤颤休克

王某　45岁。

1998年11月27日，急性休克收住汾局医院内科。诊为“冠心病心衰并发频发室性早搏及纤颤”，经抢救1小时，病情无改善，其婿电话向余征询治法。询知患者心跳248次/分，心区剧痛，大汗不止而喘，症情凶险。遂电告破格救心汤大剂急煎令服300ml而脱险，次日诊之，脉促134次/分，尿多不渴，舌红少苔，腰困如折。乃嘱原方加麦冬、五味子各15g以救阴，1日连进2剂。第3日下午，早搏消失，84次/分而出院，令改服本方平剂3剂。每日1剂，以资巩固。追访1年未复发。

肺系诸疾而见心衰，气喘不能接续，为久病及肾，阳衰不能纳气，投本方平剂，另加胡桃6枚（合为人参胡桃汤）、蛤蚧尾1对、沉香粉3g，与高丽参共研细粉，分次吞服，纳气归肾，立解其危。

温氏奔豚汤

本方由附子、肉桂、红参、沉香、砂仁、山药、茯苓、泽泻、牛膝、炙草组成，是山西省中医学校温碧泉老师遗方，与《金匮要略》奔豚汤名同方异。本方由人参四逆汤去干姜，桂附理中汤去白术，桂附八味丸去熟地、丹皮、萸肉，加沉香、砂仁、牛膝而成，是一首纯阳益火、救困扶危妙方。温热灵动，彻上彻下，通行十二经表里内外。功能温养先天命门真火，救元阳之衰亡，固元气之厥脱。补火生土，化湿醒脾，补土制水，而消水肿。纳气平喘，安养冲脉；引火归原，制伏奔豚。消五脏寒积，逐六腑冷凝，除骨脉寒痹，破沉寒痼冷，散寒行气治诸痛。于大队辛热燥药之中，重用一味山药之性润，健脾和胃益肺，补肾强精益阴之品为佐，滋阴配阳，共奏益火之原、以消阴翳之效。原方无剂量，笔者经验：君药附子，轻证温养10g，大病阳衰15~30g，危重急症，斩关夺门，破阴救阳100~200g；山药30g；红参平剂10g，急救暴脱30g，加山萸肉90~120g；炙甘草平剂为附子的两倍，当附子破格重用时，保持60g；肉桂平剂10g，火不归原用小量（3g去粗皮研粉，小米蒸烂为丸，药前先吞）；沉香、砂仁用小量3~5g。余药随证酌定。煎服法：小剂，加冷水1500ml，文火煮取600ml，3次分服。大剂，加冷水2500ml，文火煮取750ml，日三夜一服。上有假热，热药冷服，偷渡上焦。

原方主治：肝脾肾三阴寒证；奔豚气；寒霍乱，脘腹绞痛；气上冲逆，上吐下泻，四肢厥逆，甚则痛厥；寒疝；水肿臌胀等症。本方运用要点，以“厥气上攻”为主症，即方名“奔豚”之取意。“奔豚”为一种发作性疾病，属冲脉病变。冲为血海，其脉起于小腹，循腹上行，会于咽喉。隶属肝肾，又隶属阳明。当肾阳虚衰，肝寒凝滞，寒饮内停，冲脉即不安于位，挟饮邪上逆奔冲，便成本证。当发作时，患者自觉一股冷气从少腹直冲胸咽，使其喘呼闷塞，危困欲死而痛苦万分。其证时发时止，发则欲死，止则冲气渐平，平复如常，与《金匮要略》描述一致。方中肉桂、沉香直入肝肾，破沉寒痼冷，温中降逆，为治奔豚之专药，故投治辄效。余运用本方34年，临证加减变通，扩大应用范围，用治一切沉寒痼冷顽症、临床罕见奇症，皆能应手取效。尤对危急重症，有起死回生之功。兹选录验案数则如下。

郝某 50岁。

1978年6月，其奶母之女李某邀诊。患风心病12年，近2年出现全身肿胀，腹大如鼓，脐凸胸平，下肢烂肿如泥。山医一院诊为“风心病心衰，心功能Ⅲ级，心房纤颤”。心悸气喘，畏寒特甚，盛夏犹穿棉袄。已卧床3个月余。端坐呼吸，面色青惨，唇指青紫。口鼻气冷，冷汗淋漓，四肢厥冷。六脉似有似无，或如雀啄，至数模糊。惟下三部之太溪脉尚微弱可辨。舌紫胖水滑，齿痕多。腹诊：脐下筑动应衣，时觉有冷气从关元穴处由腹正中线向上攻冲奔迫，冲至咽喉，人即昏厥。家属已备棺木、寿衣。神识昏蒙，似睡非睡。少阴亡阳诸症悉见，惟太溪根脉尚微弱可辨，是为一线生机。勉拟一方，破阴救阳固脱，得效请服10剂。

附子100g　生山药60g　油桂冲，3g　沉香磨汁兑入，3g　砂仁5g　云苓　泽泻各30g　红参另兑汁，20g　紫石英煅　生龙牡　肾四味枸杞、菟丝子、补骨脂与仙灵脾，各30g　山萸肉90g　炙草60g　怀牛膝10g　鲜生姜10片　大枣10枚　核桃打，4枚

加冷水2500ml，文火煮取750ml，日三夜一服。

患者服药3剂后，奔豚气未发。10余年之心悸亦止，请西医听诊，纤颤消失。服至7剂时小便增多，日夜可达2000ml。食纳增，喘定，可平卧。全身落屑如脱一层壳，可到户外散步。服完10剂，水肿全消，精神健旺。

（《李可老中医急危重症疑难病经验专辑》）

张耀卿

悸、喘、肿并见，心虚须细辨

张耀卿（1907~1973），沪上名医，临床家

先师以为：惊悸、喘、肿并见，属心虚。然心虚之中，尚须辨明阴、阳、气、血，何者为主，而后对证发药。如惊悸、喘、肿，伴有怯冷，四肢清厥，自汗涔涔，舌质淡胖、边有锯齿状、苔白滑多涎，脉沉迟或沉弦者，为心阳虚，亟予温振心阳、化气行水法，方用真武汤、苓桂术甘汤，须重用别直参或红参。若惊悸、喘、肿，兼有烦躁，五心烦热，寐短盗汗，尺肤灼热，舌鲜红少苔，或有剥蚀，脉细数或急疾者为心阴虚，亟须固护气液、涵养心阴，方用生脉散、七味都气丸化裁，重用麦冬或西洋参。爰引二案，以窥其辨证用药之真谛。

怔忡、喘、水肿（风湿性心脏病，二尖瓣狭窄伴闭锁不全，心房颤动，充血性心力衰竭）

柴某某　女，54岁。1960年12月22日因心悸，动则气喘，下肢浮肿1年入院。1961年1月1日出院。

患者1959年12月开始觉心悸，活动后气急，两下肢轻度浮肿。当时曾服中药后稍觉好转。近因稍感劳累后心悸加剧，气急不能平卧，面部及两下肢浮肿加剧而入院。入院体检：心浊音界向两侧扩大，心尖区可听到收缩期及舒张期杂音，心律不规则。两肺阴性。两

下肢有凹陷性浮肿。胸透：心影中等度全面增大，搏动减弱。两肺无充血现象。心电图检查：心律不齐，心房率：360 次 / 分，心室率：114 次 / 分，QRS 时间：0.11 秒，心电位：横心位，电轴：左偏。心电图诊断：低电压、心房颤动、左右心室肥大。诊断：风湿性心脏病，二尖瓣狭窄伴闭锁不全、心房颤动、充血性心力衰竭。予中药治疗，服药 9 剂后，心悸好转，12 天后，咳嗽减少，静卧时已无心悸现象，心律较前规则，22 天后，两下肢浮肿消失，住院 40 天症状明显改善出院。

初诊：1960 年 12 月 23 日。脾肾两虚，水湿凝结不化，生痰聚饮，渍于肺胃之间。胃气上升，肺气不降，遂使肾气不纳而作咳喘。两颧色红，心悸跳跃，面目四肢微肿。苔薄白，脉来沉软且数。上假盛下真虚，显有可征。当以温运脾肾而和脾胃，佐以镇心宁神之剂。

熟附块 6g　肉桂心 2.1g　白芍炒，9g　淡干姜 3g　五味子 3g　茯苓神各 12g　酸枣仁研，12g　远志水炙，4.5g　磁朱丸包，18g　济生肾气丸 12g　蛤蚧粉同拌，分二次吞，15g

3 剂。

二诊：12 月 26 日。肺主出气，肾主纳气，肺虚气不肃降，肾虚气不摄纳，遂使气机升降失常。心悸跳跃，动则气喘，自汗便溏。舌中剥无华，苔薄腻，脉濡数，重按无神。两颧色红，虚阳散越于外，无以潜藏于内。虑其有喘脱之变。再拟温养肺肾以潜虚阳，培养气血以扶正元。

熟附块 9g　肉桂心 2.1g　大熟地 12g　山萸肉 12g　五味子 3g　酸枣仁研，12g　茯苓神各 12g　煅龙牡各 12g　潞党参 12g　白芍炒，9g　姜炭炮，4.5g　磁朱丸包，18g　蛤蚧粉分二次吞，3g

5 剂。

三诊：12 月 31 日。心脾肾三经俱亏。心虚则自汗而气喘、肾虚虚阳上浮则颧红而目赤，脾虚则津不化气而便溏不结。证之舌苔薄腻，中剥无华，脉象沉而无力。再以温肾运脾而养心神。

熟附块 6g　肉桂心 2.1g　潞党参 12g　煅龙牡各 12g　朱苓神各 12g　於术炒，9g　清炙草 3g　炙远志 4.5g　酸枣仁研，12g　大熟地 12g　炮姜炭 4.5g　蛤蚧尾分 2 次吞，1.5g

3 剂。

四诊：1961 年 1 月 3 日。汗出于心，心阳不敛，动则自汗；喘出于肺，肺气衰弱，动则喘咳。喘汗虽出于心肺，其源实归于脾肾。连进温养脾肾而敛心肺之剂，证势虽见小效，尚未入于坦途。以致脉沉软、迟数无序，中有间歇之象。舌苔未见化燥之征。再从原意进取。

熟附块 9g　肉桂心 2.1g　潞党参 9g　大熟地 12g　五味子 3g　黑干姜炒，3g　山萸肉 12g　菟丝饼 12g　酸枣仁研，12g　金匮肾气丸 9g　蛤蚧粉同拌，分 2 次吞，0.9g

7 剂。

五诊：1 月 10 日。历进温肾运脾、纳气归肾之剂，咳呛自汗，动则气喘均见轻减，惟两颧色红，虽减未退，此肾中虚阳上浮，不能潜藏所致。刻诊脉来沉小，重按无力，舌苔薄净无华。口虽渴而不欲饮，肾虚不能上交于心，以致心阳外越，难以收敛，还虑喘汗厥脱之变。再以原法继续前进。

熟附块先煎，6g　肉桂心 2.1g　於术炒，9g　潞党参 9g　姜炭炮，4.5g　五味子 3g　山萸肉 12g　酸枣仁研，12g　大熟地 12g　清炙草 3g　金匮肾气丸 12g　蛤蚧粉同拌，分 2 次吞，0.9g

5 剂。

六诊：1 月 16 日。连进温养心肺、培补脾肾之剂，咳嗽气喘渐平，动则自汗亦敛。汗出于心，实由于卫气不固，因而津液易于外越也。津液之源在于肾，汗多则肾阴受损，因之阳气不固而反上越，而现两颧色红，此上假盛而下真虚也。证之舌苔薄净无华，口虽渴而不欲饮，脉来沉小，迟数无常。当再以原法出入。

熟附块 6g　肉桂心 3g　於术炒，9g　潞党参 9g　五味子 3g　炮姜炭 4.5g　酸枣仁研，12g　补骨脂炒，9g　山萸肉 12g　制首乌 12g　清炙草 3g　金匮肾气丸 12g　蛤蚧粉同拌，分 2 次吞，9g

3 剂。

七诊：1 月 19 日。咳嗽气喘渐平，心悸跳跃未止，心阳散越未敛，肾虚摄纳无权，以致脾阳鼓舞不力，遂使大便溏薄，胸脘欠畅。舌苔薄白，脉来沉小。当以温运脾肾，佐以养心安神之剂。

熟附块 9g　制首乌 12g　於术炒，9g　炮姜炭 4.5g　川桂枝 3g　清炙草 4.5g　酸枣仁 12g　远志水炙，4.5g　山萸肉 12g　磁朱丸包、先煎，24g　党参粉 4.5g　蛤蚧粉 2 味和匀，分 3 次吞服，0.9g

5 剂。

八诊：1 月 24 日。心悸跳跃已宁，头晕耳鸣阵作，此肝肾之阴不足于下，虚阳易于上升。苔薄净无华，脉来沉小无力。今拟原法加入养肝潜阳之品。

肉桂心 3g　熟附块 9g　大熟地 15g　制首乌 15g　山萸肉 12g　酸枣仁 12g　远志水炙，4.5g　甘草清炙，4.5g　磁朱丸包，先煎，30g

7 剂。

九诊：1 月 31 日。咳嗽气喘已平，心悸跳跃渐除。心肾之阳已有振作之机，脾肾运化亦有来复之象。舌苔薄净。口干不欲饮，脉来沉细，较前有力。今拟温养心肾，阳气充足，阴津亦可自长也。即《内经》所谓“阳生则阴长”之意。

熟附块 9g　肉桂心 3g　炮姜炭 3g　党参粉分 2 次吞服，4.5g　山萸肉 12g　酸枣仁研，9g　远志炙，4.5g　怀山药 12g　扁豆衣炒，9g　白术芍各 9g　清炙草 3g　磁朱丸 18g

2剂。

按：此证喘、悸、水肿并见，动则汗出，两颧红赤，舌中剥无华，脉沉软且数。重按无神，迟数无序。心肾阳气衰微，已成奄奄一息之势，元阳暴脱之忧，已迫在眉睫。当此危急之秋，非桂、附之大辛大热不能挽回其欲脱之原阳，非龙、牡之甘温敛涩，何以收敛其耗散之正气。更助以党参、蛤蚧、五味子纳气归肾；远志、茯神、枣仁、磁朱丸养心宁神。复佐以熟地、萸肉、补骨脂、菟丝子、制首乌等味，养血填精，使刚柔相济，合《内经》“阳生阴长”之意。

伏暑、怔忡、喘、水肿、咯血（风湿性心脏病，二尖瓣狭窄合并主动脉瓣狭窄，充血性心衰）

李某某 女，41岁，炊事员。1960年8月1日因发热10天入院，10月5日出院。

患者于近10天来发热伴四肢关节酸痛，不咳，略感胸闷及气急。6天前曾有腹泻，日四五次，为水样便，经门诊治愈。

因高热持续而收入病房。入院体检：中度重病容，神志清楚，右侧睑结合膜及左球结合膜有出血点，背部及两下肢散在性少许小出血点，咽充血，颈软，颈静脉不怒张，心率：112次/分，律齐，于第五肋间锁骨中线处有明显舒张期隆隆样杂音，肺动脉瓣区及第二主动脉瓣区可闻及收缩期吹风样杂音。右肺呼吸音降低，左背肺底部少许细湿性啰音。肝肋下约1.5cm，质软，触疼，脾肋下约4cm。无移动性浊音，两下肢浮肿，以右侧为甚。红细胞2.85×10^{12}/L，血红蛋白6g/L，白细胞计数1.65×10^{9}/L，中性粒细胞0.88，淋巴细胞0.08，单核细胞0.01，嗜酸性细胞0.03，血沉112mm/h，粪、尿细菌培养均阴性，血培养4次阴性，血肥达氏试验：阴性。胸部摄片：示心影扩大。诊断：①风湿性心脏病二尖瓣及主动脉瓣狭窄，心力衰竭；②风湿热。8月8日服中药8天后，体温由38.5~39.8℃下降至37.3~38.9℃。3周后因体温弛张，曾予可的松 30~40mg/d，加药 5 天后体温正常。于 9 月 19 日曾出现急性充血性心力衰竭，咯血，心率 116 次 / 分，静脉压为 130mmH_2O，病势危重，曾加用洋地黄叶及双氢克尿噻，4 天后心率减慢，浮肿消退。住院 58 天后，风湿热控制，心力衰竭痊愈而出院。出院前 2 周复查血沉：40mm/h。

初诊：1960 年 8 月 8 日。暑邪夹湿热内壅中焦，身热（38.9~39.4℃）10 天，有汗不解，口渴欲饮。舌质红、苔前半白糙、后半黄腻，脉来滑数。今拟轻清以化暑邪，苦寒以利湿热。

鲜藿佩各 4.5g　冬桑叶 9g　清水豆卷 12g　金银花 12g　连翘壳 12g　淡子芩 4.5g　小川连 2.1g　黑山栀 9g　活芦根去节，1 尺

1 剂。

二诊：8 月 9 日。身热（38.5~39.8℃）有汗不解，头脑重胀，口干欲饮，纳呆溲赤。舌尖红、苔薄腻而黄，脉来滑数。暑邪夹湿热互蕴，尚乏外达之机。今拟轻清以化暑邪，淡渗以利湿热。

清水豆卷 12g　黑山栀 9g　青蒿梗 9g　金银花 12g　连翘壳 12g　鲜竹茹 9g　川贝母 4.5g　六一散包，12g　甘露消毒丹包，12g　活芦根去节，1 尺

2 剂。

三诊：8 月 11 日。身热（38.5~39.1℃）13 天，发热不为汗解，近 2 日来，却有恶寒之象，两足浮肿，大便 7 日未行，口渴欲饮。舌苔前半光剥，中后已化，脉来浮数。暑邪从太阴渐入少阳之经，内蕴之湿热下注膀胱，以致气化不及州都。今拟清宣和解、淡渗化湿，稍佐甘寒生津之品。

青蒿梗 9g　软柴胡 2.1g　淡黄芩 6g　清水豆卷 12g　金银花 12g　连翘壳 12g　陈木瓜 9g　木防己 9g　地枯萝 12g　怀牛膝 9g　冬瓜皮子各 9g　鲜茅根去心，30g

2剂。

四诊：8月13日。连进和解宣化之剂，身热（38.4~39℃）朝轻暮重略减，形寒之象已罢，口渴不多饮。舌干燥已转有津，脉滑数。是邪热已有外达之机，津液似有向复之象，再拟轻清疏化法。

香青蒿梗炒，9g　清水豆卷12g　淡黄芩9g　川桂枝1.5g　白芍炒，9g　软柴胡2.1g　金银花12g　连翘壳12g　夜交藤12g　抱茯神12g

3剂。

五诊：8月16日。形寒之象已罢，身热（37.7~38.6℃）不见减退，伏邪留恋中焦，一时不能清彻。舌苔转厚，脉来濡数。是内蕴之湿浊渐有外达之机。今拟原法加入利湿清热之剂，仿叶香岩“渗湿于热下”之意。

原方加甘露消毒丹（包）18g，2剂。

六诊：8月18日。身热（37.4~38.6℃）虽减未净，自觉症状均见松减。舌转润、苔根黄腻。是胃中之湿浊已有外达之象。今拟原法加入宣肺化痰之品。

嫩前胡4.5g　冬桑叶9g　清水豆卷12g　金银花9g　连翘9g　光杏仁9g　川贝母粉包，4.5g　飞滑石包，9g　方通草3g　桂枝0.9g　淡黄芩4.5g

2剂。

七诊：8月20日。形寒之象虽罢，肌热（37.3~38.4℃）退而未尽，咳呛咽干无痰。舌根黄渐化，脉来濡数。伏邪渐有从气分外达之机，痰热内阻肺胃尚未清彻。今拟清宣余邪而化痰热。

嫩前胡4.5g　冬桑叶9g　川桂枝1.2g　淡黄芩6g　天花粉12g　甜苦杏仁各9g　川贝粉包，4.5g　抱茯神12g　鲜竹茹叶各4.5g　活磁石先煎，30g　鲜芦根去节，30g

3剂。

八诊：8 月 23 日。热势（36.9~37.4℃）起伏，近 9 日来，伏邪已有外达之势，胃气渐有内振之象，是以前昨两天，日晡战汗。此邪正相争之佳兆也。舌苔薄净，脉濡滑且数。再以原法续进。

原方加炒香白薇、炒香青蒿梗各 9g。

2 剂。

九诊：8 月 26 日。近 2 日来，燥咳无痰、心悸跳跃。关节酸疼，脉弦滑大。是心肺之阴不足，燥热上冲肺胃所致。今拟调和营卫、肃肺养心之法。

鲜南沙参 30g　青蒿梗 6g　淡黄芩 4.5g　川桂枝 2.1g　杭白芍 9g　川象贝各 4.5g　光杏仁 12g　款冬炙，9g　抱茯神 12g　酸枣仁研，9g　朱灯心 5 扎

2 剂。

十诊：8 月 27 日。身热退而复起（38.1~38.7℃），汗泄不畅，头面二足浮肿，小便不多。舌苔薄腻，脉来浮大且数。两目暗淡，面色㿠白。血虚脾弱，血虚则生内热，脾虚则聚湿成痰，渍之于肺，则为咳为喘。症情复杂。今拟四物汤养血以退热，茯苓汤淡渗以消肿。

白归身 9g　赤白芍炒，各 6g　川桂枝 3g　桑寄生 9g　紫苏梗 6g　光杏仁 9g　川贝粉包，4.5g　生熟苡仁各 9g　云茯苓 12g　大川芎 4.5g　香青蒿梗炒，9g　酸枣仁研，12g

2 剂。

十一诊：8 月 29 日（略）。

十二诊：8 月 31 日。身热（37.1~37.8℃）退而未尽，久热耗气伤阴，以致肺肾二虚。肺气不降，肾气不纳则作喘；肺虚不能通调水道，下输膀胱，遂使水气上凌于心则心悸跳跃，肾虚关门不利，膀胱气化失宣则两足浮肿。舌苔薄净，脉转弦大而数。今拟降肺气、纳肾气、调水道、和气血。

七味都气丸 60g　生龙骨 30g　怀牛膝 9g　车前子 9g

煎服，1 剂。

另：移山参粉 4.5g、蛤蚧粉 3g，分 5 包，每 5 小时服 1 包。

十三诊：9 月 2 日。昨夜半咳呛气逆又作，心悸自汗，左腿肿胀较轻，内热已退。苔薄，脉濡细数。仍宗原意续服。

大熟地 12g　怀山药 9g　丹皮炒，6g　建泽泻 9g　云茯苓 9g　山萸肉 9g　五味子 2.1g　生龙骨先煎，30g　车前子包，18g　怀牛膝 9g

另：移山参粉、蛤蚧粉各 3g，共研细末，分 3 次吞，3 剂。

十四诊：9 月 6 日。肾之阴虚则气不固，气虚则升降之道失其常度，以致肺气不降而作喘。肺虚不能通调水道，下输膀胱，是以气化不及州都，水湿凝结不化，下趋于足则两腿为之浮肿。目前舌苔薄净，脉来数势未缓。身热缠绵渐趋正常。再以七味都气法，继续前进。俾得肾阴充足，始能化气生阳，则水湿自有外达之机，喘满之象或由此而解矣。

大熟地 30g　山茱萸 12g　怀山药 30g　怀牛膝 12g　五味子杵，3g　粉丹皮 9g　福泽泻 9g　车前子 12g　生花龙骨打碎，先煎，30g　酸枣仁研，12g　蛤蚧粉　移山参粉分 4 次吞，各 4.5g

2 剂。

十五诊：9 月 7 日。喘促已平，心悸亦宁，浮肿已退，眠亦安好，症有向愈之望。再从原意出入，以事巩固。

原方去生花龙骨、参蛤粉，加远志（水炙）4.5g

3 剂。

十六诊：9 月 10 日。咳嗽气喘，身热自汗诸象均见好转，但脉数之象仍然未缓。真阴不足于内，虚阳浮露于外之征兆。当以原法加入潜阳镇摄之品。

原方加生花龙骨（打碎、先煎）30g、白芍（炒）15g、清炙草

3g，2剂。

十七诊：9月12日。连进金水相生之剂，身热渐消，惟脉数未见缓和。是肾之阴虚不能上济于肺所致，所以咳甚则仍有气喘之状，肾气不纳，显有可征。舌苔薄净，尚堪大量滋补之剂，以冀脉见缓和则吉。

大熟地30g　怀山药30g　五味子研，3g　福泽泻9g　酸枣仁研，12g　怀牛膝12g　山萸肉12g　粉丹皮9g　车前子12g　远志水炙，4.5g　生花龙骨打碎，先煎，30g　白芍炒，15g　清炙草3g　参蛤散分2次吞，3g

4剂。

十八诊：9月16日。连进七味都气法，身热虽退而脉数不减，今晨咯痰带红，色鲜。是阴虚于内，引动肝经伏火上冲肺络，阳络受伤则血外溢之象。舌苔薄净，根微黄。当以生脉散、滋肝饮，复方图治。

大生地30g　炒白芍15g　玄参30g　大麦冬15g　五味子3g　旱莲草12g　仙鹤草30g　冬虫夏草9g　北沙参9g　川贝粉包，9g　生龙骨打碎，先煎，30g　生牡蛎打碎，先煎，30g

3剂。

十九诊：9月19日。连进育阴潜阳、生津敛血之剂，身热未作而脉数未静，痰内带红频作，甚则顺口而来。诊脉弦滑而数。苔薄燥，根较黄。此肾阴不足于下，肝火有余于上，以致上冲肺络，阳络受伤则血外溢也。今拟育阴以潜阳，和阴以止血。

蛤粉炒阿胶15g　北沙参米炒，15g　京玄参15g　大麦冬15g　桑白皮12g　藕节炭15g　黛蛤散包，30g

5剂。

二十诊：9月24日。连进育阴潜阳之剂，痰内带红已止，脉数气喘亦平，厥少气火渐有下降之势，津液尚欠内振之象。舌苔薄净。今拟原法出入。

阿胶蛤粉炒，9g　大麦冬12g　京玄参12g　五味子3g　酸枣仁研，12g　白芍炒，9g　清炙草3g　糯稻根须先煎，30g

2剂。

二十一诊：9月26日。心悸自汗未止，两颧微现红色，此肾阴不足于下，虚阳浮露于上，今拟原法之中，加入潜阳之品。

原方加煅龙骨、煅牡蛎（先煎）各30g，8剂。

二十二诊：10月4日。咳嗽气喘，痰内带红已愈，盗汗亦止，肺肾二亏未复，心阴渐有内充之象。所以脉数渐转缓和，舌苔薄净。再以养心肺，纳肾气。仿《内经》“去疾务尽”之意。

阿胶蛤粉炒，9g　大麦冬9g　南沙参9g　北五味3g　酸枣仁研，12g　煅龙骨先煎，30g　煅牡蛎先煎，30g　七味都气丸分2次吞，12g

7剂（带回）。

按：叶天士谓：“长夏湿令，暑必兼湿，暑伤气分，湿亦伤气。汗则耗气伤阳，胃汁大受劫烁，变病由此甚多。”是案始因伏暑夹湿，表解之后，暑湿郁于少阳胆经，寒热如疟，三候未解，气液耗伤，致损肺肾气阴，变证迭见。肺虚气失肃降，不能通调水道，下输膀胱，水气上凌心肺而为怔忡，喘促，肾虚气不摄纳，关门不利，膀胱宣化失司，上为喘促，下为水肿。又以其水亏火炎，阳络受伤，血从口溢。是以案中用七味都气丸合参蛤散、生脉散、滋肝饮等法滋养肺肾之阴，摄纳肺肾之气，潜降龙雷之火而取效。

陈亦人

喘悸憋闷心力衰，非尽阳虚水饮泛

陈亦人（1924~2004），南京中医药大学教授

心功能不全患者，临床极为常见，如慢性支气管炎久治不愈，累及心脏，则称肺心病；久患风湿，侵及瓣膜，心脏肥大，功能不全，则名风心病；高血压经久不愈，心脏负荷加重，波及心功能，则为高血压性心脏病……是类疾病，多有心悸、气喘、紫绀等症，甚则水肿，进而危及患者生命。

临床上，由阳虚水泛引发的心功能不全患者，治疗当以温阳利水为常法。但疾病的发生发展，常因人因时而变化，若单纯以阳虚不化、水气凌心而释其病机，显然有一定片面性。如四肢厥冷，小便短少，畏寒怕冷，伴见心悸气短，喘促水肿，脉沉细而微，固属阳虚水泛；若手足心热，心烦不宁，头晕耳鸣，小便不利，伴见心悸气喘，脉沉细而数，则属营血不足、阴亏火旺所致也。就心悸而言，阳虚水泛可致之；而阴虚火旺，心脉不通，瘀血闭阻，心脉不畅，亦可致之。水肿一证，阳虚不化，水邪内停，可致水邪犯溢；而阴虚水热互结，亦可致水气不利，如张仲景所创猪苓汤，开滋阴利水之先河，足资吾辈效法。至于喘促气短，阳虚者可致之，阴虚者也同样会发生。由此可见，心功能不全不可概论为阳虚水泛，主要在证候之辨。证之临床，不仅温阳化饮药物可以强心，而滋阴药物亦可强心，故须辨证

论治，疗效方佳。

王某 男，60岁，1988年5月12日初诊。

自诉30年前始患慢性支气管炎，屡治乏效，症状日重，致喘咳心悸，气短痰涌，下肢浮肿。西医诊为肺心病、肺动脉高压症。每年冬季即发，至天气变暖时始缓解，遍服中西药物均乏效。此次发作，已经数月，虽中西药物并进，亦未能缓解。现症：咳喘气促，心悸不宁，心胸憋闷，白睛发红，睡起后更甚，面色黧黑，口唇及手指发绀，舌质红紫、根部有薄腻苔，脉象滑数。证属阴血不足，营分有热。

检视前医方药，皆属辛温刚燥之品，是以效差。治宜养阴和血，清热凉营。

药用：

生地15g 连翘10g 忍冬藤15g 桑皮炙，10g 玄参12g 麦冬12g 生甘草6g 白芍12g 夏枯草10g 制半夏6g

日1剂，水煎服。

服5剂后，患者证情好转，又继服7剂，目红、面黑、喘悸均减，惟胃纳未开，不思饮食。前方去桑皮，加佩兰10g、麦冬增为15g，连服60余剂后，诸症皆除。后因天气突冷，不慎感寒，又以咳嗽、微喘、痰白而黏、目红、面微浮、脉滑数为主诉来诊。脉证合参辨属肺蕴痰热，宣肃失常，故进清化。

桃仁 杏仁各10g 冬瓜仁12g 薏苡仁12g 芦根20g 桔梗6g 生甘草6g 葶苈子6g 牛蒡子10g 桑叶10g 麦冬15g 白芍12g

日1剂，水煎服。

服药5剂后咳止痰净，惟面微浮，手掌紫绀，苔薄腻，脉仍滑数。乃血行不畅之故，于上方去桑叶、桔梗，加益气活血之党参、当归各12g，续服8剂，以巩固疗效。数年来，病未再作。

本案患肺心病数十年之久，此次发作，已历数月，询知前医多按章投以温阳利水刚燥之品，致使病情持续发作不解。四诊合参，显系邪入血分，营血不足，故拟滋阴养血、清热凉营之法治之。药用生地、麦冬、玄参、白芍、甘草等养血凉营，以连翘、夏枯草、忍冬藤、炙桑皮等清心肺经邪热，配半夏之辛以开之，既防诸药滋腻，又能化痰利气。观全方滋而不滞，清而不寒，通络化痰，柔脉舒经，前后共服药 70 余剂，诸症渐除，虽历寒冬，是疾未作。后因不慎感冒，据证辨为痰热蕴肺证，处以千金苇茎汤清宣肺家邪热，配以麦冬、白芍养阴固本，牛蒡子宣肺解表，葶苈子利水降肺。药进 5 剂，咳止痰净。新感既除，故去桑叶、桔梗，加入党参、当归养血益气，以培正气，继服 8 剂而收全功。

中医认为，心功能不全有阴虚（血亏）与阳虚之别。阳虚水泛者诊治较易，而阴虚者往往易被医者忽视，故临证时，须全面考虑，综合全身症状加以分析，尤其是服药情况，更应询问清楚，前后对照，仔细辨证，有是证用是药，如此方可获得满意疗效。

陈亦人

心急尚需调五脏，立断机因莫差迟

陈亦人（1924~2004），南京中医药大学教授

若外患内乱骤至，困扰心主，病情允许，病机病因单纯者，单治心则可；若病机复杂，单从心治往往乏效，当此之时，心主失控，性命攸关，何急如是？定当立断，急调五脏，容不得半点差迟。兹将几十年来对危急心脏疾患治调五脏之经验，陈述于次，以供参考。

通心阳，益心阴，活血脉

适用于病机较为单纯，无明显他脏病变者。一般而言，通心阳多用桂枝，益心气宜五味子、云茯苓、炙甘草，滋心阴多选麦冬、玉竹，养心血活血脉多选柏子仁、炒枣仁、丹参、红花等，用之得当，见效尤彰。

黄某 男，60岁，1971年5月31日初诊。

患者原有冠心病史，1周前因突发心肌梗死而收住入院，经西医对症处理后症状不能缓解，特邀诊治。现症：胸闷心烦，左侧刺痛，头出冷汗，不能卧寐，声音低微，小便短少，大便干结，舌红无苔，脉沉细，左尤甚。证属心阴阳两虚，血脉不畅。治以通心阳，益心阴，活血脉。

云苓 12g　桂枝 6g　五味子 3g　炙甘草 6g　柏子仁 12g　玉竹 12g　丹参 15g　桃仁 9g

3 剂，水煎服。服上方后诸症稍缓，但左胸刺痛、灼痛，大便 6 日未行。上方去玉竹加党参 15g、全瓜蒌 12g、红花 3g，继服数剂，痛减便通。后去蒌仁加生地 30g、紫菀 15g，或加黄芪、知母各 12g，或加莪术 9g、大黄 3g 等，始终遵循通阳益阴活血之法治之，病情日有起色，本须臾不可离氧，渐能起坐，眠食如常，呼吸通畅，胸痛消失，诸症告愈。1995 年 8 月，余又见患者，云自上法治疗后未复发，今已 84 岁，体尚健壮。

宣肺气，化痰瘀，通胸滞

此法常用于肺心病患者有明显咳嗽气喘症状者。宣肺多选紫菀、旋覆花、桔梗等，化痰多以瓜蒌、半夏、枳实，化瘀多以丹参、桃仁、红花，通阳宜用薤白、枳实等。因肺主司诸气，其宗气又能贯心脉，助血行，若肺气一郁，气机塞滞，痰瘀遂生，而痰瘀一成，又阻碍气机，加重病情，致心主受困，心脉不通，故从肺治，每每收效。

费某　女，58 岁。

咳嗽气喘 30 年余伴心悸 6 年，加重 2 周。患者素有慢性支气管炎，经常发作，6 年前继发气喘、下肢浮肿等，被诊为肺源性心脏病，屡医屡发。2 周前，症状加剧，喘息不能平卧，经西医治疗症状不能缓解，特来诊治。

刻下胸闷气喘，端坐呼吸，不能平卧，下肢浮肿，口唇发绀，舌质紫暗、苔后部黄腻，脉沉短小。证属肺气郁闭，心阳失展，痰瘀交阻。治以宣肺气，化痰瘀，通胸滞。

炙紫菀 9g　旋覆花包，9g　全瓜蒌 15g　干薤白 9g　制半夏 9g　炒枳实 6g　紫丹参 15g　桃仁泥 9g

3 剂，水煎服，每日 1 剂半。药后诸症悉减，夜能平卧。上方加茯苓 15g 继服，以巩固疗效。

温肾阳，利水气，安神宫

肾中阳气，主温煦机体，化气行水，为一身阳气之根本。若阳气不足，水必上犯于心而见心疾，故当从肾论治。

仲景先师对此早已有述，如其所创千古名方真武汤，即为温阳利水的有效方，至今仍广泛而有效地用于心脏疾患的治疗。陈老体会，运用此方，尚须随症加减，疗效方著，尤其应注意水湿之邪郁久，每每化热、生瘀，故在真武汤中增入清热、化瘀之品才更取效快捷。

宫某　男，48 岁。

罹患风湿性心脏病 10 年余，经常服药，效果不著，特来求诊。患者面色萎黄，时常心悸气急，脚肿按之没指，右足外踝有鸡蛋大小区域发麻，觉有筋条牵引不能伸直，右腹内侧疼痛，四肢厥冷，小便短赤，有灼热感，苔薄白而腻，舌暗。证属心肾阳虚，水气上逆，湿热下注。观前医所用方药，或温阳利水，或清除湿热，各执一端却不效。治当温清并用，利水宁心。以真武汤合三妙丸化裁。

制附片 15g　桂枝 3g　白芍 15g　苍白术各 9g　薏苡仁 30g　泽泻 15g　防己 15g　黄柏 9g　牛膝 9g　三棱 9g　莪术 9g

服上药 3 剂后，不仅心悸气急好转，腿痛几乎消失，效不更方，上方续服 10 剂，诸症若失。

疏肝气，行瘀血，宁心神

肝为将军之官，主疏泄而调节血液，与心主血脉密切相关。凡血脉瘀阻，心神不定之悸动喘息，亟须调肝，自肝论治，俾肝气调，血脉和，则心神自安。调肝气多用柴胡、枳壳、桔梗，行肝血多在调肝气基础上合用丹参、桃仁、牛膝、生地，益心血、安心神多用当归、枣仁、柏子仁。同时，若久而化热者多用赤芍凉血和血，有心气不足者佐入黄芪，心律不齐者酌用生地、炙甘草，多取良效。

夏某　女，42 岁，1971 年 5 月 5 日初诊。

患者有风心病史 13 年，二尖瓣闭锁不全，又患肝硬化，曾屡医乏效，诸症加剧，西医建议用中药治疗，求治于余。刻诊：胸闷且痛，不能平卧，稍动气喘，面部时时升火，五心烦热，急躁易怒，面唇紫绀，肝剑突下 7cm，肋下 3cm，舌暗红无苔，舌边青斑颇多，脉小涩。证属肝气不调，瘀血内阻，心神不宁。治以疏肝气，行瘀血，宁心神。

方用：

柴胡 6g　枳壳 9g　桔梗 6g　丹参 15g　桃仁 12g　赤芍 9g　生地 12g　柏子仁 12g　牛膝 9g　甘草 6g

每日 1 剂，水煎服，服上方 3 剂，胸部闷痛缓解，紫绀改善，但夜间咳嗽较甚，喉间梗阻。原方去甘草，加百合 15g、紫菀 15g，3 剂后咳喘大减，继以本方稍作化裁，连服 20 余剂，诸症皆平，最后仍以上法略事加减而收功。

奠中州，充脾气，益心主

脾为后天之本，气血生化之源，脾气正常则心血充盈，心有所主。况脾主运化，为生痰之源，脾运欠通，聚湿生痰，致痰瘀阻心，治疗上每当奠中州，充脾气，化痰湿。如张仲景炙甘草汤，即为治疗“脉结代，心动悸”的有效方药，现代仍广泛用于病毒性心肌炎、心脏瓣膜病、冠心病心绞痛、心内膜炎、房室传导阻滞、室性早搏、心房纤颤等心脏疾患。方以炙甘草为君，益脾气，奠中州，通经脉，利血气；臣以人参、大枣，加强补脾益气之功，使脾健血充，心有所主，脉律复常；桂枝、生姜通阳化气；生地、阿胶、麦冬、麻子仁润经益血，故有益气养血复脉之功。脾阳不足，痰饮上乘，每致胸痹。如张仲景《金匮要略》所言：“胸痹心中痞气，气结在胸，胁下逆抢心，枳实薤白桂枝汤主之，人参汤亦主之。”二者一虚一实，自当分辨。实者以枳实、厚朴健脾行气，促脾运化，宽胸中气机，瓜蒌化痰宣痹，桂枝、薤白通阳化痰。虚者以人参补心脾之气，甘草、白术健脾缓中，干姜温中回阳等，俱是从脾入手者。

杨某 男，57岁，1979年5月23日初诊。

胸闷、气短年余，加重1周，曾于1年前患室性早搏，呈二联律，有时呈三联律，甚至四联律，用双嘧达莫片、丹参片有效。1周前，突然加重，而来就诊。刻诊：脉结代，胸闷不适，舌红苔净。证属心脾气血两虚，血行不畅。治心补心脾之气，养血活血。

炙甘草 10g　麦冬 15g　生地 20g　火麻仁 10g　桂枝 6g　甘松 6g　白薇 10g　仙灵脾 15g　党参 10g　九节菖蒲 6g　莪术 10g

每日1剂，水煎服。连进35剂，自觉情况良好，脉迟缓。守原方去火麻仁加败酱草15g，再进10剂后，已无不适，自己停药。至7月19日，又感胸闷，且有停搏，早、晚发作，白天如常。据其发作有时，仿小柴胡义，增入柴、芩以和解少阳。

炙甘草 10g　麦冬 15g　生地 30g　玉竹 15g　桂枝 6g　菖蒲 6g　莪术 10g　柴胡 6g　黄芩 6g　败酱草 15g

水煎服，每日 1 剂。服 10 剂后，症状消失，脉律整齐，上方继进 2 周，以巩固疗效。

上述乃心脏疾病从五脏调治之法。若心病急重，汗出肢冷，神志欠清，心气、元神欲脱者，当急进参附汤，或参附针静脉注射，以温肾阳、固元气，此为中医急症治疗之举措。

（张喜奎　整理）

陈亦人

早搏心动悸，化裁复脉方

陈亦人（1924~2004），南京中医药大学教授

观仲景论治，多重变化，即证变、法变、方药变，必使药与证丝丝入扣。故经方运用，并非一成不变，僵硬照搬。临证之时，患者病情轻重不一，尤于疑难之疾，每每病机错综复杂，即使主机与主证相符，而次要病机，却与论中不符，此时当于经方加减变化，疗效方高。诚如徐灵胎所说："能识病情，与古方合者，则全用之。有别证则据古法加减之。如不尽合，则依古方之法，将古方所用之药而去取损益之，必使无一药之不对证，自然不悖于古人之法，而所投必有神效矣。"唐容川言之犹明仲景凡以某方为主者，皆有加减出入，世谓经方不可加减，皆读书未化之故，须知仲景亦常有加减之方，明明示人加减之法，要在会通其理，然后可议加减。"余深以为然，余意经方运用，当掌握主要汤证，明确配合意义，不拘何经，随证化裁。"《伤寒论》177 条曰："伤寒，脉结代，心动悸，炙甘草汤主之。"是条主证明确，易于理解。现举以炙甘草汤治疗室性早搏所现之心动悸、脉结代两案，以明复脉汤（炙甘草汤）应用之法，以示一斑。

杨某 男，57 岁，1979 年 5 月 23 日初诊。

患者年余前即出现胸闷、气短，自不在意，未予治疗。半年来，诸症加剧，夜半觉心悸，于 1979 年 2 月 21 日于南京市某医院就诊。

经检查血压正常，心率60次/分，心电图示心律不齐，有二联律、三联律、四联律。被诊为频发性室性早搏，经服西药治疗月余无效，又改投中医，服用汤药，合并西药治疗，仍无效验，诸症渐剧，特来求诊。现症：胸闷，阵发性心悸、气短，尤以夜间为著，脉结代，舌红少苔。

证属心气阴不足，心脉瘀阻。治拟养心活血通阳。方以复脉汤化裁。

炙甘草 10g　杭麦冬 15g　细生地 24g　火麻仁 10g　桂枝 6g　党参 10g　甘松 6g　白薇 10g　莪术 10g　京菖蒲 6g　仙灵脾 15g

日1剂，水煎服，10剂。

复诊：6月7日。服上药后，脉律已齐，胸尚闷。药已中的，续宗上法。原方去甘松，加川楝子 6g。20剂，日1剂，水煎服。

三诊：7月9日。证情稳定，无不适。上方加败酱草 15g。15剂，日1剂，7剂水煎服，巩固疗效。

四诊：10月10日。云服上药后诸症消失，即自动停药。上周因感冒，心律不齐又作，黎明或夜晚为甚，舌脉如前。即于前方加入清解之品。

炙甘草 10g　麦冬 15g　生地 30g　桂枝 6g　柴胡 6g　黄芩 6g　玉竹 10g　莪术 10g　京菖蒲 6g　败酱草 15g

15剂，日1剂。水煎服。

五诊：1980年1月10日。云服上药后诸症再度消失，又自动停药。近日来又感胸闷、心悸，以凌晨3~4时为著，难以再寐，苔薄微黄，脉结代。仍当益气活血，滋阴通阳。

炙甘草 10g　杭麦冬 15g　细生地 30g　春柴胡 6g　嫩桂枝 6g　肥玉竹 15g　制莪术 10g　京菖蒲 6g　败酱草 15g　合欢皮 10g

5剂，日1剂。水煎服。

六诊：1980年1月16日。服上药后，心中悸动减轻，余症同前。原方化裁更进，上方去合欢皮，加五灵脂10g、白薇10g，水煎服。本方连服35剂，诸症消失，病告痊愈。

1980年12月5日随访，愈后一切正常，未再发作。

董某 男，34岁，1988年2月25日初诊。

患者月余前突发心悸，即入南京某院诊治，诊为室性早搏，经用西药治疗乏效而来诊。现症：心中阵发性悸动，夜寐盗汗，二便及饮食尚可，脉有歇止，舌红无苔。证属心阴不足。治以养心为主，参以和解枢机。

川百合15g 杭麦冬15g 炙甘草10g 细生地30g 嫩桂枝3g 霜桑叶15g 杭白芍12g 春柴胡6g 大枣4枚

水煎服，每日1剂。上方共服20剂，诸症消失，告愈。

1989年9月28日，患者近因多次饮酒及工作紧张，早搏复发，又觉胸闷，即入南京市某医院就诊，心电图诊断为频发性室性早搏，历进西药，后又增服中药，皆未能控制，故又来复诊。刻诊：阵发性心悸怔忡，心烦，尿黄，舌质深红、苔薄黄，脉数有力，时有歇止。证属心阴不足，心火上炎。治拟滋阴降火，养血宁神。方以炙甘草汤合黄连阿胶汤化裁。

细生地30g 杭麦冬15g 炙甘草6g 制半夏6g 研牛子10g 川黄连3g 条黄芩10g 杭白芍15g 上阿胶化冲，10g 鸡子黄冲，1枚

水煎服，每日1剂。

复诊：10月7日。患者服上药1周，即获显效，诸症若失。复查心电图，基本恢复正常。续服上方10余剂，以巩固疗效，随访至今未复发。

以上两案，同为频发性室性早搏，均以“脉结代、心动悸”为主症，符合炙甘草汤证因机，故治疗均以炙甘草汤为主。但因患者病情

表现不尽相同，因机略有差异，故用方变化亦不相同。

杨某 年事已高，病程较久，且有显著胸闷。瘀血痹阻，阳气失展较为明显，故于炙甘草汤中去阿胶、大枣之壅滞，加入甘松、白薇、莪术、菖蒲、仙灵脾。方以炙甘草补中益气，使气血生化有源，故为主药；党参配甘松，益气健脾，运转脾机，行气开痹；麦冬、生地、火麻仁养心血，滋心阴，以充血脉；桂枝配仙灵脾，温通心阳，合莪术化瘀通脉；菖蒲化痰开窍，配莪术、桂枝、甘松等祛痰化瘀、理气通脉，畅胸中气结；白薇既可防诸药辛温太过，损伤阴津，又能凉血解毒、利湿化痰。

故药进10剂，即有良效，遂以川楝子易甘松，加强理气止痛、通达胸阳之力。

后因感冒复发，乃有外邪之故，故去党参、仙灵脾之补益，加入清解之柴胡、黄芩、败酱草，以宣散外邪，清化肺热。一俟热邪势减，即去黄芩，以防久服伤阳。至于合欢皮之选，乃针对眠差而用，故睡眠改善，旋即去之，守方守法，终获痊愈。

董某 病程较短，且患者体质壮实，除心动悸、脉结代外，突出表现为夜寐盗汗，舌红无苔，乃心阴不足、邪热内郁之证，故炙甘草汤去人参、阿胶、生姜壅补宣散之品，减桂枝用量，加入酸敛之白芍，合桂枝以调和营卫、敛汗和营。入川百合，以助麦冬、生地等滋心阴，养心血，祛心热。增柴胡、桑叶，以开宣肺气，和解枢机，畅和营卫。

服药20剂，诸症消失。后因饮酒劳累，上疾再度复发。此次发作，除心悸怔忡、脉结代外，又见舌质深红、小便黄、脉数有力等，乃火热炎上之征明显，故方以炙甘草汤去桂枝、党参、大枣、麻仁等温补之品，减炙甘草之用量，以防壅遏气机、助火生热之弊。加入黄连阿胶汤，滋阴泻火，入半夏化痰除湿，配牛蒡子清宣上焦邪热。全方合用，则心之阴血得复，上焦邪热得除，故获效神速，再服以巩固疗效，终获彻底治愈。

综上所述，在运用经方时，应灵活机动，依据患者不同情况，恰当配伍，巧妙化裁，以使病、证、法、方、药之间一一相应，丝丝入扣，效果方良。至于炙甘草汤，不过举例而已。是方之疗效，医者共识，即使温病学家，亦无不推崇，于本方去参、桂、姜、枣，加入生白芍，即加减复脉汤，广泛用于温病后期，邪入下焦之证，如吴鞠通所言："在仲景当日，治伤于寒者之结代，自有取于参、桂、姜、枣，复脉中之阳；今治伤于温者之阳亢阴竭，不得再补其阳也。用古法而不拘用古方，医者之化裁也。"此说偏执寒温，但亦不无道理，突出了有是证即用是药，也是对仲景学说的继承与发扬，值得借鉴。

曹永康

风心肿胀，温振阳纲

曹永康（1917~？），镇江医学院教授

风湿性心脏病在全心衰竭时，出现血郁、水停，为胀为肿。胀乃自觉，肿可目测，在施治上应各有重点。窃以为，胀乃血郁，其病机是心血瘀而肝脾（胃）亦有瘀滞，临床以“䐜胀”为主症，病变涉及肝脾两脏，且肝藏血，主疏泄，脾统血，主动，二脏均有调节血行的职能；心病可以累及肝脾，肝脾病则加重心病，在病理上形成恶性循环。肿是水停，其病机为心肾阳虚，水寒气夺，血脉不行，津液留滞，而外溢于肌肤，临床以水肿为主症，病变重心在心肾二脏。据此，笔者析出“血郁为胀”“水停为肿”两端，作为鉴别诊断。

在治疗方面，凡症见脘腹支胀，气壅不舒，心区憋闷，肝区胀痛，面色暗滞，尿少色黄，舌质紫苔腻，脉来涩滞者，此属“血郁则胀”之证。治以疏肝运脾、活血疏滞，方拟党参、黄芪、桂枝、甘草益气温阳、匡扶心衰为基础，再以下组药按症情取舍加减：醋炒柴胡、川芎、香附、生麦芽疏肝理气；白术、枳壳、生鸡内金、砂仁运脾和中；芍药、丹参、桃仁、归尾活血化瘀；煅牡蛎、海藻、昆布、片姜黄软肝疏滞；泽泻、泽兰、生薏苡仁、天仙藤行气化湿。此法能温疏瘀滞，通利二便，消除胀满，使血循得以改善。

若见足跗或全身浮肿，小便甚少，心胸痞闷，气短心悸，唇甲紫绀，腹部板滞，脉象细弦，舌胖淡紫，苔白腻或水滑，此属“水停为肿”之证。治以强心温肾、活血行水为主，方用真武汤加味，取附、术、茯苓散里寒而行水邪，附、芍、姜增血热而和营滞。面色紫绀者，加桂枝、当归以温疏营郁；面唇苍白者，加熟地、黄芪以温补气血；尿少不畅者，加泽泻、泽兰、防己、益母草以化瘀行水。如见下肢清冷，心胸烦热，喘促自汗，肝心虚于上，肾动于下，心气泄越，水寒阳浮，为心衰重症，宜合二加龙牡汤守火养阴；虚阳浮越，加磁石、紫石英、怀牛膝、山萸肉、沉香等纳肾镇摄。

心脏性血郁水肿，在病理及治法上认识水与血的相互关系很重要。此证缘于心阳衰者，阳气虚则血中热度太低，血热低而脉道窒，脉中之血即涩滞不得畅行；血不温则不能蒸气以化水液，水即停滞不行，而渗出脉外，血不利，则为水。故人身血分多于水分，则热度高而脉道利，水分多于血分，则热度低而脉道窒，二者在病机上互为因果。治惟温振阳纲，阳气充复则血热自增，血得温煦则源流自活；血热胜则寒水化，凝集之水液自得宣泄。此说对治疗心脏性血郁水肿，良可启迪吾人思路。

曹永康

心悸怔忡辨治八法

曹永康（1917~？），镇江医学院教授

心主藏神，又主血脉，心脉的搏动，心血的运行，必借心阳之鼓舞及心神之调节，从而主持着正常的心率、心律和血液循环。一旦心阳鼓动式微，心神调节失常，影响了心脏活动规律，则心悸怔忡作焉。临床实践证明，心阳失守，心神失调，对心悸的发生起着主导作用；而心神的调节，体现在阴阳之动静，心阳的煦运，气血之畅遂，因此主张“燮理阴阳，调和气血”，注意方药的双向调节而有所侧重，强调扶阳应在滋阴之先，以此作为治疗心悸之大法。临证时“立足心脏，放眼整体”，注意脏腑相乘，重视体质辨证，审证求因，同病异治。

气血两虚，益气补血助心阳

气虚寒从内生，血少心脉不充，营血不足而心脉急，阳运不振而血行涩，心失所养，则见心悸心慌，不能自主，胸闷少气，自汗神疲，舌淡红苔薄白，脉虚弦而弱等症。治以炙甘草汤为主方。法取桂、甘、参、姜、枣助阳补虚，促进心脏活动力；麦、地、胶、麻滋充营血，增进血液流量；佐以清酒，一以温运血行，一以鼓舞胃气，一以载行药力，具有推波助澜之用。方中桂枝平冲定悸，炙甘草温运经脉，辛甘合用，阳气乃生，为治悸要药，故仲景治悸，首推桂甘。生地黄能增液、散瘀、抗凝，对血瘀脂浊内凝者，用之良佳。本方具有“损其心者，调其营卫之义”。如再加磁石以交济心肾，吸引心气下交于肾，则上下交泰，悸动自安。

心阴不足，滋阴养液充血脉

心脏气阴亏虚，则影响血液供求，阴不涵阳，则心神调节失常，由是而心神失靖，心脉躁急，症见心悸怔忡，动数不静，头昏耳鸣，面时升火，夜难安寐，舌红少苔，脉细弦而数。治以生脉散为主方，配合甘麦大枣汤、百合地黄汤加减。生脉散一补一清一敛，养心益肺，生津敛液，能改善血、氧供求；淮小麦、甘、枣，甘凉濡润，缓急安中，以济心脉之躁急；百合、地黄滋养阴血，润养心肺，以溉心脏之燥。血得养，燥得润，则心脉之急者舒而悸动安。此方润泽滋益，济阴恋阳，有改善心肌营养、调节心神偏亢之效用。如心烦寐梦、舌红苔黄，可加枣仁、黄连；心中憺憺，虚里跳跃，可加磁石、龟甲；阴虚阳亢，则加龙齿、珍珠母。

心阳不振，温阳摄下平冲逆

心阳不振，君火不明，阴寒用事，相火失位，虚阳浮越，震撼灵台，心神失倚，而见心悸忧惕，头晕胸闷，当脐筑动，小腹弦急，下肢欠温，脉虚弦尺露，苔白尖红。此心阳虚而冲气上冒之证。宜用桂枝加龙骨牡蛎汤为主方。取桂枝导阳平冲，强心定悸（欲其通阳化气则用桂枝，欲其温下守中则用肉桂）；芍、草、姜、枣缓急安中，镇护冲脉；龙骨、牡蛎潜阳镇摄，平降冲逆。此方有调整阴阳、安神镇逆之功，凡心阳不足，冲脉失藏，或寒伤冲脉，阴寒上僭，浮阳冲气上逆所致的心悸怔忡，均可在本方基础上加减治之。如心悸神驰，可加枣仁、远志、茯神、磁朱丸；心肾失交可加交泰丸；阳虚较甚，可加附子；损及阴精，可加熟地、首乌、元精石、龟甲。

水气凌心，温肾散寒镇水逆

人身惟阳热无损，血分充足，水道乃行。肾阳式微，下焦虚寒，则水不化气。水气凌心，心阳受困，营阴内虚，故心悸欲得按；水在心下，阳不归根，故头眩身瞤动；浮阳吸肾邪上僭，故脐下筑动。此证心肾阳衰，寒水所困，水气盛而血热微，血热微则心失所养也。治以真武汤为主方。用附、芍、姜和营滞而增血热，附、术、苓散里寒而行水邪，使水气下趋，血热充复，则悸动自平。如脐筑动明显，则合苓桂甘枣汤以护中安冲；头晕目眩，则加龙骨以潜浮阳，牡蛎以抑上逆之水气；气血虚寒，面白无华，则加党参、熟地温补气血；寒水所困，血凝成瘀，面色紫绀，则加泽兰、茺蔚子化瘀行水，但此证阳虚血寒，不胜化瘀重剂。

宗气虚衰，心胃同治建中阳

《内经》谓："胃之大络，名曰虚里，出于左乳下，其动应衣，宗气泄也。"由于脾胃虚寒，生化无能，宗气失荣而气不归原，无以贯心脉，调气息，宗气泄越，上震胸臆，症见心中悸动，波及虚里，按之得缓，劳则更甚，劳则易发，面黄不泽，气短身倦，小腹弦急，脉濡软不耐重按，舌淡苔薄白，此证重在中虚，不能安抚心神。当用小建中汤为主方，以桂、姜辛温扶中阳，草、枣甘温补中虚，芍药和营缓急，饴糖甘润培中，此不足者补之以温，里急者缓之以甘之法。如少气自汗，重用炙黄芪升补气液，固表止汗；如虚羸较甚，怔忡不安，稍劳即发，可合七福饮（人参、熟地、白术、当归、炙甘草、枣仁、远志）酌情加减。

心衰虚悸，回阳镇逆挽脱变

心阳衰微，寒从内起，阴乘阳位，不能正常运行血液，心肌缺血、缺氧，心力衰弱，勉力搏动而济之以数，其症心悸虚数，或憺憺大动，或动而中止，胸闷气促，汗出肤冷，面色苍白，四肢不暖，舌质淡紫，脉虚数或沉微或结代。此阳虚血少而心衰作，阴不抱阳而阳欲脱之重症，急当拟参附龙牡救逆汤加味，用附子温壮充阳；人参大补元气；龙骨、牡蛎、紫石英镇潜摄纳，济阴抱阳；鹿茸、紫河车、肉桂血肉有情之品，温补肾命，精血充则阳回有根。温以振其衰，潜以固其脱，譬之油灯将灭，益以膏油，则火归其原而光焰复明。若突发性心悸而厥脱者，先用独参汤送服黑锡丹以温纳镇摄，培元固脱，或中西医结合救治。

心悸亢进，导赤涤痰制亢害

心悸亢进，火起于妄，烁阴液为痰浊，痰火党援，势炎更张，以致心悸动数如奔马，面色潮红，心前区极度不适，头脑昏沉，烦躁不宁，尿黄臭秽，脉来数疾（西医诊断预激症候群、室上性心动过速）。治以导赤散为主方。取木通降心火，利小便；竹叶清心；草梢泻火；生地（或用元参）养心液，滋肾水，使肾水上承，以济心火之焚；佐以黄连、枳实、丹皮、山栀、竹茹涤痰泄热，以分化痰火之纠结。如舌苔黄厚糙腻，则加胆星、竺黄；心烦口渴，则加枣仁、知母。此证镇降无效，抑则愈亢，惟有因势利导，心与小肠相表里，脏邪假道于腑为出路，此亢害承制之义也。

老年心悸，养心补肾细推敲

诊治老年性病症，首先要重视“体质辨证”。人至老年，肾气即衰，一旦影响心脏功能，而出现心悸怔忡，其病证虽在心脏，辨治应从整体着想。昔人谓：“阳统于阴，心本于肾，上不安者由乎下，心气虚者因乎精。”近人也提出“肝肾精血虚衰，是进入衰老的主要机制；而填补精血，消除疲乏，为防治衰老的主要原则”。可见肝肾不足，对心脏病理变化的重要作用。因此，治疗老年心悸，应以调理气血、燮理阴阳、温养肝肾、填补精血为大法，重视“心肾既济”的生理关系。治用桂枝加龙骨牡蛎汤、生脉散、左归饮、右归饮综合组方。取桂枝汤助阳复脉，促进心脏活力；生脉散生津敛液，改善血液供求；龙、牡镇静潜摄，以调节心神功能，使回复之心律，不致过于亢奋，是为有制之师。益以左归、右归温养肝肾，填补精血，作为抗衰振惫之用，使精血充复，上煦心脏。此方具有桂枝汤之振奋，生脉散之柔静，左右归之温养，龙牡之镇摄，能共成上下相资、心肾既济之功。其次是对老年人生活动态、体力强弱，了解得愈细愈好，从中可以启发思路。如“疲乏”是心悸发作前后的伴有症状，在发病后感到疲乏无力，此心脏起代偿救济之后而疲乏，当补肝，用黄芪、当归、杞子、萸肉、桂心之属，因肝为罢极之本，因工作疲乏而致发病，此乃先疲乏而未能起而代偿；当补肾，用熟地、菟丝子、苁蓉、巴戟、附子等味，因肾为作强之官。辨证虽在几微之间，确能提高疗效。

高濯风

益气扶阳，强心有方

高濯风（1921~　），河北省人民医院主任医师

充血性心力衰竭，据其临床表现属中医学惊悸怔忡、喘证、痰饮、水肿、虚劳等范畴。心病日久，阴损及阳，心病及肾，表现为气血阴阳俱不足，而以心肾阳虚为突出。肾主纳气，精气内败，根本不固，摄纳失常发为喘逆；心肾阳虚，三焦气化不行，水饮泛滥而为水肿；饮邪内停，凌心射肺则见气急喘促不得卧；心气不足，鼓动无力则血脉瘀阻，症见口唇青紫或胁下癥块等。其正虚为本，邪实为标，正气愈虚则瘀阻愈甚，水气愈盛。本病之治，当扶正祛邪，以补虚固本为主，兼佐活血化瘀、行水逐饮以治其标。然对此诸虚不足之证，辛燥易伤阴，阴柔易碍阳，乃遵“劳者温之”“虚者补之”之理，该病主以甘温，益气扶阳，重点为心、肺和肾，兼顾肝脾。高老积多年临床经验，拟定“强心汤”一方，验之临床，疗效极好。

红参　黄芪　山萸肉　葶苈子　丹参　甘草炙

方中红参甘温，气壮而不辛，大补元气，治劳伤虚损一切气血津液不足之证；黄芪甘温，入肺脾，助红参振脾阳以滋化源，补肺气而充百脉，两药相伍，使气旺阳生，共为主药。心苦散乱而喜收敛，张景岳言：“阳统乎阴，心本乎肾，所以上不宁者，未有不由乎下，心气虚者，未有不因乎精”，方用山萸肉酸温质润为辅，滋阴养血，济阴

以应其阳。红参得萸肉大能回归耗散之心气，且能敛汗固脱。丹参舒通心脉，活血化瘀；葶苈子辛开苦降，开肺利窍，下气行水，与丹参同用，旨在使瘀血与水饮同去；炙甘草甘温益气，养心复脉，三者共为佐使之药。全方组成，药只6味，药专力宏，共收益气扶阳、化瘀逐饮之效，使气旺阳生，元气转复，正胜邪退。临证若见肢冷脉微，喘急不得卧者，加附子、肉桂、泽兰；唇甲青紫，胸闷隐痛或肝肿大者，加川芎、红花、赤芍。

常某 男，74岁，1992年10月20日初诊。

患者久患消渴、冠心病，自1986年以来，出现劳累后心悸、胸闷，双下肢浮肿，曾5次住院，长期服用降糖药及扩冠药，间断服用利尿药，病情尚平稳。近1个月来，双下肢浮肿进行性加重，且逐渐延伸，心悸不宁，喘促气短，小便短少，持续胸闷，服上药无效，请高老诊治。患者面色皖白虚浮，舌质暗淡，脉沉细而迟（脉率53次/分）。证系阳虚水泛，拟温阳益气行水法，予“强心汤”加味。

红参9g 黄芪30g 山萸肉15g 葶苈子9g 丹参30g 肉桂9g 制附子6g 泽兰30g 茯苓15g 泽泻30g

7剂药后，浮肿全消，尿量增多，心悸胸闷明显减轻，呼吸平稳，心衰控制。予“强心汤”继服。2周后复诊，心衰无再发，脉率62~74次/分，病情稳定。

石志超

心衰体用俱损，大法扶阳益阴

石志超（1954~　），大连市中医院主任医师

患者　男，62岁，工人。

心悸、胸闷、喘促、浮肿反复发作10余年，经辽宁省人民医院确诊为风湿性心脏病。平时每遇感冒或劳累则病情复发，经西药常规治疗即能得到控制。近半年来体力明显下降，多次住院治疗，经西医常规治疗结合中药真武汤、五苓散合葶苈大枣泻肺汤加减治疗，每能缓解。半月来，患者因劳累心悸、喘促复发并加重，并伴有周身浮肿而住院治疗，经用强心、利尿等西医常规治疗，病情不缓解，又加用中药真武汤、五苓散合葶苈大枣泻肺汤加丹参以温阳益气、化瘀利水进行治疗，病情仍无起色而请会诊。

会诊时症见：心悸不宁，喘促不得卧，倦怠无力，畏寒肢冷，汗出口干，脘腹胀满，食欲不振，小便短少，大便不畅。查体：T 36.4℃，P 132次/分，R 24次/分，BP 100/60mmHg。神志清楚，痛苦面容，颈静脉怒张，颜面浮肿，面色苍灰，口唇青紫，肝大剑突下5cm，质硬，心率152次/分，心尖区双期杂音，舒张期奔马律，双肺底湿性啰音，四肢水肿，尤以双下肢为甚，按之没指。舌体胖大有齿痕，舌质暗淡隐青，苔白花剥少津，脉散乱结代。心电图示：异位心律，房颤，左室肥大及劳损。风湿性心脏病（二尖瓣狭窄合并关闭不

全、Ⅲ度心力衰竭）。

中医诊断：心衰（体用俱损、阴竭阳脱、水瘀互结）。

治法：补气扶阳，益阴固脱，化瘀利水。

炮附子先煎，15g　党参 30g　麦冬 20g　五味子 10g　山萸 10g　玉竹 15g　黄芪 30g　当归 15g　熟地 30g　葶苈子 15g　北五加皮 6g　白术 15g　焦山楂 15g　甘草炙，15g　茯苓 30g

进药 3 剂，尿量明显增多，水肿大消，喘促、心悸也随之缓解，又进药 10 余剂，心衰得到纠正。

中医有关心衰临床表现、治疗等方面的记载，最早可追溯到春秋战国时期的中医经典著作《黄帝内经》中，即从病因病机、临床证候及治疗原则等方面作了记载，以后代有发微，对心衰的论述可谓洋洋大观。但是应当看到，中医对心衰的理论论述虽多，然多散在于各类文献中，缺乏系统的整理。如历代古典医籍之心悸、怔忡、喘证、脱证、水肿、痰饮、心痹、肺胀、厥心痛等章节，但没有明确的中医命名。直至宋·陈师文才首先在《圣济总录·心脏门》中提出“心衰”之病名,《医学衷中参西录》言道：“心主脉，爪甲色不华，则心衰矣。”《小品方》亦言：“从脚肿者，其根在心。”但以“心衰”病名专题论述者却属罕见，这也在一定程度上限制了中医对心衰的进一步研究。笔者的导师著名的中医学家任继学教授曾致力于心衰的研究，并融会古今，明确提出：“中医内科疾病命名也是科研中重要一环。病名要准，全国统一。”他力主中医应恢复“心衰”之命名，形成整套的辨治体系。就读于任师门下，亦曾多受教益。

根据心衰的病理进程，我在临床上将其分为气阴两虚证、阴阳俱虚证、阳衰气脱证、阴竭阳脱证 4 类证候。气阴两虚证，为心气虚弱兼心体受损；阴阳俱虚证，为心气与心体虚损进一步发展，阴阳皆伤；阳衰气脱证，心之体用俱损，阴阳虚衰愈重，阳气已呈脱失之征；阴竭阳脱证，为心之体用已伤极，阴精阳气竭极而虚脱，已成脱竭不复之势。这种分型，反映了心衰从阳气不足发展到阳损及阴、阴损及阳、阴阳衰竭这种量变到质变的病机演变过程。

心衰乃各种心脏疾病发展至危重阶段的最终结局。病至于此，心脏之本体和功用必然都受到损伤，本体是指心脏之阴，功用是指心脏之阳。心脏功用之伤显而易见，而本体之伤隐而难察。所以，人多以阳气虚衰立论治疗心衰，采用参附汤、真武汤等温阳益气、利水消肿之剂。临床也的确取得了一定的疗效，而且在一定范围内，也不失为心衰救急的效法良方。然而单纯运用温阳益气之法治疗心衰，也有偏弊和不足。一者此法救急尚可，而对原发性心脏疾患缺少整体辨治因素，故病情极易反复；二者药偏温燥，恐有耗散、燥竭之弊。因此温阳益气之法可以纳入辨证论治体系，但不可偏执。

心衰之患，心之本体受损，心之功用失司，病变日久，必然导致阴阳俱损，继而阳损及阴、阴损及阳，体用俱损，阴阳均无力相互资生而致阴阳虚竭、两败俱伤，阴阳衰微，终成脱竭之势。心主血脉，心之体用俱损，推动、温煦失职，而致瘀血、痰饮等病理产物内停，因虚而致实。因此，心衰的病理机制可以归纳为“阴阳两虚，体用俱损，本虚标实”。心衰的论治大法可宗“因其衰而彰之”。运用之时，“形不足者，温之以气；精不足者，补之以味”（《素问·阴阳应象大论》）。但具体到临证，还在于精详辨证，灵活运用。切记“无阴则阳无以化，无阳则阴无由生”之理，或温阳为主，佐以益阴；或温阳益阴并调，以冀全功。《景岳全书·新方八阵》所述：“故善补阳者，必于阴中求阳，则阳得阴助而生化无穷；善补阴者，必于阳中求阴，则阴得阳升而泉源不竭。”这段论述明确阐述了温阳益阴药物临床配伍的辨证关系，深得个中奥旨，临证足资取法。

心衰之心悸、怔忡，不同于惊恐、痰火所致者，其本质乃因心肾阳气亏虚、阴血不足所致。心悸之新暂者，多为宗气虚衰，其来也渐；怔忡之积久者，必为元气亏竭，病痼疾深。虽然心衰之心悸、怔忡亦可兼夹痰饮、瘀血，但论治之时必当重在辨证以求本，以补虚为基本治则，尤其重在调补心肾两脏。一者，心衰乃心体受损，心用失司之病，心衰之为心悸、怔忡补心、荣心乃为正治。二者，心衰之患，整体受累，“五脏之伤，穷必及肾”。肾元虚竭，则人身之真阳不能化，阴血无以生，皆可致心体失养，心气内竭，血行不畅，瘀血在心，而成心衰顽疾，发心悸、怔忡之症。所以补益肾脏阴阳乃治疗本原之途，况“欲补心者，必先实肾；欲补肾者，必先守心”。心肾同治，阴阳并补，顽疾可愈。

心衰之喘促、气短，有别于其他肺病，临床观察心衰之喘，见症多为呼吸短促，难以为续，深吸为快。轻则短气而喘，动则尤甚；重则喘逆倚息，不得平卧，若气欲断，惊恐莫名。病至心衰之时，心之体用俱损，气血阴阳皆伤，脏腑肢身皆受所累，其病本乃真元虚竭，故所做之喘促实为虚喘。其中以肾元虚惫，精气内夺，失于摄纳，尤为主要因素。《医贯·喘论》曰：“真元耗竭，喘出于肾气之上奔。”综上所述，心衰之喘促、气短，临床治疗大法，当以求本固元为主，兼以调补心、肝、脾、肺，以竟痊功。

详析心衰之水肿，多起病缓慢，其来也渐，易反复出现，或多有长期轻度浮肿史，其肿多先起于足部，渐至身半以下，按之凹陷不起。为病甚者，亦有周身浮肿者。从此例患者的临床表现来看，证属“阳气虚衰，水湿内盛，瘀血阻络”似无疑义，而且此前服用温阳益气、化瘀利水方药病情每能缓解，惟有此次发病再用药却无效，其原因就在于对心衰水肿的病理机制认识上有所偏颇。心衰病变早期，多以阳气虚衰、心用失司为主，阴伤轻浅，心体受损不明显，因此单纯温阳化气利水或可取效一时，然亦有弊端和不足，病情多易反复，水肿消而易起。心衰病变日久，阳损及阴，阴损及阳，阴阳双方均无力相互资生，结果两败俱伤。心衰重症之水肿，乃心肾阴阳俱损，阴虚不能化阳，阳虚不能行阴，而致气化不利。阳虚所致气化不利多为人所重视，阴虚也可以导致气化不利则每易被人所忽视。

本例患者之所以最后能取得较好的疗效，就是因为在扶阳益气的同时，还注意到益阴填精之品选用，阴阳并补，使气化得行，水肿得消。有关此理，张锡纯之《医学衷中参西录》中记载有“宣阳汤”“济阴汤”二方轮流服用以治疗阴阳两虚之水肿、小便不利，便是明证。

刘渡舟

心虚失养被邪干

刘渡舟（1917~2001），北京中医药大学教授，著名中医学家

心虚失养心悸

一、心阳虚

1. 阳虚作悸

心属火脏，而又上居于胸，胸为阳，火亦阳，两阳相合，故心为“阳中之太阳”。由于阳气主动，阴气主静，故心脏能不息地搏动，从生到死，莫不以阳气为先决条件。故心主血脉与神志，也无不与阳气的主导作用有关。如果离开了阳气，则心就停止了搏动，而血脉不流，神志消灭，也是不言而喻。

为此，凡是由于各种原因，损伤心之阳气，例如：治疗上的发汗过多；或者过服苦寒之品，而内戕阳气；或因年老阳虚，以及禀赋素弱等等，皆可发生心阳虚的心悸证。

治当甘温扶虚，以补心胸阳气，方用桂枝甘草汤。

桂枝 12g　甘草炙，6g

本方桂枝色赤又气味辛温，故能上补心阳之虚，而温养血脉之

寒；佐用甘草，意在桂甘相合，使其辛甘化阳，益气暖胸，温畅血脉，俾心肌得养，则心悸自安。此方妙在药味单捷，又要一次服完，则药力专一，而直达病所，发挥疗效。

《印机草》载马元仪治一妇，病经一个月，而脉虚浮，自汗恶风，此卫虚而阳弱也，与黄芪建中汤1剂汗遂止。……越一个月，病者叉手自冒心间，脉之虚濡特甚，此汗出过多而心阳受伤也。仲景云：发汗过多，病人叉手自冒心，心下悸，欲得按者，桂枝甘草汤主之。与一剂良已。

2. 阳虚心悸烦躁

若以上阳虚心悸，而又兼见烦躁不安等症，乃是阳虚而心神不潜敛的反映，治应补心敛阳、镇静神气，方用桂枝甘草龙骨牡蛎汤。

桂枝 6g　炙甘草 6g　龙骨 12g　牡蛎 12g

本方用桂枝、甘草温补心阳之虚；龙骨、牡蛎潜敛神气而镇静安心。

宋君与余同居一院，时相切磋医学。一日宋忽病心悸，悸甚而神不宁，坐立不安，乃邀余诊。其脉弦缓无力，舌淡而苔白。余曰：君深夜写作不辍，而不知休息，日月相继，内耗其心，心阳虚浮，则神气不敛，故病心悸、烦躁，应摒弃笔砚之劳，而服甘温之药方。

3. 心悸烦躁手足厥冷

夫阳虚之心悸，若下使肾阳亦虚，兼见烦躁而手足厥冷，脉沉而舌淡者，则少阴上下皆虚，治当心肾同温，上下兼顾，方用茯苓四逆汤。

茯苓 12g　人参 6g　炙甘草 6g　附子 12g　干姜 6g

本方用茯苓、人参以补心气，附子、干姜、炙草（即四逆汤）以温肾阳。务使心肾之气内充，而水火既济，则心悸烦躁手足厥冷等症自已。

余在临床，治心阳虚而阴邪滋盛，症见手足发冷，胸气短，尤以入夜为甚而窘急，则非氧气而不能解者，每于上方加桂枝 9g、生姜 9g、大枣 7 枚，减去干姜，服之多效。

4. 心悸气冲胸咽

上述之阳虚心悸，亦可兼见气从少而上冲胸咽，面翕热如醉酒状，头目为之眩晕，则为阳虚于上，阴乘于下所致。其脉弦而带结，按之无力，舌嫩苔白。治当温补心阳，纳气归根，方用苓桂味甘汤。

茯苓 12g　桂枝 10g　五味子 10g　甘草炙，6g

本方桂枝配甘草则温补心阳；桂枝配茯苓则下气消阴；桂枝配五味子则潜阳于下，而使龙归大海，其气自敛。

在昌黎县曾治 1 例风湿性心脏病患者，住某医院，男性，年已 60 岁余。其症为心悸头晕，面红如醉，自觉少腹有气上冲胸咽，冲时心悸与头目眩晕为甚，并且手足发冷，而治疗无效。时届年末，腊鼓频催，思乡之情油然而生，患者欲出院回家过年，然病情不减，心殊焦急。友人严君挽余诊治，其脉弦而结，舌质淡嫩，苔则薄白。此证为心阳上虚，导致气冲于上，反映了心肾阳虚而气不得潜藏。然脉弦为阴，易动水饮，传为阳虚，反使阴上，此亦病情之常而势必然。治法必以扶阳消阴，而后气方可平。

药用：

桂枝 10g　肉桂 3g　茯苓 12g　甘草炙，6g　五味子 10g　紫石英 10g　人参 6g

此方共服 8 剂，则所患诸症有明显好转，乃出院返家。

5. 心悸呃逆

阳虚的心悸，亦可伴发呃逆之症。这种呃逆，为心肾两虚、肾气不潜之所致。然呃逆之发，有的气从下来，冲口作声而出，亦有气呃至半及胸而还，不能冲口而出，这时则使人憋闷殊甚，痛苦莫可言喻。治应心肾两温，纳气归根，方用都气汤。

熟地 30g　山萸肉 10g　山药 10g　丹皮 6g　泽泻 6g　茯苓 6g　肉桂 6g　五味子 6g

本方用六味地黄汤以滋肾水，加肉桂于水中补火，以温阳气之虚，加五味子酸收，敛气归根，以摄气冲。

刘某　女，23 岁。

症为心悸而脉结，不时作呃。如气能呃出，则心胸为快，如不呃出，或及半而罢，则憋闷难忍。辨为心阳虚作悸之证，初投苓桂剂类，有效而不巩固，乃改用都气汤（《医宗金鉴》方），另加人参扶虚养气、定悸安心。服至 3 剂则呃止，6 剂而悸平，后以苓桂味甘汤巩固。

二、心阴虚

1. 阴虚作悸

患此证者，每因青灯奋读，劳神少寐；或用心不息，而阳用过极；或因情志之火内伤其阴，则心失阴血之养。阴不制阳，阳气浮动，血脉不调，心律不齐，而发生心悸。本证表现：心悸而烦，失眠少寐，口舌生疮，脉来细数，舌红少苔。

治当滋补心阴、凉血清热，方用补心汤。

补心汤方

生地 12g　玄参 10g　丹参 10g　天冬 6g　麦冬 10g　柏子仁 10g　当归 10g　酸枣仁 10g　远志 6g　茯神 10g　党参 10g　桔梗 3g　朱砂粉另包分冲，1g　五味子 3g

本方用生地、玄参、天冬、麦冬以滋心阴之虚，丹参凉血清心，柏子仁润心定志，茯神、远志安神养心，酸枣仁、五味子敛阴潜阳，当归补血，党参益气，朱砂镇心而有灵，桔梗载药以滋心阴。

李某 女，21岁。

因考大学，温习功课，日夜相继，孜孜不息。一日心悸殊甚，而心烦意乱，夜不能寐，未几则口舌烂赤，乃求余诊。其脉细数，舌光红无苔，问其月事，称先期而至。余辨为心阴虚而火动。先以黄连阿胶鸡子黄汤，泻南补北，以杀心火之炎，续用补心汤滋养心阴，10余剂而获愈。

2. 阴虚阳亢

若阴虚之心悸，而续发厥阴心包风阳发动，则症见心中憺憺大动，头目眩晕，行路不稳，耳鸣如蝉，肢颤手麻，心烦少寐，脉细而弦，或带结象，舌则光红似锦，无苔可言。

治当滋阴补血、平息风阳，方用三甲复脉汤。

三甲复脉汤方

龟甲15g　牡蛎15g　鳖甲15g　麦冬30g　生地30g　阿胶10g　白芍12g　甘草炙，12g　麻子仁10g

本方用了大队有情之品，滋阴息风，功大力专。其中如阿胶之甘，龟甲、鳖甲、牡蛎之咸，直走肝肾峻补其阴，又配以麦冬、生地、白芍大滋心肝之阴；麻仁润燥以通幽，甘草扶虚而化赤，诸药配合，相须相成，共奏息风定悸之功。

湖北郑某 男，58岁。

素有高血压病史，一日因搓干辣椒，辣气透鼻，即觉头甚晕，继而心悸不休，从此，不敢在田埂上行，不敢靠近床边睡，违之，则有跌倒之虞。切其脉弦细而结，视其舌红绛而无苔。

从其脉证分析，辨为心阴虚、阳动化风之证，则已非补心汤所能已。为疏三甲复脉汤而加芍药、坤草、牛膝等血分药，服至廿余剂，其病方瘳。

三、心之气血阴阳两虚

1. 心脾气血两虚

此病由于思虑过度，或在亡血之余，心脾气血两虚，不能奉养心主，则发为心悸，并伴有周身无力，饮食不馨，精神恍惚，甚或健忘等症，其脉濡缓无力，面、舌色白，夭然不泽。

治当温补心脾、气血两顾，方用归脾汤。

归脾汤方

白术 10g　人参 10g　黄芪 10g　甘草炙，10g　当归 10g　茯神 10g　远志 6g　枣仁炒，12g　龙眼肉 12g　木香 3g　生姜 3 片　大枣 3 枚

本方用白术、人参、黄芪、甘草补心脾之气；当归、龙眼肉补心脾之血；茯神、远志而有宁心之妙；炒枣仁则补肝安魂，有治失眠之功；所奇者用一味木香，既可补而不滞，又可通脾奉心，以发挥诸药之疗效。

许某　女，32 岁。

其父因病逝世，悲恸之余，又虑家庭生活，心绪万千，因而患心悸。终日痴坐，两目直视，而夜不成寐，饮食俱废，延迟 1 个月有余，形销骨立，卧床不起，切其脉弦出寸口，舌苔薄白，而默默不言，辨为肝气抑郁而脾气不和之证，乃书逍遥散原方加香附、郁金，药后神情转佳，饮食有进，惟苦不成寐，心悸不安，乃改用归脾汤加白芍、蒺藜，于土中伐木，服至十数剂，心悸不发，夜已能睡，逐渐康复。

2. 心之阴阳两虚

心阴阳两虚证，每续发于各种心脏病中；亦可发于虚人受邪，内震心宫，而脉来结代，心脏动悸不安；或见少气而烦，大便秘结，心神慌乱，不能自主等象。考心悸之病，其脉未必皆结，惟心阴阳两虚

证，脉必见结代为验。如脉不结代，则又另当别论。

治当益气养血、阴阳双补，方用炙甘草汤。

甘草炙，15g　人参 10g　麦冬 30g　生地 30g　桂枝 10g　生姜 10g　大枣 15 枚　阿胶烊化，10g　麻子仁 10g

用清酒与水各半，浓煎，分 3 次服，令 1 日尽。

本方炙甘草、桂枝以补心阳；麦冬、生地以滋心阴；人参补脏以复脉；阿胶育阴而滋血；麻仁润燥以缓胃肠；姜、枣和中而调荣卫。从其药物组成分析，虽云阴阳两补，但补阴之力大于补阳，不可不知。

张姓农民　在徐水县门诊初诊。

患风心病已数年之久，最近心慌、心跳，悸动不安。切其脉结，视其舌苔薄白。辨为阴阳两虚证，书炙甘草汤原方。未几余由河北返京，此事忘于脑后。值春节前，该患者竟来北京，觅余住处，叩门求见，始知患者共服炙甘草汤 100 剂余，不但心慌、心跳得愈，而风心病也大有改进云云。

心被邪扰作悸

心被邪扰作悸，大致有四种情况可以发生。

一、因惊作悸

《素问·灵兰秘典论》说："心者，君主之官也，神明出焉。"据王冰注："任治于物故为君主之官，清净栖灵故曰神明出焉。"若一旦突然受惊，则神浮气乱，心主不能自持，因而产生心悸。此证的特点，心悸不安，胆小善畏，睡则做噩梦，惊叫而醒，身出虚汗，六脉弦而小数，或见动脉之候，舌苔薄白而润。

朱砂安神汤方

人参 9g　龙齿 12g　珍珠母 30g　茯神 10g　远志 6g　炙甘草 6g　当归 10g　朱砂粉另研分冲，1g

本方用人参、当归以补正安魂；龙齿、珍珠母潜敛心神内返；茯神、远志有宁心安神之功；炙甘草补心脾而和血脉；朱砂镇惊定悸而使神宁梦稳。

陈某　年 11 岁。

读书不用功，贪玩耍而又淘气。一日触动父怒，呵责之余，又加打骂，因而受惊，见人则两手抱持不放，两眼发直，观其症状使人为之焦急。

切其脉弦，印堂呈青色，肌肉时颤，余知为惊而伤神之证，乃用小剂朱砂安神汤，又吞服牛黄镇惊丸而愈。

二、痰热扰心作悸

此证每因气郁不畅，积久化热生痰，痰热相因，则犯胆扰心，发为心悸之变。

症状：有口苦，呕吐，心悸且烦，胆小善畏；或兼见“三幻”症状（即幻见、幻闻、幻觉），脉弦而舌苔白腻。

治当清热化痰，以定惊悸，方用温胆汤。

半夏 12g　茯苓 12g　竹茹 12g　生姜 12g　枳实 9g　橘皮 9g　甘草 6g

本方半夏、竹茹清化痰热之邪；橘皮、枳实利气行津，以散痞结；茯苓宁心利水以消生痰之源；生姜健胃止呕，以散水饮之结；甘草扶正而和诸药。

李某　36 岁。

患心悸易悲，失眠而多惊，口苦，时欲呕吐，头目眩晕，心胸发闷，问其月经则先后不定期，切其脉弦而滑，视其舌红而苔腻。

综合以上诸症，辨为气郁生痰、痰热扰心之证，为疏柴芩温胆汤，凡20余剂始安。

三、膈饮犯心作悸

此证因膈间停饮，饮为阴邪，必来搏阳，故有心悸不安、心下痞满、呕吐、头目眩晕等症，则脉弦、舌水滑，亦势必然矣。

治当渗饮于下，涤痰于中，方用小半夏加茯苓汤。

小半夏加茯苓汤方

半夏 15g　生姜 20g　茯苓 30g

本方以小半夏汤温涤痰饮而治呕吐；茯苓淡渗利水，以消膈间之饮，使邪从小便去。

王某　男，26岁。

心悸头眩，重则呕吐，曾服中药数十剂不效。余其舌水滑欲滴，脉弦而直，乃辨为膈间水饮作悸之证。与小半夏加茯苓汤，而不增减一味，服药后则小便畅通，形如肥皂沫高出尿液面，亦云奇矣，然其病竟愈。

四、水气凌心作悸

水气凌心的悸证，是水阴之邪、上犯心阳的一种病变。其证的特点是气从心下上冲心胸，而心悸胸满，短气，头目眩晕，脉则沉弦，舌苔水滑而白，而质则淡嫩，方用苓桂术甘汤方。

茯苓 15g　桂枝 10g　白术 6g　甘草炙，6g

本方桂枝配甘草以补心阳；桂枝配茯苓则利水、通阳、下气；茯苓配白术，则利水消饮；茯苓配甘草，则扶虚宁心；甘草配白术则又有崇土制水、扶正祛邪之美。药只四味，变化万端，相须相使，以尽治疗之长。

陆某 男，42岁。因患冠心病心肌梗死住院，经治2个月，病情未减。

形体肥胖，患者冠心病心肌梗死而住院，救治2个月有余，未见功效。现症：心胸疼痛，心悸气短，多在夜晚发作，每当发作之时，自觉有气上冲咽喉，顿感气息窒塞，有时憋气而周身出冷汗，有死亡来临之感，颈旁之血脉又随气上冲，心悸而胀痛不休。视其舌水滑欲滴，切其脉沉弦，偶见结象。刘老辨为水气凌心，心阳受阻，血脉不利之水心病。

处方：

茯苓30g 桂枝12g 白术10g 甘草炙，10g

此方服3剂，气冲得平，心神得安，心悸、胸痛及颈脉胀痛诸症明显减轻。但脉仍带结，犹显露出畏寒肢冷等阳虚见证，乃于上方加附子9g、肉桂6g以复心肾阳气。服3剂手足转温，而不恶寒。然心悸气短犹未痊瘳，再于上方中加党参、五味子各10g，以补心肺脉络之气。连服6剂，诸症皆瘥。

本案冠心病为水气上冲所致，刘老名之谓“水心病”。总由心、脾、肾阳虚，水不化气而内停，成痰成饮，上凌无制为患。心阳虚衰，坐镇无权，水气因之上冲，则见胸痛、心悸、短气等心病证候。临床辨识此病，当注意色、舌、脉、证的变化如下。

望色：多见面色黧黑，此为“水色”。病重者，在额、颊、鼻柱、唇周围、下颏等处，或皮里肉外出现类似“色素沉着”之黑斑，名为“水斑”。

察舌：舌质淡嫩，苔水滑欲滴。

切脉：或弦，或沉，或沉弦并见，病重时见脉结代或沉伏不起。

辨证：①有水气上冲之候。病人自觉有一股气从心下上冲胸咽。②胸满，夜间为甚，遇寒加重，多伴有咽喉不利，如物梗阻。③心悸，多发于晨起、夜卧、饮食之后，或伴有左侧颈部血脉胀痛。④短气。表现为动则胸闷发憋，呼吸不利，甚则冷汗而出。

治疗水气上冲之“水心病”，首选苓桂术甘汤。本方《伤寒论》用治“心下逆满，气上冲胸，起则头眩，脉沉紧”。《金匮要略》用治“心下有痰饮，胸胁支满，目眩”等水气凌心射肺的病症。苓桂术甘汤有两大作用：一是温阳下气而治心悸、胸满；二是利小便以消水阴而治痰饮咳逆。方中茯苓作用有四：一是甘淡利水，二是养心安神，三是助肺之治节之令，四是补脾厚土，为本方之主药。桂枝作用有三：一是温复心阳，二是下气降冲，三是通阳消阴，亦为本方之主药。桂枝与茯苓相配，则温阳之中以制水阴，利水之中以复心阳，二者相得益彰，缺一不可。白术补脾，助茯苓以制水，炙甘草温中助桂枝以扶心阳。药仅四味，配伍精当，大有千军万马之声势，临床疗效惊人，尤治“水心病”一证，可谓独树一帜。

路志正

心律失常，从湿论治

路志正（1921~　），中国中医科学院主任医师，国医大师

古代医家对湿邪侵犯心脏，伤及血脉等证早有认识，在《医方类聚·诸湿门》中就有“天之阴雨宿雾，地之山泽蒸气，人或中之，必溢于血脉”的论述。当前，随着我国现代化工业的发展，外湿之邪已不限于冒雨雾露或居处卑湿，久劳于水中作业和潮湿环境，而高温作业或暑热天气，汗出溱溱之时，突以电风扇取凉，或乍入设有空调、冷风的房间，致冷热悬殊，温差较大，机体难以骤然适应，则腠理闭拒，卫气被遏，汗湿濡衣，成为贼邪，乘虚而入，内舍于心；内湿之成，多缘脾胃运化失常，正如《医贯·湿论》所云：“有太阴脾土所化之湿，不从外入者也。”嗜食肥甘饮冷以致脾胃受损，中阳式微，湿浊内生，肠胃病日见增多。由于湿邪弥漫，胸阳不展，痰浊中阻，郁滞心脉而血运不畅，均能导致心律失常的发生。

纵观湿邪引发之心律失常，多有以下特征：

（1）湿为阴邪，易伤阳气。

（2）湿为标，心脾气虚为本。

（3）湿邪侵淫心脉，阻滞气机，故患者除常见胸闷、心悸外，还兼见脘痞、腹胀、纳呆、嗳气、口黏、口干不欲饮、大便溏薄不爽、脉濡，化热则见苔黄腻、脉濡数等证候。

（4）湿性黏腻，故病情缠绵不愈。

（5）各种类型的心律失常均可见到，但以期前收缩为多。

湿邪所致之心律失常，病因病机复杂，病情兼夹，本虚标实，涉及心、脾（胃）、肝、肺等脏腑相兼为病。在治疗时须根据湿邪致病特点，缓缓图治，既不可早进补益，又不可骤然攻逐，而选用恰当的治浊湿方法。

化湿法，余首重叶氏《临证指南医案·卷五·湿》华岫云所说："若湿阻上焦者，用升提肺气，佐淡渗通膀胱，是启上闸，开支河，导水热下行之理也。若脾阳不运，湿滞中焦者，用术、朴、姜、半之属以温运之，以苓、泽、腹皮、滑石等渗泄之……其用药总以苦辛寒治湿热，以苦辛温治寒湿，概以淡渗佐之，或加风药。甘酸腻浊，在所不用。"堪为精辟之论，符合临床实际。但湿邪侵袭之后，同样可因人之体质禀赋而从化，如素体阳盛之躯，易从热化，而成湿热之候；阴盛之体，易从寒化，而成寒湿之证。为此，在临证中，还应辨明湿与热孰多孰少，抑或相等，始能立法处方遣药，提高疗效。

余对湿滞心脉之心律失常，常以宣、化、渗三字统之，宣即开宣上焦，芳化中焦，调畅气机，渗利下焦，使邪有出路。化热则佐以芩、连、茵陈等清热之品。以肺主治节，朝百脉，相傅之官，肺气得宣，有利于协助心主推动血脉之运行；芳香化浊，理脾怯湿，则能斡旋中气，升降正常；渗利湿热，从小便而去，往往三焦同治，而收事半功倍之效。以湿性弥漫，常充斥三焦，湿阻上焦，壅滞心脉，则见胸闷，心悸，喜太息，隐痛不适；湿蒙清阳，则兼见头重如裹，昏蒙不清；湿阻中州，则见胃脘痞满，恶心欲吐，纳呆，口黏，口干不欲饮；湿阻下焦，则神困肢倦，溲短色黄，小便不畅，口苦，心烦；在肠则便下不爽，甚或有黏液，面生痤疮……。总之，浊邪诱发之心律失常，其见症虽然多端，而其机制则一。初期则多有表湿、里湿之见症；而中后期则多成湿热之候。余窃思，学古为了博今，所谓圆机活法，善于变化，始能适应当前生活节奏紧张之人。用药以轻灵为贵，中病即止。因芳化太过易化燥伤阴，渗利失当反致伤津耗液。湿邪一化，少事巩固之后，即宜佐以补益，所谓谨守病机，求其所属，自能桴鼓相应，药到病除。兹举3例，略述心得。

李某　男，68岁，干部。病历号204330。1989年12月8日初诊。

患冠心病、阵发性窦性心动过速15年，间断发作。平日常感胸闷，脘痞，纳呆，神疲，夜寐不安。经用普萘洛尔、安定等药，一度好转。惟近两月来，心下悸动日甚，精神困顿，头晕，恶心欲吐，腹胀便溏，诸症交作，因血压低，普萘洛尔不敢久服，遂延余治之。

初诊：面色垢晦，神疲肢倦，脘痞，纳谷欠馨，头晕目眩，夜不成寐，便下溏薄不爽，心情烦躁，表情焦急，舌淡红、苔白而腻，脉沉数。心电图示：窦性心动过速，心率128次/分。血压109.5/60mmHg。

脉症合参，乃脾虚运迟，湿浊内生，土壅木郁而成。治宜运脾化湿，疏肝宁心。

太子参10g　白术炒，10g　谷麦芽各15g　神曲炒，12g　桔梗6g　防风6g　生白芍12g　夜交藤15g　生龙牡先煎，各20g

水煎服。6剂。

方中以太子参、炒白术、莲肉健脾益气养心；砂仁醒脾化浊，薏仁以淡渗利湿，谷麦芽、炒神曲健脾祛湿；防风既能祛风胜湿，又能疏肝解郁；桔梗载药上浮，以宣通气血；白芍、夜交藤、生龙牡以柔肝安神。诸药合用，共奏运脾化湿、疏肝宁心之效。

复诊：1989年12月14日。药后纳谷稍增，大便稍成形，余症如初，舌脉同前，既见效机，守方不更，再进6剂。

三诊：1989年12月21日。药后心悸减轻，诸症见缓，夜寐转安，精神见振，面露喜悦，舌淡红、苔白略厚，脉来沉而小数。宗前法稍事变通续进。

太子参 10g　白术炒，10g　茯苓 15g　山药 15g　薏仁 15g　神曲炒，12g　莲肉 12g　防风 9g　柏子仁炒，10g　莱菔子炒，9g　玫瑰花 10g　生龙牡各 20g

水煎服。10 剂。

四诊：1990 年 1 月 4 日。近来病情大减，精神大振，面色转红润，垢晦全退，纳馨便调，眩晕亦杳，心悸未作，心率恢复至 80 次 / 分，血压 135/85mmHg。嘱其节饮食，调情志，适寒温，忌恼怒，适当进行太极拳、气功等轻微锻炼，将息为安。

李某　男，31 岁，编辑。病历号 033585。

患者胸闷、心悸 3 年有余，加重 6 个月而收入住院。

1985 年 7 月，在无明显饮食不洁史的情况下，出现腹痛腹泻，里急后重，伴黏液血便，日 10 余次，即至某医院就诊，经血培养为沙门菌感染，给予黄连素等药，服后效果欠佳，因工作忙，未再进一步检查治疗。1 个月后开始发烧 39℃左右，寒战，伴皮肤红疹，心慌，气短，乏力，而住院治疗。检查发现频发室早，肝 GPT 偏高，住院月余，症状无缓解，先后在四川、重庆等地医院住院治疗，诸症轻缓而出院。1988 年 4 月，突然胸闷，左侧胸背剧烈疼痛，伴窒息感，先后在武警医院、人民医院就诊，确诊为“左侧胸膜炎，少量胸水”，而用异烟肼、链霉素治疗，2 个月后，出现头晕如坐舟车、手足麻木、耳鸣等毒副反应，此时胸水已消，胸膜稍肥厚，右上肺有 3 个钙化点，遂停用抗结核药，而用肌苷等静脉滴注，以营养心肌，中和链霉素的毒性反应。10 天后，又现心慌、恐惧感，以夜间为甚，心电图示频发室早，二联律、三联律，服盐酸美西律片、普罗帕酮等药效果不佳。10 月 18 日饮食不慎，食香蕉后右下腹疼痛，剧烈腹泻，伴黏液血便，里急后重，寒战，查大便有红、白细胞，曾用庆大霉素、黄连素等药。

目前主要症状：胸闷心悸，头晕乏力，盗汗，四肢厥冷，口干纳呆，腹胀腹泻，日 3~4 行，且伴有里急后重，舌暗有紫斑、苔白腻，形体消瘦，脉细弱。中医诊为心悸（心阳不足）、泄泻（脾肾阳虚），治以温阳益气、健脾通络之剂。1989 年 1 月 6 日，患者腹泻频作，辨证为寒热错杂、虚实兼夹，治以乌梅丸加减，至 1 月 26 日，大便仍日行 3~4 次，伴有黏液，心悸频作，于 27 日约余会诊。

患者形体瘦削，面色萎黄不泽，舌质暗、两侧有紫斑、苔薄黄而腻，大便日泻 3~4 次，里急后重夹有黏液，为手阳明湿热内蕴，气血失和所致。病程虽久，腑滞未除，仍宜清理大肠湿热、调气和血导滞。

葛根 18g　秦皮 10g　白头翁 15g　败酱草 12g　大黄炭 6g　乌梅 6g　白芍炒，15g　广木香后下，9g　炮姜 6g　甘草 6g

水煎服。7 剂。

第二次会诊：1989 年 12 月 16 日。药后大便成形，小腹及脐周作痛虽减而仍有微痛，精神见振，早搏每于午饭后增多，舌体胖、苔白厚而黏腻、舌质两侧瘀斑稍退，脉细涩。为病久体虚，正气不足，脾胃湿热运化无权而成。治宗前法，佐入益气健脾之品。

太子参 12g　苍术炒，10g　川朴 10g　葛根 12g　秦皮 10g　薏仁炒，18g　乌梅 12g　炮姜 6g　鸦胆子另包，16　桂圆肉另包，6g

水煎服。

治以此方为主，稍事加减，并配合中药灌肠，患者诸症好转，精神见振，除胸闷偶作外，别无不适，而于 3 月 25 日出院。

颜某　男，26 岁。在读研究生。病历号 205510。

心律失常，频发室早年余，近半年来日渐加重，病前无感冒发热等诱因。病后查抗“O”、血沉、肝功、心肌酶、血清免疫指标等均在正常范围内。经服普罗帕酮 0.15g，4 次 / 日，曾一度缓解。半年来劳累后加重，两月前于阜外医院行 M 超声，X 线，T_3、T_4 检查，未见异常，住院治疗 1 个月，效果欠佳而出院，又到北医三院等请中医诊治，曾服炙甘草汤、菖蒲郁金汤、瓜蒌薤白桂枝汤加黄芪、丹参等 40 余剂，仍见效甚微，遂来我院就诊。

初诊：1990 年 5 月 30 日。心悸怔忡，频频发作，精神萎靡，四肢酸困，气短乏力。素有慢性胃炎史，脘闷腹胀，嗳气，呃逆，吞酸，口苦，口干而黏，渴不欲饮，纳谷一般，二便尚调，夜寐梦多，心烦不安，舌红体胖、舌面黄腻苔满布，脉结涩。心电图示：心律失常，频发室早，四联律。

观其脉症，属湿热阻滞心脉，肝脾失调而致。患者夙有脾胃失调，湿聚热蒸，上干心包而成。治以疏肝和胃、清热祛湿为大法，仿三仁汤、温胆汤义化裁。

苏梗 10g　杏仁 10g　薏苡仁 15g　腹皮 10g　半夏 10g　茯苓 15g　茵陈 12g　竹茹 12g　川朴 10g　枳实　谷麦芽炒，各 15g　香附醋炒，9g

水煎服。7 剂。

复诊：1990 年 6 月 9 日。药后胃脘仍感不适，呃逆，泛酸，心悸时作，舌红绛、苔黄腻，脉弦细数而时有结代，为湿遏热伏之证。上方去川朴、醋香附，加黄芩 10g、连翘 6g，茵陈加至 15g，以加强清热化湿之力。7 剂。

三诊：1990 年 6 月 18 日。胃脘部不适感减轻，呃逆亦少。除心情烦躁、口苦咽干、胸胁苦满外，仍可见室早，有时呈二联律、四联律，溲黄，苔黄腻，脉乍数乍疏，时而结涩。治宜和解少阳、清心除烦，佐以化浊祛湿。

处方：

柴胡 12g　黄芩 10g　苏梗 10g　薏苡仁 15g　杏仁 10g　栀子 6g　苦

参 10g　生地 12g　车前草 15g　泽泻 10g　菖蒲 12g　郁金 10g

水煎服。6 剂。

为了加强清热祛湿、宁心除烦之功效，并处以茶饮方，以代茶饮。

黑大豆 20g　绿豆 15g　赤小豆 15g　生薏苡仁 20g

四诊：1990 年 6 月 27 日。早搏略减，嗳气吞酸已除，纳谷见馨，睡眠转安，苔由黄腻变为灰腻水滑，脉已不数，为热去湿盛之象。上方去生地，加芦根 20g 以淡渗利湿，从小便而去。

五诊：1990 年 7 月 11 日。进上药 12 剂，见效较著，早搏消失，未见心悸，心率 72 次 / 分，饮食睡眠正常，无不适感觉，舌红苔灰腻，脉弦滑小数。治宗前法，少予变通，以期巩固。

处方：

柴胡 12g　黄芩 10g　半夏 10g　苦参 10g　茵陈 12g　苏梗 10g　菖蒲 10g　郁金 10g　杏仁 10g　薏苡仁 15g　连翘 9g　忍冬藤 15g

水煎服。7 剂。2 天服 1 剂。

经随访至今，一直正常工作，未再复发。

频发室性早搏，属于中医“心悸”“怔忡”等范畴，一般多见于器质性心脏病，如风心病、冠心病等。而本患者年轻，体质较壮，经各种理化检查而未见阳性结果，属于功能性疾患。以其素有慢性胃炎，使脾虚失运，湿浊中阻，气机不畅。我认为，心与胃以横膈相邻，心的生理功能正常与否与胸腹间的气机正常与否相关。若脾胃有病，湿热交蒸，阻滞气机，肺失清肃，浊气上逆，而影响于心。但有寒热虚实之分，不可一见“心动悸，脉结代”，即炙甘草汤或活血化瘀之剂，要在分清虚实，辨证而施，勿犯虚虚实实之戒耳。

姜春华

施治循五法，论病察浅深

姜春华（1908~1992），上海医科大学教授，著名中医学家

活血化瘀，舒心通脉

心主一身之血脉，若心阳不足或心气郁结、心血瘀滞，则心脉鼓动无力，血运受阻，遂成心脉痹阻之证。心脉痹阻反过来又影响心脉鼓动，郁遏心气心阳，加重心血瘀积。临床上，某些器质性心脏病，如冠心病、风湿性心脏病、病态窦房结综合征等引起的心律失常，症见心悸、心痛、舌紫、脉迟涩或结代，不论寒热虚实，必有心血鼓荡不畅，血脉运行障碍或瘀血阻滞脉络的病理。此时血瘀为主要矛盾，治宜活血化瘀、舒心通脉，并随证之寒热虚实配伍，常能使心血畅通，心脉得宁。方取血府逐瘀汤合丹参饮加减。

丹参 15~30g　川芎 6g　当归 9g　红花 6g　生地 15g　全瓜蒌 15g　檀香 6g　砂仁 6g　桃仁 9g

寒甚加川椒 1.5g，细辛 3g；阳虚加桂枝 4.5g，附片 12g；胸闷加薤白 9g，枳壳 6g；气虚加党参 15g，黄芪 15g；瘀而有热加赤芍 12g，丹皮 6g，大黄 9g。

卞某　男，78 岁，离休干部。1982 年 3 月 9 日初诊。

冠心病史10年余，后又发现脑动脉硬化，常发心绞痛及早搏。心电图提示：Ⅲ度房室传导阻滞，交界性自搏性心律。刻诊：心悸，心荡，心痛，胸闷，头痛，手抖指红，大便有时秘结，有时日行2次，胃纳差，唇紫，舌绛苔白腻、舌边有瘀点，脉弦结（脉率42次/分，有不规则间歇）。证属心血瘀滞，寒凝营热互阻，脉行鼓动不畅。治拟活血温化与凉营散瘀同施，舒心络而通心脉。

丹参15g　全瓜蒌15g　薤白9g　檀香6g　川椒1.5g　赤芍9g　红花6g　川芎6g　当归9g　桃仁9g　生地15g

上方连服14剂，心悸、心荡已平，心痛、胸闷缓解，头痛、手抖消失，脉弦有力（脉率68次/分，无间歇）。心电图复查：Ⅰ度房室传导阻滞，窦性心律。后予活血化瘀加入益气之品调理数月，心绞痛未复发，心律基本正常。

温阳化痰，宣畅心脉

血脉运行全赖阳气以鼓动。外受寒湿之邪，内伤饮食劳倦，致肺脾肾阳气受损，健运宣化失司，三焦气化不利，不能蒸化水液，津液停蓄而成痰饮。饮邪上犯心阳，则离照为阴霾所蒙；浊痰壅遏气化，则脉络之宣畅受阻。因之可引起心悸怔忡，心律失常。痰饮停蓄、心阳不振的心律失常，临证可见心悸眩晕，胸脘痞闷，痰多气短，形寒肢冷，或胸痛彻背，背寒冷如掌大，或浮肿小便短少，恶心吐涎，苔白腻滑，脉弦迟或短、代、结。治宜温通心阳，化痰蠲浊，宣畅心脉。常以附桂合瓜蒌薤白半夏汤化裁。

沈某　女，41岁，工人。1981年10月29日初诊。

素有肺气肿、慢性肺源性心脏病。数日前受凉后曾发高热，经急诊用抗生素治疗后热已退，但心悸咳喘反甚，痰多清稀，胸闷，气急，不能平卧，畏冷，浮肿，尿少，口唇青紫，舌胖苔白腻，脉短而促，脉率 110 次 / 分，早搏 10 次 / 分。心电图示：肺型 P 波，右心室肥大，频发房性早搏。

证属心肾阳衰，肺伏痰饮，气不化水，水气凌心。拟温化痰饮，宣畅心脉，俾离照当空，则阴霾自散。

桂枝 6g　附片 9g　川椒 1.5g　细辛 3g　全瓜蒌 15g　薤白 9g　制半夏 9g　茯苓 9g　白芍 9g　五味子 9g　生姜 3g

二诊：服上方 7 剂后心悸、咳喘均有改善，浮肿已退，原方加党参、黄芪各 12g。续服 14 剂。

三诊：心悸咳喘已平，浮肿亦退，尿量正常，略有胸闷，脉率 80 次 / 分，无早搏，心电图复查：肺型 P 波，未见房性早搏。予原方续进 7 剂，以资巩固。

温补心肾，安神定悸

心律失常属于单纯阳虚者也常可见，其人或年老力衰，或久病迁延，阳气虚弱，心君失于温养，则心神不守而发为惊悸怔忡，心中空虚，惕惕而动，面色皖白，胸闷气，心脉赖阳气以温煦鼓动，阳气不足则形寒肢冷，脉来散大无力或虚迟过缓。此即《证治汇补·惊悸怔忡》所说："有阳气内虚，心下空豁，状如惊悸，右脉大而无力者是也。"

其心阳之虚本于肾阳虚。因肾主一身阴阳，为水火之脏，生命之根，肾中真阳不足，则不能振奋鼓舞心阳，致心神散越，心脉失常。对其治疗宜以附子、仙灵脾、熟地、党参、黄芪等温壮肾元，振奋心阳；以龙骨、牡蛎、枣仁、五味子等宁神定惊，安抚心脉。

江某　男，60 岁，干部。1981 年 9 月 12 日初诊。

患者因冠心病、心衰入院，血压偏低，体温37℃，心率48次/分左右，住院已1个月。刻下：心悸、胸闷、气短反复发作，虽盛夏仍畏寒，汗出而怕冷更甚，眩晕，乏力，睡眠不佳，舌苔灰黑，脉迟缓无力，有时腰酸，小溲频数清长。证属心肾阳虚，神失内守。拟温补心肾之阳，收摄外脱之神。

附块9g　黄芪15g　仙灵脾9g　牡蛎9g　熟地15g　枳壳9g　菟丝子9g　枣仁15g　五味子9g　夜交藤30g　丹参15g

7剂。

二诊：9月19日。畏寒汗出好转，心悸减轻，体温回至36.5℃，苔仍黑，感乏力，原方加当归9g、党参9g。再服14剂。

三诊：10月3日。诸恙消失，血压、心率均正常，苔转薄腻，脉细缓，脉率66次/分，准备出院，拟方带回。

附块9g　仙灵脾9g　菟丝子9g　黄芪15g　丹参15g　党参9g　枣仁12g　夜交藤30g　五味子9g　龙骨9g　牡蛎9g　熟地15g

此方常服，病情长期稳定。

益气滋阴，养血复脉

心律失常与心血不足或血不养心有密切关系，气血兴衰与共。如久病体虚，或失血过多，或思虑过度，损伤心脾，既可直接耗损心血，又能影响脾胃生化功能，致气虚不生血，气血两亏。再则阴血同源，血虚必及阴，阴虚则血少，致成阴血俱乏。另外，阴虚也能耗气，使宗气无根而气不归原，而气不归原或阴虚火动又可引发或加剧心悸怔忡的发作。故对心血不足、气阴两虚的心律失常，每取炙甘草汤或生脉散加减，以益气滋阴、养血濡脉。

张某　女，47岁，科研人员。1980年8月21日初诊。

思虑过度，劳损心脾，气血两亏，心神不宁，先则眩晕失眠，继则怵惕怔忡，病已 2 年。入夏后心悸更甚，终日惶恐，口干汗出，手足心烦热，面赤火升，舌质红，脉细数而代，脉率 120 次 / 分，早搏 16 次 / 分，间歇有规律，心电图示：频发性室性早搏。此系血虚及阴，气阴两耗，心失所养，心神撼摇。治拟益气滋阴，养血宁心。

生地 9g　熟地 9g　五味子 9g　党参 9g　黄芪 15g　枸杞子 9g　制首乌 9g　旱莲草 9g　女贞子 9g　麦冬 9g

上药服 7 剂，心悸平，夜眠也大有改善，诸恙好转，脉转细数，脉率 92 次 / 分，早搏消失。原方续进 7 剂，复查心电图已正常，随访半年余未发。

泄热解毒，清心宁脉

病毒性心肌炎引起的心律失常，有时有温热毒邪外袭的特点，可从温病论治。叶天士曾说：“温邪上受，首先犯肺，逆传心包。”肺主气属卫，心主血属营。急性病毒性心肌炎发病初起，可见温邪干犯肺卫之证，继则邪热炽盛，热逆犯于心，心脉扰乱，鼓动营血急迫而行，症见发热、胸闷、烦躁、心悸、脉动数短促，与“逆传心包”的病机有相似之处。但局限性的心肌炎并不多见神昏窍闭的神志症状，因此与温病“逆传心包”又不尽相同。此时治疗可参照温病理法，以清热解毒、泄卫透营、清心宁脉为主。

药用：

银花 15g　连翘 15g　板蓝根 15g　生地 30g　赤芍 12g　丹皮 9g　豆豉 9g　山栀 9g　苦参 12g　茅根 30g

瘀热内结而舌有瘀点加丹参 15g、桃仁 9g，以凉血化瘀；津液内伤而舌红口干加麦冬 9g、石斛 9g，以养阴增液；气阴两伤而气短神疲加太子参 15g、五味子 9g、柏子仁 9g，以益气养心。

任某 女，36 岁，工人。1981 年 8 月 25 日初诊。

1 个月前先患上呼吸道感染，继则胸闷、心悸、心烦、低热，心电图提示：左右心室高电压，ST 段及 T 波改变，心率 98 次 / 分，有早搏。诊断为“病毒性心肌炎”而收住入院。入院后先后给予葡萄糖、氯化钾静脉滴注，脱氧核苷酸肌内注射，泼尼松口服等，治疗 10 天，未见明显好转，而转求于中医诊治。刻下：胸闷，心荡，心烦，咽痛，口干，面赤，便秘，舌红绛、苔黄、边有瘀点，脉短促，脉率 94 次 / 分，早搏 10 次 / 分。证系风温化热，逆犯心脉，瘀热互结。治拟泄热解毒化瘀，清心宁脉。

银花 15g　连翘 15g　板蓝根 15g　生地 30g　川连 3g　豆豉 9g　山栀 9g　赤芍 12g　丹皮 9g　苦参 12g　丹参 15g　桃仁 9g　大黄 6g　茅根 30g

上方 7 剂，药后大便得通，心烦咽痛好转，心荡仍有，原方去大黄，加麦冬 9g，再服 7 剂而心荡、心烦均平，诸恙逐渐消失，复查心电图，T 波恢复正常，心率 70 次 / 分，无早搏。随访 2 年未复发。

黄文东

治悸化瘀通阳，药宜灵动流通

黄文东（1902~1981），上海中医药大学教授，著名中医学家

心悸的发生，一般由心气虚弱、阴血亏虚、痰浊扰心、瘀血阻滞等因素所致，有虚有实。而心悸伴脉结代者，则以胸阳痹阻、心阳不振、脉络瘀滞为多，虚实兼有，且多因虚致实，如因心气不足，而心阳不振，气虚血滞，因阴血亏虚，而挟痰痹阻胸阳、气滞血瘀等。黄氏认为，脉络瘀阻是导致心动悸、脉结代的关键，故治疗采用温通心阳、益气养心、化痰顺气的同时，更注重活血化瘀、通利血脉，主张用药当以灵动流通为宜，灵动入络，流通去滞，血脉通利，则心阳易复，心悸能除。

常用处方：

甘草炙，6~9g　桂枝 4.5g　全瓜蒌 12g　旋覆花 9g　郁金 9g　降香 6g　紫丹参 12g　当归 12g　赤芍 12g　茶树根 30g

方中炙甘草、桂枝以补益心气，温通心阳；瓜蒌、旋覆花以宽胸散结，化痰顺气；郁金、降香以理气解郁，降气畅中；当归、赤芍、丹参配茶树根以活血化瘀而除结代之脉。如见阳气亏虚，畏寒肢冷，脉沉而结者，可加熟附子 6~12g、仙灵脾 9g；如气虚明显，神疲乏力，气短易汗案，可加黄芪 12g、党参 9g，以益气固表；如痰湿较重，胸闷苔腻者，可加法半夏 9g、陈皮 6g，以化痰湿；如患者已出现口干舌

红等阴虚之症，同时又见胸闷、舌青苔腻、脉结代，此时不宜滋腻太过，以免气机郁滞，心阳遏阻，稍佐清养阴液之品即可，常用的有麦冬、玉竹。若胸阳痹阻，气机窒塞，胸闷殊甚，或伴胸痛者，可加用薤白 9g，合瓜蒌、桂枝，增强其温通心阳、宽胸理气之功。但薤白头有强烈的葱蒜气味，对于平素厌食大蒜的患者，服用易引起泛恶，故可根据具体情况，酌情减量或不用。总之，治疗有胸阳痹阻、气滞血瘀之心悸，应慎用苦寒、厚味滋腻之品。

孔某 男，50 岁，职员，1975 年 2 月 6 日初诊。

2 年来心悸时作时休，胸闷善太息，气短，大便干结，舌质淡红、苔薄，脉小弦结代。1972 年查心电图示频发早搏。证属气血亏虚，心失所养，以致心阳不振，气血失于调畅，脉络瘀滞。治当补益心气，调养阴血，兼通心阳，理气活血。

药用：

党参 12g 炙甘草 9g 桂枝 6g 赤芍 12g 当归 12g 淮小麦 30g 佛手 4.5g 郁金 2g 香橼皮 9g 茶树根 30g 红枣 5 枚

二诊：2 月 20 日。7 剂药后心悸略减轻，胸闷已瘥，舌苔薄，脉小弦结代。再拟前法，原方去淮小麦，加磁石 30g，7 剂。

三诊：2 月 27 日。心悸续减，每于上午出现胸闷 1 次，时间较短。仍守原方，7 剂。

四诊：3 月 13 日。心悸胸闷较前减轻，自觉神疲，舌质淡、苔薄白，脉小弦，结代已少见。最近回单位工作已 2 天。仍守前法，原方 7 剂。

五诊：4 月 3 日。心悸续见减轻，偶有胸闷，精神渐振，舌苔薄腻，脉弦，偶见结代。再予益气养血，活血通阳。

药用：

党参 9g 炙甘草 9g 桂枝 6g 赤芍 12g 当归 12g 丹参 12g 郁金

9g　茶树根 30g

6 剂。

六诊：4 月 17 日。诸症基本消失，纳香，诊脉未见结代。再守前法，原方 7 剂以巩固疗效。

本例由于气血亏虚，心失所养，导致心阳不振，气机不调，血脉瘀滞，故见心悸气短、胸闷太息、脉来结代等。黄氏用炙甘草汤合甘麦大枣汤，除去生地、阿胶等滋腻药，并佐灵动流通之品，通利血脉，理气行滞。方中以党参、炙甘草补益心气，当归、赤芍、丹参调养心血，桂枝温通心阳为主，淮小麦、大枣养心润燥而安神，佛手、郁金、香橼皮理气开郁而宣痹，用茶树根抗早搏，而治脉结代。“气为血之帅”，依据阴血赖阳气推动之原理，重点在于补心气和通心阳，则脉结代可以消失；合补养心血药以充盈血脉，使阳气有所依附而不致浮越，则心悸亦自止。患者胸闷太息，乃心气不足之象，非属湿阻气滞一类，虚实悬殊，必须加以鉴别。

田嘉禾

血脉神明心所主，损则悸动
阴阳虚实辨自明，活用古方

田嘉禾（1899~？），辽宁中医药大学教授

心悸，是指患者自觉心中悸动、心慌不安，甚则不能自主的一种症状。前人往往混称为惊悸或怔忡，认为惊悸由外因引起，怔忡以内因为主，实则二者皆属心悸，不过病情有轻重之别而已。田氏认为心悸可以包括惊悸、怔忡，一般多呈阵发性，每因情绪激动或劳累而诱发，并常与失眠、健忘等症并见。

盖心主血脉和神明，心悸之病离不开血脉运行的障碍和情志思维的异常。心悸虽有外因，但主要还在于内因，如禀赋不足、脏器虚弱或病后失调、思虑过度伤及心脾，都是导致心阴虚或心阳虚的病因。其阴虚的主要病机为心血亏耗，心失所养，神气失守而发为心悸。阳虚的主要病机为心气不足，血流不畅，以致心无所依，神无所主，心悸乃发。若情志抑郁化火生痰，痰火内扰；或气滞脉中，心血瘀阻；或风、寒、湿邪侵淫血脉，内损及心，发为心痹，均可出现心悸实证。实证者是心脉气血郁滞，血行不畅，心失所养所致。若饮邪阻遏心阳，则多虚中夹实，其机制为心阳素虚，阴乘阳位，饮停心下，心火恶之而悸动不宁。

心悸之证，当分虚实予以辨治，其虚证者，或温阳益气，或滋阴

养血；其实证者，或清心化痰，或行瘀通脉；其虚实兼见者，则当取温心阳、益气、行水之法。

虚则补之

1. 心阳不足

思虑过度，劳伤心神，心气不足，症见心悸时作，心中空虚，惕惕而动，动则尤甚，气短息促，神疲乏力，肢冷，舌淡苔白，脉细弱或虚大无力。治当温益心阳为主，佐以滋润心阴为辅。当选四逆汤合生脉散加味。

附子 10g　干姜 7.5g　炙甘草 10g　人参 20g　麦冬 30g　五味子 10g　枣仁 20g　龙齿 15g

本方取四逆汤辛温，以温益心阳，心阳充实，才能维护内在心阴之体。生脉散酸甘，滋润心阴为辅。心之阴阳平衡互济，则血脉调和，心神内守，心悸自愈。方中加枣仁、龙齿可安神、定惊，共奏安心体而复神明之效。

2. 心阴亏损

思虑劳心过度伤及心脾，久之心血亏耗，神失所藏，故见心悸动而烦，惊惕不安，少寐多梦，心中灼热，健忘，梦遗，盗汗，舌质淡红或尖红少苔，脉细数或细弱、结代。治予滋阴安神为主。

若心阳独亢者宜滋润心阴，用黄连阿胶汤合生脉散加味。

黄连 15g　黄芩 10g　生地 10g　党参 25g　麦冬 30g　五味子 10g　炒枣仁 15g　白芍 15g　阿胶 15g　鸡子黄 2 枚

方中连、芩、冬清心滋阴以制阳亢；生地、白芍养阴敛阳以充心体；党参、枣仁复正气安神；阿胶、五味补血滋肾、生津育阴，使心肾相交；鸡子黄通心气滋心阴。数药合用共奏育阴制阳之效。

若心脾两虚，治宜补益心脾，用归脾汤加减。

黄芪 25g　茯神 15g　龙眼肉 20g　夜交藤 25g　远志 15g　当归 20g　炒枣仁 20g　党参 25g　焦白术 15g　炙甘草 10g

其中参、术、芪甘温，补益心脾，健运生化之源，充实心血；茯神、远志、枣仁、龙眼肉甘温酸苦，生血补心；当归滋阴养血；夜交藤安神镇静。

若肺心气阴两虚，则宜滋润气阴，方用复脉汤加减。

生地 50g　人参 15g　炒枣仁 10g　桂枝尖 5g　阿胶 10g　麦冬 25g　五味子 7.5g　炙甘草 15g　陈绍酒 10g　生姜 3 片　大枣 3 枚

方中生地、阿胶、炙甘草大剂补血为主；人参、麦冬益气增液，润经隧复脉；桂、绍酒辛润行血；姜、枣调和营卫；五味、枣仁酸甘化阴以安心体。此方可滋阴补血、益气复脉，治疗心悸证候。

实则泻之

1. 痰火内扰

情志抑郁，五志化火，痰热内扰所致之心悸。证有轻重之别，当分而治之。

其轻者，仅现心悸，善惊，易恐，少眠，多痰，舌苔黄腻，脉滑数。治宜清热化痰，和胃降逆，兼养心安神。方投温胆汤加味。

橘红 25g　清半夏 15g　茯苓 25g　竹茹 20g　枳实 15g　炒枣仁 20g　远志 15g　甘草 10g

其重者，心时时悸动，胸中躁动烦热，言语无伦如癫如狂，渴喜冷饮，便干溲赤，舌绛苔黄燥，脉洪弦或弦实而数。此当清心涤痰，泻肝清火。方用清宫汤加减。

豆豉 25g　山栀 15g　连翘 20g　玄参 50g　麦冬 25g　莲子心 10g

竹叶 20g　郁金 15g　酒军 15g　天竺黄 15g　胆星 5g

2. 心血瘀阻

心脉气滞血瘀，脉道不通，故见心悸不宁，心痛阵作，胸胁烦闷，舌质紫暗，脉弦或沉弦。治宜理气活血，化瘀通络。选方丹参饮加味。

丹参 40g　檀香 7.5g　砂仁 7.5g　茯神 20g　枣仁 20g　血琥珀面冲服，6g

3. 痹证侵于心脉

风、寒、湿三气杂至而成痹，侵入血脉而成脉痹，由血脉入心脏而成心痹，症见心悸，胸闷或心前区痛，两颧红绛，口唇发绀，肢节烦痛，气短喘促或咯血，舌绛红，脉弦细、数细或涩滞。治宜化瘀生新，宁心安神，兼清浊利湿活络。

处方：

茅根 50g　丹参 25g　枣仁 20g　牡蛎 25g　苍术 10g　黄柏 10g　防己 10g　秦艽 20g　血琥珀单包冲服，3g　三七粉单包另冲服，3g

若心悸较甚而有自汗者加生龙骨 25g，桂枝 7.5g，白芍 20g，甘草 10g。心悸、气短甚者去苍术、黄柏、秦艽、防己，加白芍 20g、桂枝 7.5g、甘草 7.5g、生龙骨 25g、党参 40g。

虚实并见需兼顾

心阳不振，因虚而悸，固然属于虚证，但又因水饮上乘心，是饮邪阻遏心阳而悸，又属于实证，可见心悸头晕，胸脘痞满，心下坚筑，短气，恶水不欲饮，神疲乏力，形寒肢冷，舌苔白，脉细弱而数。治拟振奋心阳，益气行水。方用苓桂术甘汤合小半夏汤。

茯苓 25g　白术 20g　桂枝 15g　炙甘草 10g　半夏 15g　生姜 15g

若兼见小便短少，虽有渴意，不欲饮，脉来弦细者，是气化失利，水气不能下行，反而上逆。宜用泽泻汤：泽泻 50g、白术 25g，使水去饮消，清阳之气上升，则冒眩自止。

若兼见头晕，冒眩，卒然呕吐，心下痞，胸胁支满，咳逆倚息不得卧者，是水饮上扰清阳之故，则当用小半夏加茯苓汤。

半夏 25g　生姜 25g　炙甘草 15g　茯苓 20g

兼见面白少气，食减体倦，心中空虚，惕惕而动者，可用葶苈大枣泻肺汤加味。

葶苈 40g　大枣 12 枚　炒枣仁 20g　茯苓 20g

心肺二者，脉络相通，用此方使水饮由心而注入肺，肺中水饮得泻，则心悸可解。

尤松鑫

悸忡临证经验

尤松鑫（1939~　），南京中医药大学教授

心悸、怔忡、惊悸，名异实同。张石顽云："悸即怔忡之谓"，乃切中肯綮之语。悸忡成因，自不出外感内伤，外感多由风、湿、热邪，内伤每因惊恐、郁怒、久病、失血。因于外感、惊恐、郁怒者，多实；久病、失血者，恒虚。惟临证纯实者仅偶有之，纯虚者亦属少见，总以虚实兼杂居多。实者宜泻，有祛风、利湿、解郁、除痰、清火、化瘀、镇摄诸法；虚者宜补，不外益气、养血、滋阴、补阳数途而已。至于补法、泻法之揉杂参用，又属医者之技巧，必于临证悉心体察，方见功夫。悸忡无不源于心神失宁，心乃阳脏，必赖阴血充养，故滋阴养血之法，又为医者所习用。悸忡涉气、涉血者病浅，伤阴者病深，阴伤及阳者重，阳衰欲脱者危。凡此熟谙心中，则临证可望无惑。

心主血脉，悸忡自应注重脉法。诊脉"独取寸口"，简便易行，若能指下推求，必有所获。悸忡之脉，以迟、速、动、促、结、代、散为主，如见"怪脉"则病属危殆，不得稍有疏慢。

迟脉，一息三至，去来极迟，主寒而属里。迟而有力，内有寒积；迟而无力，内有虚寒。偶有属实热者，多因邪热壅结，脉道失畅而致，亦当另有形症可辨。

数脉，一息六至，脉流薄疾，主热。此脉兼浮为表热，兼沉为里热，有力属实火，无力属虚火。器质性心脏病之见数而无力之脉，则又属元阳虚惫，不可概言为火为热。

动脉，与数脉相类，但急数有力，滑数如珠，则又有异于数脉，此由阴阳乖违，气血相搏逆乱，脉行躁动不安而致，其病多重危。

促脉，来去数疾，时而一止。在外感热病，多属阳盛实热，阳气先行，阴血不及后继使然；于内伤杂病，则可因气、血、痰、食等病邪阻滞脉道而致。其脉有力者为邪实，无力者多属真元败坏，预后堪虑。

结脉，脉来缓，时一止者属之。此脉多由阴盛而阳气结滞，脉道失畅所致。其脉有力者，为气、血、痰、饮结滞，病势尚浅；无力者多属血气衰乏，精力不继，见则其病已深。

代脉，与结脉相类，惟其歇止或五或十，自有规律可循。此脉多由脏气衰微，气血亏损，元气不足，以致脉气不能衔接而致，为病多重，但偶亦见于外感、跌打损伤、七情惊恐等，为时必暂，病退即复。

散脉，按之满指，来去不明，浮散无根且至数不齐。多由元气离散，脉道告竭所致，见则病势危笃。

怪脉，称呼各异，描述多样，要而言之，凡其脉似有似无，忽现忽隐，散乱无序，数疾无伦或坚如弹石者，皆属之。临证之际，可察其“怪”而知之，实难深究。此类脉多属阴阳竭绝、脏气衰败之象，见则距死不远，预后恶劣。

捷　效　法

捷效者，简捷有效之谓。临证头绪纷繁，识证用药，医者每有

“披沙拣金”之叹，殊非易事，然苟能得其要领，亦可执简驭繁。悸忡一症，医家有倡用加减归脾汤者，验之临床，确多功效。究其原因，此证以气血交亏居多，所谓“捷效”之法，亦即益气养血之法，以其常见，可望常效，然亦必认证无误而后方言可。

朱姓 女，32岁。

因产后失血过多而发作心慌心跳8个月余，症见面色萎黄，倦怠无力，纳谷欠香，夜寐多梦，溲时黄，脉细弦时结，舌偏红、苔薄少。外院查血沉25mm/第1小时，心电图检查有频发性室性期前收缩，诊断意见为风湿性心肌炎待排除。证为产后失血过多，气血交亏，肾阴耗伤，遵加减归脾汤义，益气养血，兼滋肾阴。药用党参、白术、当归、远志、枣仁、熟地、杞子、麦冬、五味子、炙甘草、大枣等，共服15剂，心悸发作渐止，月余后复查血沉及心电图均已正常。

服 桂 法

桂，有桂枝、肉桂之分。悸忡之治，多选桂枝而少用肉桂。盖心居阳位，桂枝宣通上行，且长于温阳化饮，畅调心脉，而肉桂则沉厚下趋，功在温肾助阳，益火消阴，两者同体而生，却各有精专。考仲景组方，凡治悸者，尽皆投用桂枝，亦足资佐。

桂枝之用，如配入健脾利水剂中，则宜于悸忡之属痰饮者。

严姓 男，63岁。

心慌气促反复发作年余，近发2日，伴头晕泛恶，咳而痰多，色白易咯，纳谷不香，便日行1次，略溏，苔白腻，脉细滑时结。查心电图，为窦性心律，频发室性期前收缩。证属痰饮内停，浊阴不降。用温化痰饮法，选苓桂术甘汤合五苓散化裁进治，药用猪苓、茯苓、白术、泽泻、桂枝、半夏、陈皮、甘草。服3剂，悸眩即止，心电图复查已转正常。

桂枝配以大剂滋阴养血之品，功能燮理阴阳，调畅心脉。

樊某 男，21岁。胸闷心悸时发，已3个月余，面色萎黄，怯寒，夜寐多梦，纳谷尚可，脉细软，时见结代，苔薄白、舌偏红。患者平素易于感冒。心电图示：室性期前收缩，aVL、aVF S–T上升0.25mV。拟诊为病毒性心肌炎。证属阴阳两虚，心脉失充。用炙甘草汤加减化裁，以益阴补阳。药用炙甘草、潞党参、炙桂枝、当归、麦冬、生地、火麻仁、阿胶（烊冲）、枣仁、大枣、生姜。服5剂结代脉减少，10剂后即消失，再服5剂以巩固疗效，半年后随访未见复发。

镇摄法

悸忡之因于心肝阳旺，内风翕动，心神失摄者，应予育阴平肝、镇摄心神。

曹姓 女，67岁。

半月来不时惊跳，同时发出惊叫，跳动时全身一震，似抽搐状，心慌，头晕，失眠，手足时感发麻，口干不多饮，便秘，6~7日一行，舌红少苔，脉细弦数，时促而一止。有高血压史3年，查血压170/76mmHg，尿糖阴性。心电图检查报告：窦性心动过速（108次/分），室性期前收缩。证属阴虚风动，神不安舍。予柔肝息风、镇摄心神，选阿胶鸡子黄汤出入，药用：阿胶珠（烊冲）、生地、白芍、钩藤、茯苓、石决明、龙骨、牡蛎、络石藤、制龟甲、鸡子黄（冲）。服药半月余，惊叫未再发生，脉率约在每分钟90次左右，歇止消失。

肝郁气滞而致心脉失畅者，也可发为悸忡。此证临床少见，必投解郁之法，始克奏效。

龙某 女，46岁。

心跳频频发作年余，夜寐不熟，多梦，纳谷一般，多次查心电图均发现有房性期前收缩，曾拟诊为“冠心病”。近半年来，已服用过不少安神养心类中药，收效欠著。曾数次参加全国性教学性会议，皆因病发而中途退出，归返休息治疗。苔薄白，脉细弦，时见歇止。复查心电图提示：窦性心律，房性期前收缩。仍从气血交亏、心神失养论治，拟方培益心脾气血，用归脾汤化裁，药选：党参、黄芪、白术、当归、茯神、远志、枣仁、木香、五味子、炙甘草、煨姜、大枣。服药5剂。病者复诊时症情无明显改善，依然心悸阵作，并诉病发时感胸满胁胀，且询知平素性情急躁，易发怒。乃转思目下应以肝郁气滞，由气机怫郁而波及心脉欠畅为主，即改以疏肝解郁法进治，方参柴胡疏肝饮出入，药投：柴胡、赤芍、陈皮、川芎、佛手、香橼皮、香附、苏梗、茯苓、甘草。服用5剂，来诊时述药后心悸明显减轻，胸胁胀满感消失，往昔排便每感滞涩不畅，今亦转觉爽利。诊脉仍弦细，但歇止明显减少。方既有效，不复更张，予原方续服。病人连进柴胡疏肝饮共40剂，复查心电图为：窦性规则心律，正常心电图。药毕，病情稳定，未见反复。

化　痰　法

悸忡因于痰者，可有痰饮、痰热之分。痰饮当用温化，于服桂法中业已论及；痰热扰心而致者，当清化之，往往效如桴鼓。

李姓　35岁。电工。

患发作性心慌心跳年余，在外院已诊断为“阵发性室上性心动过速”。每于情绪激动或登高作业时易于发作，发时心跳可达180次/分左右。曾服氯氮卓、普萘洛尔等西药，但每月仍发作2~3次，持续时间有时竟长达一昼夜。曾多次急诊，静脉注射毛花苷丙注射液可暂时控制。在我院门诊数次，先后服过补心丹、柏子养心丸、参味合剂等成药，未效。因见其舌苔黄腻，脉象弦滑兼数，痰热之象明显，改进汤剂，投黄连温胆汤化裁，药用：川连、半夏、朱茯苓、陈皮、竹茹、佛手、远志、全瓜蒌、海蛤壳。配服 5 剂，即未再诊。约于半年后邂逅，得知药后一直未见发作。

行　瘀　法

瘀血留阻，心脉失畅，亦致悸忡。临证辨瘀，或见有形血块，或呈绞痛、针刺样痛而固定，或舌质紫暗有瘀点，或脉来滞涩，种种变化。设已认证无误，径投行瘀活血之法，收效亦颇快捷。

丁姓　女，29 岁。

因心慌心跳反复发作 7~8 年，多次查心电图，发现有窦性心律不齐，室性期前收缩，不完全性右束支传导阻滞。服过以天王补心丹、归脾汤为基本方加减化裁之汤剂数十剂未效，后结合患者尚有经行腹痛，经色紫暗，夹多量血块，脉细时结等症，而改投活血化瘀法，药选：桃仁、红花、穿山甲、川芎、柴胡、香附、当归、白芍、王不留行等。服药 15 剂后，脉律得以恢复正常，痛经亦同时消除，心电图多次复查未见异常。

王渭川

扶正须别脏腑阴阳，祛邪尤重风寒湿瘀

王渭川（1898~1988），成都中医药大学教授

风湿性心脏病是风湿病变侵犯心脏的后果，是急性风湿性心脏炎留下的心脏损害。究其原因，常由风、寒、湿邪杂合而至，入营及血，使营卫气血运行失常，气虚血瘀，脉络痹阻。“五脏皆有所合，病久不去者内舍于其合”而出现相应脏腑虚损之症。临床证治应遵循补虚泻实的原则，在调补脏腑阴阳的同时，顾及祛风除湿、温经散寒、活血化瘀等，常以阴阳为纲，将本病分为脾肾阳虚和肝肾阴虚证，随症加减治疗，积累了不少成功的经验。如阳虚用虫类药通经活络、软化血管，辅以虫白蜡；党参、黄芪益气；桑寄生、菟丝子、冬虫夏草固肾；大剂熟附片以温心肾之阳；万年青有洋地黄样作用，能调节心脏功能；红藤、蒲公英、升麻能抵抗病毒侵扰心脏内膜。诸药协和，故能收到满意疗效。阴虚喜用沙参、红参润燥益气；枸杞、阿胶、鱼鳔胶养血生血，润脾燥而生津，津足则肾水涵木，则肝气平，肝肾阴虚症状出此而消；鲜生地、白芍、女贞子、旱莲草、山萸肉、万年青叶调节心脏功能；虫类药物祛瘀通络，软化血管，有助心脏功能恢复；大剂量甘草有类似激素泼尼松成分，能起到缓解病情的作用，在病情危重时可酌情采用，但应适可而止。具体辨证用药如下。

脾肾阳虚

症见心悸气短，动则尤甚，眩晕自汗，神疲乏力，形寒、浮肿，胸胁及周身关节疼痛，纳差便溏，小溲清长，舌质淡、苔白，脉濡缓或弦数。治宜温运脾肾，祛风除湿，通经化瘀。方选河间地黄饮子合通窍活血汤或血府逐瘀汤加减。

随症用药：祛风除湿用白花蛇（乌梢蛇）9g，蜈蚣 2 条；通经化瘀用䗪虫 9g，水蛭 9g，黑故纸 12g，炒蒲黄 9g；温运脾肾用红参 9g，潞党参 30g，鸡血藤 18g，生黄芪 30g，桑寄生 15g，菟丝子 15g；调心悸用炒北五味子 12g，山萸肉 9g。

心动过缓用桂枝 6g，生白芍 12g，麝香（冲服）0.3g；心动过速用山萸肉 12g，苦参 24g，龙眼肉 24g；浮肿用熟附片 12~30g（先熬 2 小时），糯米草 60g，海金沙 12g，夜明砂 12g；胸胁痛用红藤 24g，蒲公英 24g，夏枯草 12g，薤白 9g，柴胡 9g，丹参 9g；食欲差用麦芽 60g，山楂 9g，鸡内金 9g。

杨某　女性，19 岁，学生。1960 年 7 月 26 日初诊。

经成都某医院、四川省某医院检查，确诊为风湿性心脏病、二尖瓣闭锁不全，住院治疗无效。病人心悸气短，低热，形寒浮肿，疲乏无力，食欲减退，大便溏薄，小便清长，关节疼痛，胸痛，咽喉疼痛，舌苔薄白，脉弦数，扁桃体肿大。治拟温运脾肾，祛湿除温，活血清热。方选河间地黄饮子合通窍活血汤加减。

潞党参 30g　红参 10g　鸡血藤 18g　生黄芪 30g　桑寄生 15g　菟丝子 15g　黑故纸 12g　䗪虫 9g　炒蒲黄 9g　蜈蚣 2 条　白花蛇乌梢蛇，9g　全蝎 9g　红藤 24g　蒲公英 24g　大青叶 9g　鸡内金 9g　糯米草 60g　海金沙 12g　炒北五味 12g　苦参 24g　山萸肉 9g　续断 60g　羌活 3g

二诊：1960 年 8 月 15 日。服上药 12 剂后，咽痛消失，扁桃体恢复正常，食欲有增，心悸、胸痛、关节疼痛显著减轻，体温降至正常，但仍有畏寒浮肿，舌苔白，脉弦缓。治宗原法，以前方去红参、大青叶、续断，加熟附片 30g（先熬 2 小时）、杜仲、万年青叶。

三诊：1960 年 9 月 20 日。上方连服 4 周，病情显著好转，全身疼痛消失，体温正常，脸和下肢浮肿消失，睡眠时呼吸平稳，不复气促，但稍事活动，即觉气紧，呼吸短促，月经量少，先后无定期，舌苔薄白，脉弦涩。再以初诊方去红参、大青叶、续断、羌活，加入调摄冲任之品，如胎盘粉 9g、冬虫夏草 9g、覆盆子 24g，另加升麻 24g、虫白蜡（研细末冲服）9g。

四诊：1960 年 10 月 26 日。病人服上方 24 剂后，诸症悉解，上街配药已不感劳累、气急和呼吸困难。经四川某医院检查，认为病已基本痊愈。月经按期而至，量亦正常。又续服 6 周，诸症悉愈，体重增加 3kg，精神佳，体质健壮。病人回校继续读高中，请求配膏方，以巩固疗效。

潞党参 300g　鸡血藤 180g　生黄芪 300g　桑寄生 100g　菟丝子 100g　冬虫夏草 100g　蜈蚣 20 条　白花蛇 90g　䗪虫 90g　地龙 90g　炒北五味 120g　山萸肉 90g　枸杞 120g　砂仁 30g

以上诸药熬 4 次，取浓汁，加冰糖 1kg、虫白蜡 300g、蛤蚧 1 对，共研极细末，缓缓投入，搅匀收膏。每日早、晚各服一大汤匙，2 日服完。1981 年巧遇患者，告知风湿性心脏病始终未发。

肝肾阴虚

症见心悸气短，眩晕耳鸣，胸胁、周身关节疼痛，舌麻，四肢麻木，口苦咽干，舌质红，脉弦细而数。治宜滋养肝肾，祛风除湿，通络化瘀。方选一贯煎合通窍活血汤或血府逐瘀汤加减。

随症用药：滋养肝肾用沙参9g，生地12~24g，生白芍12g，女贞子24g，旱莲草24g。其他同脾肾阳虚。

耿某 女，24岁，工人。1960年4月1日初诊。

因下乡久居潮湿之地，又劳累生气而发高热，咽痛。经四川某医院、四川某医学院检查，确诊为风湿性心脏病，二尖瓣闭锁不全。病人感心悸，气短而促，周身关节疼痛，胸胁疼痛，呼吸困难，夜间不能平卧，心跳震衣，眩晕耳鸣，咽干口苦，不能进食，烦躁失眠，大便干结，小便短黄，月经停闭，舌质深红、无苔，脉弦细而数。治拟滋养肝肾，祛风除湿，通络和营。方选一贯煎合通窍活血汤加减。

沙参20g 鲜生地30g 炒川楝子9g 生白芍 红参9g 鸡血藤18g 女贞子24g 旱莲草24g 炒北五味12g 山萸肉9g 苦参24g 枸杞子9g 蜈蚣2条 白花蛇9g 全蝎9g 䗪虫9g 大青叶9g 阿胶蒸化冲服，10g 鱼鳔胶蒸化冲服，10g 砂仁3g 广藿香6g 甘草30g 海金沙12g 万年青叶尺许长者，2片

二诊：服上方12剂后，心跳气促症状减轻，夜间能平卧入睡，胸胁、关节疼痛减轻，耳鸣消失，口不干不苦，腹胀，大便仍干燥，舌质润、苔薄白，脉弦缓。原方去辛温芳香之红参、砂仁、藿香，加生黄芪30g、益母草24g、覆盆子24g、地龙15g、槟榔6g、厚朴6g。

三诊：上方又服4周后，全身已不痛，呼吸正常，已不感气紧，能操持家务，小便清长，大便不干，月经已行，量少色淡。经四川省某医院检查，血沉正常，听诊时心脏杂音已减低。原方再服8周，诸症悉解，心脏听诊未发现杂音，病已基本痊愈。病人可以上班工作，但不能劳累，为巩固疗效，改服丸方。

党参300g 生熟地各200g 生黄芪300g 覆盆子300g 淫羊藿300g 山萸肉100g 蜈蚣20条 白花蛇300g 山楂90g 广木香60g 虫白蜡90g 蒲黄炒，90g

以上诸药共研细末，炼蜜为丸如豌豆大，每日早、中、晚各服10g，1个月服完。病人服丸方2料后，健康如常人。随访2年，一切正常。

张伯臾

心律失常需晓三要，识脉养神善理兼证

张伯臾（1901~1987），上海中医药大学附属龙华医院教授

心律失常临床表现以心悸、怔忡、脉来数（促）、迟（结、代）为主症，中医学将其归于心动悸、脉结代一类病证，古方书上多宗仲景炙甘草汤为主方治疗，效果不尽人意。临证探之，该病病因复杂，证型错综，兼证各异，治疗中必须凭脉察色，辨证精详，用药得当，方可取效。尤其是一些反复投药而效果欠佳者，往往寒热夹杂，阴阳互损，更需悉心推究，正确把握病机，切不可死守一证一方。对心律失常的辨治，归纳起来要注意以下几个方面。

一、要善于识脉

心律失常者脉象常可见数（促）、迟（结、代）等。一般认为数热迟寒，其实不尽然，重要的是四诊合参，有时则需舍脉从症，不可拘于热数寒迟之说。以数（促）脉而言，“阳盛则促”，“数为阳热”，《濒湖脉学》又有“促脉惟将火病医”之训。确实，这类脉象在心律失常中多见于阴虚心火旺者，治疗当以养阴清心为主，即便欲用复脉汤，亦多去桂、姜、酒，而重用养阴清热之味。这种情况在心肌炎中见到最多，热盛者甚至可用犀角地黄汤类。但是，临证亦可见脉数而兼促、沉细或微细，伴面浮肢肿，动辄气短，形寒舌淡，切不可因其脉

数而作热看，而应四诊合参，辨为心气心阳虚衰，守温补法，以益气温阳之剂治疗，如附、桂、参、芪之类。古人对数（促）脉有“实宜凉泄虚温补”之言，于临证是有指导意义的。其实，最棘手的还是寒热夹杂、阴阳互损之证，逢此，每取附子、川连，或附子、麦冬、生地同用，常可得效。以迟（结、代）脉而论，“阴盛则结”，“迟而无力定虚寒”，临床常用麻黄附子细辛汤类方治疗，确实有效（迟而有力非此方所宜）。但临证又有不少例外，曾诊治1例窦房结功能低下患者，症见脉细迟结，舌淡苔白，反复晕厥，据辨证处以桂枝、甘草、附片、参、芪等味，反复治疗月余不效，后斟酌再三，悟阳伤日久，必及阴分，遂加用麦冬注射液阴阳并调而获效。此例提示，即使病者无明显阴伤之象，迁延日久亦应考虑可能出现阴阳互损之变，此时，仅以麻附细辛汤类纯阳之剂治疗是难以取效的。至于脉迟或结，而又有舌红口干、夜间升火者，则多考虑为阴损及阳，同样需阴阳并调，常以苦参片代附子，亦有强心利尿之功。临证中体会到，气阴两虚有热象而脉迟（结、代）者，用苦参片效好，而万年青根则于寒热两证均宜，同时炙甘草重用（9g），可减其苦寒伤脾败胃之弊。倘阳虚明显，再合附子，则强心功能更著。凡脉结代者，均有气血流通不畅，故方中宜加流通气血之品，如归、芎、益母草、丹参等。但结、代之间又有区别，一般说来，“结脉皆因气血凝”，故应着重行气和血“代脉都因元气衰”，则重在补益心气，尤其是成联律的代脉，心脏虚弱更明显，故古人有“结轻代重自殊途”之说。此外，心律失常属虚者如出现胸闷或胸痛隐隐，乃心气不足，搏动无力，不能推动血液流通，血不荣络（心络）所致，与瘀阻者迥异，切不可破血通瘀，而当补之养之。总之，热数寒迟说的是一般规律，临证中既要记住一般规律，又要善于认识特殊情况，真正做到知常达变，方可于千变万化的证候中分清虚实寒热，辨明阴阳气血，处方时得心应手，施治时药到病除。

二、要善养心神

心律失常者每有心悸心慌、易惊、难寐之候，多为心神虚所致，故在治疗中必须注意护养心神。临证之时常辨证选取下列方药参入：心气虚者选用归脾丸、钱氏养心汤；心阴亏者分别选用甘麦大枣汤、酸枣仁汤、琥珀多寐丸、天王补心丹、朱砂安神丸、黄连阿胶鸡子黄汤等；心之阴阳气血皆亏则常用复脉汤。

三、要善治兼证

心律失常者，每因兼证而发作加重。如女子多于经期证情加重，青年常因感冒而引发，老年则多心肺同病，常因痰饮内阻而久治不愈，种种不一。故在治疗中要注意并治兼证，根据病情及诱发因素分别参以调经、解毒清热、化痰蠲饮等法，方可使顽疾向愈。

曹鸣高

首察过缓过速，次详属虚属实

曹鸣高（1907~1985），南京中医药大学教授

心动过速与过缓，与中医学的心悸、怔忡有关，其病位主要在心。心脏功能的活动与气血的运行不息有密切联系，气血虚衰，或痰火、痰饮上犯，或瘀血阻络，均可引起心动节律的过速或过缓。但不论窦性心动过速或过缓，在病机上均有虚实两个方面，其治法用药也有较大的差异。

心动过速

实证其脉滑数有力，舌质红、苔黄，面红气粗，性躁易怒，心烦不得卧，便坚溲赤，多由痰火扰心，心阳独亢，心神不安所致。治宜泻火涤痰，清心宁神。方选黄连温胆汤加黄芩、莲子心、远志、朱砂，痰火清则阳自降。

大便秘结者，可加大黄；挟肝火，酌加龙胆草、丹皮、黑山栀；阴血素亏者，可配伍生地、白芍、阿胶以兼护心阴。

虚证其脉数而细软无力，舌质嫩红或边尖红有裂纹，苔薄黄，颧红或面色无华，筋惕肉瞤，寐少梦多，心烦盗汗，头晕口干。因阴血亏虚，心失所养，阴虚则阳浮，心神不宁所致。治宜滋养心阴为主，

可仿加减复脉汤、天王补心丹加减，阴复则阳自潜。

如心中火动，甚则心痛，可加生龟甲以通阴维，灵磁石以镇心气；汗多加煅龙牡；若病久根深，阴虚及阳，以致心气不足，心阳亦为之虚衰，则当滋阴助阳为治。辨证论治，勿拘于数脉主热证、阴虚。

唐某 女性，28 岁，1980 年 3 月 24 日初诊。

1975 年曾患“急性咽峡炎”，不久又患全身关节游走疼痛，伴发热、心悸，血沉增快。在某医院诊断为“风湿性心肌炎”“风湿热”，用激素及青霉素治疗症状改善。以后常因受凉而诱发，去冬以来，乳蛾常发，全身关节游走疼痛，痛处怕冷，心悸，气短，动则喘促多汗，怯寒畏风，卧床不起，伴有低热，咳吐多量黏白痰。口服激素已 2 个月余，肌内注射青霉素 10 天余，疗效不显著。刻诊：面色红胖，舌质偏红、苔薄，脉弦数。咽部充血，扁桃体Ⅰ度肿大，双肺呼吸音粗，肺底偶闻湿性啰音，心率 120 次 / 分，心前区可闻及Ⅰ~Ⅱ级收缩期杂音，$P_2>A_2$。血沉 54mm/ 第 1 小时。心电图示：Ⅰ度房室传导阻滞；完全性右束支传导阻滞；窦性心动过速。X 线胸透：双膈肌抬高，双肺纹理增粗。综合病史分析，病由痹证日久，内舍于心，心气不足，心阳不振，失于温养。治予温养心阳，佐以祛风除湿通络。并嘱停服激素。

熟附片 6g　大生地 15g　炙甘草 5g　生黄芪 15g　炒防风 5g　威灵仙 10g　左秦艽 10g　制豨莶 15g　鹿衔草 15g　川桂枝 6g　杭白芍 10g　干地龙 10g

二诊：4 月 3 日。药后心慌得减，每日可以下床活动 2~3 小时，关节冷痛减轻，面红，大便不实，日行 1 次。舌苔偏红、苔薄，脉弦。治守原方出入。

原方生地改熟地 15g，去威灵仙，加炒白术 10g。

三诊：4 月 23 日。服药调治以来，关节疼痛明显减轻，心慌心悸亦减，已能下床料理家务，咳嗽亦止，惟操劳过度后仍心慌多汗，平时怕冷，舌质红润，脉细弦数，心率 80~90 次 / 分。复查心电图：Ⅰ度房室传导阻滞消失，不完全性右束支传导阻滞。仍守上方，复入培补肝肾之品。

熟附片 6g　大熟地 15g　炙甘草 5g　生黄芪 15g　川桂枝 10g　炒白芍 10g　炒独活 10g　桑寄生 15g　骨碎补 10g　厚杜仲 15g　川续断 12g　干地龙 10g

心动过缓

实证其脉迟而细弦，舌苔白腻，胸闷气急或有心痛彻背，面晦神疲。多因痰饮上犯，心阳痹阻，阴邪窃踞阳位，影响气血运行。以邪实为主者，治宜通阳泄浊宣痹，方如枳实薤白桂枝汤合麻附细辛汤加减，浊阴除则痞结通，而阳气自伸。

如中挟瘀血，舌质暗红或有瘀斑者，宜加丹参、川芎、桃仁、红花等活血化瘀。

虚证其脉沉细或大而无力，舌质胖大或淡紫，苔白，面白唇绀，心慌，心痛，胸闷，气短似喘，自汗怕冷，神疲懒言。此乃元气虚馁，心阳不振，阳微不运，而以阳气虚为主。曹氏分析其心阳虚衰之病理基础，指出：欲养其心，需运其血；欲运其血，需温其阳。故治当温阳益气，一般以参附汤为主方，汗多者加龙牡，阴阳俱虚者合炙甘草汤。

闵某　男，年逾花甲，1972 年 6 月初诊。

患高血压已 15 年。1964 年查心电图示窦房结传导阻滞，诊断为“高血压、冠心病”。现胸闷，宛如石压，阵发性心前区绞痛，呼吸困难，子夜心率 26 次 / 分，迷睡，推之方醒，脉细软迟、至数不匀，苔白垢腻。病属胸痹，浊阴凝滞，痹阻胸阳，阳微阴盛，心失温养，鼓动无力，气血运行迟缓，故以参附汤温补心阳，瓜蒌、薤白、桂枝通阳泄浊，佐郁金、菖蒲以化痰开窍，桃仁、红花、杏仁、三七活血通脉，炙甘草以益心气。

服药 20 剂后，胸痹心痛大减，子夜心率增至 34 次 / 分，白天 40 次 / 分。尔后随症略事增损，调治 4 个月，症状消失，心率增至 42 次 / 分，续进调养气血之剂，6 年间多次随访，行动一如常人。

奚凤霖

溯源竞委，法取建中

奚凤霖（1917~1995），江苏苏州市中医院主任医师

心悸怔忡是心律失常中一个常见症状，然心悸怔忡不一定都有心律失常，心律失常也不等于就有心悸怔忡（两者的轻证，或久病已产生耐受性时，往往可以无自我感觉）。因此，悸动之时，未必都是心系疾病，而心系病变，也未必都出现心悸怔忡，或心律失常。

心律失常与中医相似脉象对照。心律失常有速率和节律之区别，中医亦有脉律与脉率之分。常见的脉率如“一息六至”称之数脉，每分钟约在 108 次以上，更甚者有疾脉、极脉、十死脉等，此等数脉，《景岳全书》有谓：“数脉之病，惟损最多，愈虚则愈数，愈数则愈危，岂数皆热病乎？若以虚热作热，则万无不败者矣。”是论极是，可不戒乎？“一息三至，去来极迟”，称之迟脉，每分钟约在 55 次上下，还有损脉、无魂脉等，最少者仅“再呼一次，再吸一次”，每分钟只 10 次多，多见于临终前的脉率也。至于脉律失常，常见的有促脉、结脉、代脉、涩脉、散脉，还有七绝怪脉，故人认为均属绝症，从现在临床实践看，则并非如此，如釜沸脉、解索脉、虾游脉、鱼翔脉、雀啄脉、屋漏脉、弹石脉等称谓。以上的脉率与节律异常，包括有心动过速，心动过缓，早搏，紊乱性心律，房扑，房颤，室速，室颤，以及传导阻滞等的心律失常。

虚里是心脏的搏动区，心主血脉，所以称谓脉之宗气。

《医门法律》中说：“上气之虚，由胸中宗气之虚，故其动之应手者无常耳；乃知无常之脉，指左乳下之动脉而言；有常则宗气不虚，无常则宗气大虚，而上焦之气始恹恹之不足也。”虚里部位的某些异常搏动，乃心脏的速率与节律不正常，是功能性或器质性的心脏病变之确证。再从病理机制说，《伤寒论集注》中载：“结代之脉……皆气血两虚，而经隧不通，阴阳不交之故。”它归纳为经隧不通或阴阳不交神的调节，体现在阴阳之动静，心血的循环无端赖气血之流畅。据此，心律失常的发病机制，不越两端，一为“宗气不下，脉中之血凝而留止”，而导致经隧不通，血行失度，相当于冲动传导失常所引起；二是“惊则心无所倚，神无所归，志无所定，故气乱矣”，亦即“气乱而脉病”，致阴阳不交，调节失常，相当于冲动起源失常所引起。然而两者之间既有区别，又可互为作用。

气血是人体生命活动的动力，气由血而生，血随气而行，气血互根，主要由脾胃所化生。当心阳不足时，可致脾胃阳气不足，从而脾失健运，不能化生精微，气血无源，同时营卫、宗气无由生成，乃致宗气不足，宗气不足则使胸中阳气式微，不能贯注心脉，影响心脉之血液循环，进而血瘀不畅，甚至凝泣不通，脉不通则心虚，心虚则胸中冷，胸中冷则膈气虚，膈气虚则胃阳微，胃阳微则致脾胃衰弱无能。反之亦然。所以一方面湿饮痰浊聚生，另一方面则宗气不行，血脉凝留，则心悸怔忡属心胃同病者成矣。

过缓性心律失常

最常见为窦性心动过缓，亦见于房室连接处逸搏节律。损脉和败脉在完全性房室传导阻滞或较重的病态窦房结综合征时出现，至于夺精脉几乎仅见于心脏骤停时的极慢的室性自身节律。

一、益气升清法

适用于上气不足、心肺气虚之证。症见脑空，眩晕，耳鸣，掉摇欲仆，或卒然晕厥，并有短气似喘，心悸，胸闷，舌质淡胖、苔薄，脉迟或损脉、败脉。治法：益气升陷。用升陷汤（《医学衷中参西录》）主之，或加人参，参芪补中以培后天，山萸肉酸收耗散之阴，以防气之涣散。

二、益气温中法

适用于宗气不足、脾胃虚寒之证。症见心悸眩晕，腹部冷痛，呕吐泄泻，虚烦劳热，肢体倦怠，四肢不温，舌体淡胖、苔白，脉迟而软或损脉，或伴结脉、代脉等。治法：益气温中。在脾用人参汤，或加桂枝以通阳祛寒，或加附子，名附子理中丸（《阎氏小儿方论》），功能益脾温肾。在胃用小建中汤，以补虚建中，加黄芪名黄芪建中汤，加强益气温中，加当归名当归建中汤（《千金翼方》），兼以养血和血。

三、温阳化饮法

适用于脾肾阳虚、水饮不运之证。症见胸胁满闷，心悸，眩晕，短气而喘，或腰膝酸软，水肿尿少，舌淡紫气、苔腻白滑，脉迟而滑等。治当健脾温化痰饮，用苓桂术甘汤。

四、温经散寒法

适用于阳虚不足、外受寒邪之证。症见怕冷，肢清或微发热，头晕头痛，脉反沉迟等。治法：助阳散寒，用麻黄附子细辛汤主之。奚氏常与建中汤合用，治心动过缓症，常能奏效。

阴寒内盛，阳气衰微，四肢逆冷，恶寒蜷卧，或呕吐下利，或大汗亡阳，舌淡胖紫气，常见损脉、败脉，亦可见数疾脉，或伴见解索、虾游、屋漏诸脉，则又宜回阳救逆，主以四逆汤，病势缓后仍守建中。

过速性心律失常

过速性心律失常，最常见的为窦性心动过速，预激综合征，非阵发性房室连接区性（室性）心动过速，房扑伴规则的 2∶1 房室传导等。

益养心脾法

心脾两虚、气血不足之证，治宜健脾益气、补血养心，用归脾汤。

心肺气虚、阴津不足者，可用生脉散合甘麦大枣汤，亦未离顾护中焦。

窦性心动过速，尚无心气不足征象者，多无器质性改变，亦可据证选用清心、滋阴、化痰、养血等法。

早搏与乱搏性心律失常

早搏和慢性乱搏，多数可无明显症状，频发早搏或阵发乱搏，则可有心悸或怔忡不已，自感心搏突然停顿，或突然快速而短暂，亦有较长时间的，伴胸闷不适，心前区痛，头晕，严重者可发生晕厥，甚至心衰、休克、猝死。其早搏的常见脉象有促、结、代脉等，乱搏的则见散脉、涩脉和在生命垂危时出现的脏气败露之部分怪脉。

一、益气复脉法

适用于气虚血少、动悸结代之证。症见虚羸少气，心悸怔忡，虚烦失眠，舌质淡红、苔薄，脉虚促数或结代等。治法：益气护阴，养心复脉，用炙甘草汤主之，奚氏有经验方，名“新方炙甘草汤”（药物为：炙甘草、桂枝、生姜、党参、丹参、苦参、玉竹、大枣）。如劳倦食少，虚热自汗，用建中复脉汤（即新方炙甘草汤加黄芪、芍药、饴糖），使脾胃阳气转复，宗气得以贯注心脉，心气旺盛而使心脉复常。此心律失常之“心胃同治”法，对多种过缓、过速性合并早搏或乱搏的心律失常，多能奏效。

二、通阳重镇法

适用于心阳损耗、痰扰心神之证。症见怔忡，乱搏，气怯，短气，心胸懊侬，甚至躁狂不安，汗出肢冷等。治法：通阳复脉、重镇安神，用桂枝去芍药加蜀漆龙骨牡蛎救逆汤主之。以本方治乱搏动悸之证，随症配用它药，辄奏良效。如今药店蜀漆常缺，可用常山代之，蜀漆乃常山之苗。

心悸怔忡（包括脉的速率和节律失常）属心胃同病者，新病多虚中夹实，久病则多属虚证，或夹痰、夹瘀，或停饮聚水等。治疗时心胃同治，或治胃而安心。故常以建中法主治，并随症加减，取得一定效果。现举案数则如下。

1. 阵发性室上性心动过速、早搏

顾某　男，41 岁，干部。1978 年 4 月初诊。

1967 年在运动时突然发生心动过速，数分钟后自然缓解，后每年有多次类似发病，时间逐渐延长达半个小时以上。1975 年下半年起，因工作劳累而频发心动过速，至年初几乎每日发作，多次住院。心电图示：阵发性室上性心动过速。开始几年发病时压迫颈动脉窦或眼球，或屏气等法有效，以后失效。从外地来苏住某院已20天余，多种治疗未能获效，发作时间短则1个小时，长达连续10小时余。症状为心悸，发则憺憺大动，胸闷压迫感，气短不相续，严重时精神烦躁不安，有过多次跳窗越墙等精神症状，日发数次或10次余不定，每发心率均在200次/分以上，发病前先有频繁早搏。4月中邀请会诊，诊时患者症状缓解，神情淡漠，稍有头晕，心慌，胸闷，动则短气，不欲纳食，面色淡黄，舌边齿痕、质淡胖、苔薄，脉濡弱伴结代（早搏约20次/分）。血压、血脂正常，X线、心肺（–）。思虑烦劳过度，心脾两伤，宗气戕乏，清旷之区失调，气逆膻中，神无所归，气乱而阵发性心悸不安；久病气血两亏，不能养心，发为气短、心悸、胸闷；血虚无以上华，则面黄乏华；心气不匀，血运失常，则又伴发结代；舌胖淡紫、脉象濡弱，均气血不足之象。治以益气建中以生血，养心益阴以宁心。

炙黄芪30g　白芍30g　桂枝5g　生姜3g　炙甘草15g　大枣5枚　太子参30g　麦冬10g　五味子5g　紫丹参15g　饴糖冲，2匙

复诊：服药7剂。药服3天后，心悸即减轻，至1周时心动过速未再发作，但早搏存在，或多或少。原来卧床，已能起床轻度活动。舌脉如上，脉率稍缓，56次/分，无结代。乃脾胃元气渐充，心神得安。惟心气久虚，血脉凝涩，故仍结代时现，续守原治去丹参，加柏子仁10g、淮小麦30g，以养心安胃。

三诊：服药7天中，心动过速发过4次，程度减轻，每次不超过1小时，仍以早搏先导（平时早搏已消失）。病者认为服初诊药好，同意照服。2周后再邀诊（第四诊），心动过速、早搏、心悸诸症均无发病，食欲不振，精神气色已转活泼，症情虽获临时控制，而心胃久虚难复，因病者急于返里，将第一方20剂剂量，用饴糖为丸，日服2

次，每次6g，以作较长期调治巩固。1年中曾2次联系，以后未再复发。

本例阵发心动过速并早搏，病史11年，逐年加剧，据《素问·平人气象论》曰："胃之大络，名曰虚里……盛喘数绝者，则病在中。"即虚里动甚急促如喘而有间隙如绝之状，其病在膻中，由宗气不守而然。加之思虑烦劳过度，心失所养，神不潜藏，故气乱而心悸促数不宁。所以治本在于建立中气，用黄芪建中汤，结合补气养阴、宁心复脉，配用生脉散，使脾胃气旺，宗气有源，乃能上贯心脉而气血流畅，是以辨证中病，服药3天即获初效，数年顽疾，经月余治疗得以控制。

2. 病态窦房结综合征

俞某 女，51岁，职工。

患者1979年春起病，突然晕厥，半年多来已发5次，一瞬即醒，常有眩晕，心悸心慌，脉搏慢。因症状加重，于10月份住院，当时最慢心率46次/分，心电图示：窦性心动过缓，窦性心律不齐，心率48次/分。诊断：病窦（慢心率）。住院20天余，病情好转出院，心率改善不多。出院不久又反复，同年12月中来门诊，症如上述，还有食欲不旺，神疲乏力，面色、爪甲、皮肤皖白无华，畏寒蜷卧，舌胖苔白，脉细沉迟（脉搏44~50次/分）。脾胃虚寒，气血两亏，故而皖白无华；食少神疲，脉象细迟，乃生化不良所致；胸中阳气郁痹，则胸闷、心悸；清阳不升则眩晕，脑中缺血即晕厥；气以运血，血以养气，气虚无以鼓动血脉，故心搏缓慢。治以温中补虚，养血和血，结合温经扶阳，助其动力。

全当归15g　赤芍15g　白芍15g　川桂枝10g　炙甘草6g　大枣5g　饴糖冲，2匙　生麻黄5g　制附子5g　北细辛3g　熟地15g　砂仁3g　淡干姜5g

二诊：服药1周，脉搏增加（52~68次/分），症状好转，食欲尚不旺。阳气渐有转机，当是鼓动之萌始，无奈气血久虚难复，继续原治，以一鼓作气推动血运。

三诊：再服2周，脉搏稳定，休息时56次/分，平均脉搏60~64次/分，症状若失，胃纳增加。此脾胃生化之机得复，宗气有源，心脏鼓动有力，血运乃得畅通，原方去麻黄、附子、细辛，加党参15g、白术15g，以加强益气补中。

四诊：又服2周，病情、脉率稳定无改变，足证停用温经扶阳药无影响。因久虚之体，续以原方略作增减，调理2周，脉率稳定在64~70次/分，心电图示：窦性心律，血红蛋白由原来72g/L升至106g/L。随访1年半，无反复。

本例经中药治疗1个月余，其心率改善较为明显，特别是三诊后除去兴奋心阳、温运血行之麻黄附子细辛汤，而脉率稳定不减，症状消失，足证脾胃中虚不足，血液亏损，营卫之气衰弱，不能与吸入之清气汇合以贯注心脉而行气血。因此，血无以生，气无以运，心搏缓慢，故以当归建中汤之温中补虚、养血和血，贯穿于始终。经心胃同治后获效较捷，并得以稳定巩固。

3. 心房纤维性颤动

王某 男，47岁，教师。

胸闷心悸已年余，阵发房颤已多次，最近4个半月来转为慢性房颤，经几所医院诊查，房颤原因不明，曾用地高辛等抗心律失常药治疗未奏效。来院初诊时，自觉怔忡不已，伴胸闷，气短，活动后喘气，神疲乏力，并有畏寒，腹部觉冷、喜暖，肠鸣，隐隐腹胀，大便溏薄不实，日行2~3次，食欲不振，舌胖而嫩、质有紫气、苔薄，脉散数有似鱼翔、虾游，急性发作时，脉如釜沸、解索。血压140/90mmHg，心率110~120次/分。血沉、抗“O”、心肌酶酶谱等均正常。心电图示：房颤。辨证：病由脾胃气虚，损及脾阳，运化失司，宗气衰弱，心气不足，心脉不畅，循环失常，以致怔忡乱颤。治以温阳理中，益气整脉。

附子 10g　老红参 10g　淡干姜 5g　炒白术 15g　炙甘草 10g　川桂枝 10g　大枣 7 枚　紫丹参 15g　肥玉竹 30g　龙骨 30g　牡蛎 30g

服药 7 剂，症状较前明显改善，怔忡心慌偶尔发作，脉律较前整齐，脉象带数，偶有鱼翔、虾游之脉，食欲、精神好转，大便成形，腹部渐和，继续原方（红参改用党参服半月），诸症消失。复查心电图：大致正常。又 2 个月后随访未再复发。

此例房颤原因虽未明确，但患者自觉心悸怔忡、胸闷气短等症活动后加甚，以后数月怔忡乱颤不已，伴食少倦怠、腹冷便溏等，乃脾胃气虚，脾阳衰阳，营卫、宗气则生成不足，致使宗气不行，胸阳式微，不能正常贯注心脉，心脉失养，心气不足，影响心脏之正常搏动。其症状主要表现在心，但究其根源在脾胃。因此，在治疗上可不直接治心而治脾胃，运用附子理中汤为主，桂枝汤去芍以调和营卫，振奋心阳，配龙牡以制动，加玉竹以阳中有阴，而保心阴。脾胃阳气得复，宗气正常贯注心脉，心气旺盛而心搏恢复正常，房颤也随之消失而复律。

4. 心肌病、室性早搏

张某　男，46 岁，干部。

1974 年 6 月起病，阵发心悸心慌，稍劳更甚，伴胸闷，心电图示：室性早搏。一直频繁发作，运动试验阴性，心向量图正常，抗“O”一度 1 : 625，后来复查正常，血沉 2mm/1 小时，血脂、心肌酶酶谱及血压均正常，长期治疗无效。1978 年 7 月心电图示：频发室早，二联或三联律，并交界性逸搏。X 线胸片提示：两肺清晰，主动脉中度扩大，心横径向左右扩大，肺动脉较平坦，心尖触及膈面，诊为心肌病。多年来早搏频发，时轻时重，频发时每分钟达 30 次余，在体力活动或体位不正时，休息或卧位时亦有间发，几乎发无休止，仅早搏次数多少而已。同年7~10月间中西结合治疗，中药以益气复脉、养心活血为主治疗约3个月，一度早搏好转，恢复工作。翌年仲夏又频发早搏1个月多，症情如上，近时还有易饥之感，饥时发甚，甚则心神惊乱，卧起不安，食则可以减少。面色黧黑，倦怠乏力，舌胖嫩、苔滑腻，脉细滑，结代频繁，犹如雀啄、虾游。辨证：久病不复，心脏损伤，气血两衰，气来不匀，心脉瘀滞，乃致结代频作，胸闷短气，心悸心慌；心肺气血不足以供养中州，宗气产生乏源，心气心脉循环不得畅通，而致气衰血涩，故在饥嘈时发甚，纳食后减少。当以益气建中，养血复脉。

生黄芪 15g　炙黄芪 15g　赤芍 15g　白芍 15g　川桂枝 10g　干姜 5g　大枣 7枚　炙甘草 30g　生晒参 10g　紫丹参 10g　苦参 10g　玉竹 30g　炒蜀漆 10g　龙骨 30g　牡蛎 30g　饴糖冲服，2匙

服药7剂，症状、早搏均有减轻减少，再服7剂，早搏大减。原方守治（生晒参改用党参15g，甘草减量为15g），每周1诊，连诊6次，服药2个月余，症状消失，早搏基本控制，精神、眠食如常。1980年胸片复查：心影略向左增大；心电图示：窦性心律。与8个月前比较，原来ST–T波低平已恢复正常。患者近10年来一直照常工作，自觉身体健康，早搏偶发。

本例心肌病，顽固性早搏，乃脾胃气虚，宗气亏弱，不能上贯心脉，心气心血不足，以致循环失常，发甚则心神惊乱，卧起不安。予益气建中、养血复脉之建中复脉汤（自订验方，药物为：炙甘草、桂枝、生姜、大枣、绵芪、党参、丹参、苦参、玉竹、芍药、饴糖），加龙骨、牡蛎以镇摄心神，更加蜀漆以其能“去胸中邪气”，以达到通阳镇惊安神而使顽固性早搏复律之作用。《药证续编》中有云：“凡仲景之治动也，其治法有三：有胸腹之动，则以牡蛎治之。脐下之动，则以

龙骨治之。有胸脐腹之动剧，则以蜀漆治之。”此仲景治动之三法矣。

5. 慢性充血性心力衰竭

聂某 男，66岁，退休干部。住院号：150030。

高血压、高脂血症、冠心病、心律失常已10年余。近几年血压渐趋平稳，常作心悸，易惊易恐，甚则怔忡不已，夜间气闷，阵发性呼吸困难，烦躁不得卧，时轻时重，如是反复无常已1年余，愈发愈重。此次入院，不能平卧10天余，常须端坐稍安，心慌心悸，胸闷，气喘抬肩，平时常欲嗳气，纳减神疲，大便频有欲解之意，还有肛坠急迫感，面黄虚浮，下肢足肿，舌淡紫、苔白，唇甲紫绀，脉细涩数，108~120次/分，早搏3~5次/分。血压133.5/60mmHg。X线胸片：主动脉增宽，左心扩大。心电图示：室性早搏，左室肥大劳损。心阻抗功能示：心功能不全（失偿期）。诊断：如上，并慢性充血性心力衰竭。心脏久损，脾胃虚弱，宗气陷下，不能上贯心脉，气少血涩，心脉瘀阻，甚至心脉不通。治以补中益气，强心护阴，升清降浊。

上绵芪30g 生白术15g 当归10g 陈皮10g 炙甘草5g 炙升麻5g 柴胡5g 生晒参15g 附子5g 麦冬10g 五味子5g 龙骨30g 牡蛎30g

服药5剂，呼吸困难基本缓解，心悸、胸闷、气喘减轻。续方5剂，夜能平卧，虚陷气怯之状消失，精神食欲好转，惟活动心悸，短气存在，上法既恰，毋庸更弦，只略作增损，调治2周，心衰控制，症状消失出院。

本例属心痹，由心脉不通所致。心脉之所以不通，乃宗气不行。《灵枢·刺节真邪》篇云：“宗气不行，脉中之血凝而留止”，导致经隧不通。宗气由脾胃所生，宗气不足，使胸中阳气式微，不能贯注心脉，影响循环而心悸心慌，呼吸困难。曾予多种治疗，症情仍不稳定。细审患者又有食少神疲，肛坠急迫，频繁便意，乃宗气虚陷于下，无以上贯心脉，致恶性循环而久久不愈，故予补中益气汤，补益脾胃以升陷，参附汤、生脉散强心助阳以益阴，再配龙牡之敛阴固涩。初服5剂，即能获效。再服5剂，心衰得以缓解，此脾胃气复，宗气有源，心阳得展，阴霾乃消，气旺血运，瘀浊随化，心衰控制。原方略作增删，调理而愈。随访半年余，无复发。

周次清

临证重辨病，施治循规律

周次清（1925~　），山东中医药大学教授

心肾阳虚是病态窦房结综合征的发病本质

心阳的主要作用是鼓动心脏搏动，温运血脉循环，肾阳为诸阳之本，对人体各个脏腑的生理活动起着温煦推动的作用。因此，心肾阳气的盛衰，直接影响心跳的快慢、血脉的盈亏和脉象的虚实。如心肾阳虚即可出现心悸、胸痛、面色灰滞、精神疲乏、四肢不温、头目昏晕等肾阳不升、心阳不宣、清浊相干、气血逆乱的病症。

病态窦房结综合征的主要临床表现为持久而严重的窦性心动过缓和胸闷、头昏、昏厥等症。这些表现和心肾阳虚的病理、病证基本一致。本病虽然有时可见快速的心律失常，但其实质仍属于阳虚不能潜于阴，阴极格阳浮于外，阴阳相失，阴极似阳的一种假象，仅表示阳气虚衰的程度较严重而已。

在病态窦房结综合征的病变过程中，往往由于心阳不足导致心脉瘀阻，心血不濡；由于肾阳虚衰，损及肾阴而成阴阳两虚；心肾阳虚，损及脾阳，脾失健运，湿聚痰阻，气血瘀滞等等。所有这些，其根本仍在于心肾之阳不足，是由虚而致实的标证，不是疾病的本质。

基于病态窦房结综合征的发病本质为心肾阳虚，治疗应在温补心肾为主的前提下，视阳虚的程度，标本的转化和兼夹证的有无，灵活遣方用药。阳虚轻者，补气为主，温阳次之，保元汤为主方；阳虚重者，温阳为主，补气次之，四逆汤为主方；阳虚不能潜于阴者，宜参附龙骨牡蛎汤；昏厥者，用四逆加人参汤送服厥逆散（麝香、鹿茸、枳实、石菖蒲）；阳虚损阴，用附姜归桂汤或六味回阳饮；阳虚寒盛者加麻黄、细辛；夹痰湿者加半夏、茯苓、白术；兼瘀血者加山楂、丹参、仙鹤草。

王某　女，41岁。1980年3月14日初诊。

心慌病史10年，1976年起加重，时有头晕，经某医院诊断为“病态窦房结综合征”，曾服阿托品治疗，效果不明显。今因胸闷、心慌、晕厥入院。刻诊：心悸，头昏，乏力，胸闷，胸背疼痛，畏寒肢冷，舌质淡红、苔薄白，脉沉迟无力，血压110/80mmHg，心率42次/分，心尖区闻及Ⅱ～Ⅲ级吹风样收缩期杂音。心电图示：窦性心动过缓，45次/分，阿托品试验阳性。西医诊断：病态窦房结综合征。中医辨证为心阳不宣，治以温补肾阳、宣通心阳。

黄芪30g　党参15g　熟附子9g　桂枝9g　炙甘草6g　生麻黄6g　细辛3g

1日1剂。

服药后心率逐渐增快，症状逐渐减轻。半日后，心率增至60次/分左右，继用前方治疗，其间，定时测心率，平均66次/分，症状消失。5月7日复查阿托品试验阴性，出院。

阴虚不能敛阳是心房颤动的主要原因

正常的心律和血液循环，必须依靠心阴心阳的相对平衡来维持，这是生理状态的“阴平阳秘”；如果心阴心阳不能保持其相对平衡，便会发病，这是病理状态的“阴胜则阳病，阳胜则阴病”。一般说来，在阳盛或阴衰时，心跳就加快；阴盛或阳衰时，心跳则减慢。如果心率的增快和减慢达到阴阳不相顺接的程度，或因气滞、血瘀、痰湿阻遏心阳，就会出现“参伍不调”的促脉，或雀啄脉。心房颤动时出现的强弱、快慢不等的心律，就是这类脉象的具体表现。结合病人心悸、胸闷、气短乏力等气阴两虚的症状，说明心房颤动的主要原因是阴虚不能敛阳，阴阳不相顺接。从育阴潜阳的治疗效果来看，也证实了这个问题。

治疗房颤的基本方法是育阴潜阳、养血复脉，加减复脉汤或三甲复脉汤是比较有效的方剂。兼气虚者合生脉散，兼阳气虚心率较慢者，宜用炙甘草汤；阴虚内热、心率较快者，用黄连阿胶汤；阴虚内热、气虚不固者，用当归六黄汤；心悸失眠，加夜交藤、酸枣仁、柏子仁；有瘀血，加仙鹤草、丹参、生山楂。上述治疗方法，主要用于肾阴虚、心阳亢引起的房颤。如果房颤为血虚不能纳气所致，治宜补血养心、健脾益气，方以归脾汤或养心汤为主。

韩某　男，42 岁。1980 年 8 月 28 日初诊。

今年 5 月初，突然发生心悸、胸闷、憋气、心前区痛，脉律不整，以后经常发作，持续时间长则 1~2 小时，短则 3~5 分钟，有时突然晕倒，曾在某医院心电图诊断：左前半束支传导阻滞，快速性房颤。经静脉注射毛花苷丙注射液、吸氧、口服心可定，能暂时控制，但仍经常复发。刻诊：心悸，胸闷，气短，乏力，心烦，失眠，头晕。舌质淡红、苔薄白，脉弦细数，发作时脉见促象。血压 140/110mmHg，心率 70 次 / 分，律整，发作时心率 100~110 次 / 分，心律绝对不整，心尖区可闻及Ⅱ级收缩期杂音。心电图示：①左前半束支阻滞；②发作性房颤。治疗先从养血安神、清热除烦入手，投酸枣仁汤加丹参 7 剂，未效。补之不受，疑胸闷、憋气、心前区痛为邪实，使用理气活血之柴胡疏肝散15剂，不灵，又复活血理气，用丹参饮加减，结果越陷越深，房颤时作，一次竟持续5小时，经吸氧、静脉注射毛花苷丙注射液0.4mg始缓解。心率90次/分，偶发房性期前收缩，加服普萘洛尔30~60mg/d，延至10月21日，始终未能控制病情。后思之再三，患者心悸、眩晕、乏力、时有脉促，系阴虚阳浮，此乃病之根本，于是改方药为：

党参30g　桂枝12g　炒枣仁30g　生地24g　麦冬24g　当归12g　阿胶烊化，12g　紫石英30g　炙甘草30g

日1剂，连服18剂，心悸、胸闷等症状消失。观察1个月，房颤未再复发，心率70次/分左右，出院。

阵发性室上性心动过速多因痰火扰心

阵发性室上性心动过速的诊断要点为：有突然发作、突然恢复的反复发作史；发作时心率在160~200次/分；病人自觉心悸、胸闷、烦躁、惊恐，有时恶心呕吐、头晕，甚则昏厥。这些临床特点和中医学所说的“痰火扰心”基本相似。患者心悸、胸闷、恶心、呕吐、惊恐、烦躁、头晕、昏厥诸症，皆是痰火升动，“上蒙清窍，干扰心神”的具体表现；舌质红、苔黄腻和发作时出现的动脉、滑脉，系痰火外现的主要证据。因此，临床根据阵发性室上性心动过速的脉症，诊断为“痰火扰心”是比较确切的。

治疗痰火，前人已有切实可行的经验“治痰必降其火，治火必理其气”。所以，清热、化痰、降气以及宁心安神，是治疗本病的基本法则。具体运用，要针对痰、火、气的轻重主次组方用药。如痰为主证，宜选黄连温胆汤或涤痰汤；火邪较重，宜用滚痰丸或竹沥达痰丸；气郁明显者，宜用旋覆代赭石汤或六郁汤。实践证明，上述诸方用于防治阵发性室上性心动过速和部分窦性心动过速患者，疗效相当可靠。

魏某 女，36岁，教师。1979年12月20日初诊。

1976年秋突发心慌头晕，2~3分钟消失，以后经常发作，西医诊断为“阵发性室上性心动过速”。发作间隔时间最长20天1次，最短1日3次，持续时间3分钟至2小时不等，有时持续1天多。发作时，自己用吸气屏息或用手指刺激咽喉、服普萘洛尔，能够恢复。刻诊：胸膈满闷，胃脘烧灼，有时吐酸、恶心，头晕心悸，乏力食少，失眠多梦，月经量少色淡，苔黄腻，脉弦滑。辨为痰火内扰，方用温胆汤、左金丸加炒枣仁。6剂。

二诊：12月27日。病人自述药后病情似有好转，因平时病情时好时坏，故是否药效，不敢自信。汤药服用不便，要求服成药。给补心丹40丸，每次2丸，日服3次。

三诊：1月4日。服药无效，病情发作频繁。根据病人月经量少、色淡，食少寐差，心悸倦怠等症，改用归脾丸，服法同前。

四诊：4月6日。自述因服药无效，失去信心，停药3个月。现发作频繁，持续时间较长，胸闷、嗳气较前加重，其他症状与前无异。病人回忆，去年12月20日药方似乎有效。因思，据患者初诊时脉症，辨为痰火扰心，并无大误，然取效不显，实因患病日久，实热顽痰蕴伏于内，故效不易捷，惟持之以恒，方可收功。再以12月20日方加代赭石30g、旋覆花9g，连服1个月余，发作频率逐渐减少，持续时间也逐渐缩短，服至2个月时，病已稳定未发，月经色、量亦正常。

早搏发病，常为肝气郁结，中气虚寒

临床所见，早搏的发生，因肝气郁结、气机不畅和中气虚寒、胸阳不宣。

发于肝气郁结者，有长期精神刺激和情志不舒病史，有明显精神情绪的发病诱因，早搏每因精神情绪的好坏而增减，活动后早搏往往减少。常见症状有因气机不利引起的胸闷、胁胀、脘痞、腹胀、嗳气、咽梗，脉沉弦、结，精神情志方面的改变，有精神抑郁或性情急躁。

发于中气虚寒者，有外邪所侵或内伤劳损病史，有饥饱劳倦的发病诱因，早搏在活动或劳累时增多，安静或休息时减少，临床表现有疲乏无力、心慌气短、语声低微、自汗头晕、畏寒肢冷等阳气不足的症状，以及结代或促而无力的虚寒脉象。

疏肝解郁，调畅气机；补气温中，宣通心阳，为治疗早搏的两大法则。肝气郁结者，柴胡疏肝散为主方。气郁化火加黄芩、栀子、丹皮；火热伤阴加生地、麦冬、桑寄生；肝气犯胃加代赭石、陈皮、半夏；肝脾不和加白术、茯苓、党参。中气虚寒者，黄芪建中汤为主方。气虚明显者加人参、黄精、五味子；阳虚明显者加附子、干姜、补骨脂；挟痰湿加半夏、苍术、厚朴。

蒋某 男，55岁，工程师。1979年11月29日初诊。

心悸病史3年，加重1年，曾诊断为“冠状动脉供血不足”“偶发房性早搏”，口服利多卡因、心得宁等药物后，一度好转，停药后又复发，且日益加重，休息时稍轻，活动时加重，劳累时尤甚，偶感心前区疼痛，大便稀软，每日1~2次。舌质淡红、苔薄白，脉结。血压150/100mmHg，心率64次/分，早搏每分钟10~12次。$A_2 > P_2$。心电图示：①窦性心动过缓（57次/分）；②频发性房性早搏伴有差异传导。中医辨证属中气虚寒所致心悸，治以益气温中。

药用：

黄芪18g　党参15g　桂枝6g　炙甘草9g　五味子9g　丹参18g

白芍 15g 干姜 6g

服 15 剂后，诸症明显减轻，早搏亦明显减少，每分钟 3 次，偶有胸闷，舌红润、苔薄白。因大便稀软，上方加补骨脂 9g、仙灵脾 12g。继服 30 剂，诸症消失，心律规整，病愈而出院。

心肌炎斟酌病期辨病位详察虚实逐病邪

一、急性期——详察病邪，明辨病位

病毒性心肌炎的急性期，多因感受外邪而引发，这个外邪，周教授认为主要是风热之邪和风湿之邪，其病变部位有肺心同病和脾心同病之分。

1. 肺心同病

风热之邪侵袭人体，伤及肺卫，由于肺朝百脉，与心脉相通，肺脏受邪损及于心，故而出现肺心同病的病证。一般先有发热微寒、全身酸楚、头痛咽痛、咳嗽流涕、舌苔薄白、脉象浮数或促等风热犯肺的上呼吸道感染症状，继而出现心悸、气短、乏力、胸闷或胸痛等。风热初起，治疗宜疏表清热宣肺，方用辛凉清解饮（桔梗、杏仁、牛蒡子、蝉蜕、薄荷、金银花、连翘、淡竹叶）加减；热伤气阴，损及心肺，出现心悸、气短、乏力者，合用生脉散；胸闷、胸痛者，加瓜蒌皮、前胡、郁金。

2. 脾心同病

风湿之邪内侵，易伤脾之气阳。由于心主血脉，脾为气血生化之源，湿邪困脾，脾失健运，气血不充，心脉失养，故而出现脾心同病的病证。一般先有肌肉酸痛，寒热起伏，恶心呕吐，腹泻纳呆，舌苔滑腻，脉象濡缓或结代等风湿犯脾的消化道感染症状，继而出

现胸闷、胸痛、心悸、乏力等。风湿初起，治宜祛风湿，用宣疏表湿方（《时病论》方：苍术、藿香、防风、秦艽、陈皮、砂仁、甘草）加减；表里俱实，湿热内迫，胸闷、脉促、腹泻者，宜用葛根芩连汤加味；湿热蕴脾、病情缠绵者，宜用清热渗湿汤（《证治准绳》方：盐黄柏、黄连、苍术、白术、茯苓、泽泻、甘草）苦降清热，健脾利湿。

无论是肺心同病或脾心同病，重症患者起病急骤，病情危笃，除一般上述症状外，常出现呼吸困难，烦躁不安，面色发绀，脉象细数微弱或结代无力等心阳虚衰、心脉瘀阻的充血性心力衰竭证候。有的患者由于正虚邪陷，突然出现面色苍白，肢厥汗冷，唇甲青紫，血压下降，脉微欲绝的阴竭阳脱危候。此种情况多见于小儿。对这种危重症的治疗，虽有外邪的存在，但正气已损伤到阴竭阳脱的严重程度，必须以扶正为主。心阳虚衰、心脉瘀阻者，宜用回阳汤（《银海精微》方：人参、附子、五味子、甘草、当归、赤芍、川芎、细辛、茯苓、车前子）加减；阴竭阳脱者，急用独参汤或参附汤补气回阳救脱，继用回阳返本汤（《伤寒六书》方：人参、麦冬、五味子、附子、干姜、甘草、陈皮、腊茶）加减。

二、恢复期——扶正为主，兼祛余邪

病毒性心肌炎的恢复期，邪气始退而正气已伤。亦有的患者在发病初期往往被外感症状所掩盖，至外感症状消失后，始觉胸闷或胸痛、心悸乏力、脉象结代，心电图则出现心肌劳累、心动过速、早搏或传导阻滞等。这时治疗应以扶正为主，兼祛余邪。主要有两种情况：风热犯肺，肺心同病患者，由于热伤气阴，多致气阴两伤，热邪未尽；风湿犯脾，脾心同病患者，由于湿伤脾阳，多致气阳亏虚、湿邪留恋。

1. 气阴两伤，热邪未尽

临床症见午后发热，心悸，心烦，口干，乏力，盗汗，舌红，少苔，脉象细数或促。治疗当益气养阴、清热安神，方用人参安神汤（《幼科铁镜》方：人参、麦冬、生地黄、当归、黄连、酸枣仁、茯苓加减）。夏秋季节或感暑湿者，宜用生脉散合清络饮轻清缓补。

2. 气阳亏虚，湿邪留恋

临床症见低热不解，或发热起伏，胸闷憋气，神疲肢倦，面色苍白，时出冷汗，纳呆便稀，舌苔白腻，脉象濡缓或结代。治疗当益气温阳、健脾燥湿，方用参芪丸（《疡医大全》方：黄芪、苦参、苍术）加味。阳虚感受风寒，自觉形寒微热，倦怠乏力，食欲不振，脉缓者，宜用保元汤合桂枝汤益气逐寒，调和营卫。

三、慢性期——调整阴阳，补虚攻实

病毒性心肌炎进入慢性期，多已无外邪的存在，邪去而正伤。其病变特点是机体阴阳气血的紊乱和由此而产生的痰浊、血瘀等病理变化，因虚而致实，形成虚中有实、实中有虚的虚实夹杂之证。治疗以调整阴阳气血为主，因虚而致实的，兼以攻邪。

1. 阴血不足

一般多由肺心同病发展而来。由于风热犯肺，热邪伤阴，阴血同源，而致阴血亏虚。临床常见症状为心悸怔忡，胸闷胸痛，头晕目眩，烦躁盗汗，口干，失眠，便秘，尿黄，舌质红干、少苔，脉象细数或促。治疗宜滋阴养血安神，方用人参养营汤加减；如阴亏火旺，煎液成痰，痰火阻络，则见口干不欲饮，舌苔腻或黄，脉象动数、滑促，当加瓜蒌、黄连、石菖蒲，或用涤痰汤加减；阴亏血滞者，则见舌质暗红、口干漱水不欲咽等，宜加桃仁、丹参、红花。

2. 气阳不足

一般多由脾心同病发展而来。由于风湿犯脾，湿为阴邪，易伤阳气而致。临床常见症状为心悸乏力，胸闷胸痛，短气自汗，面色苍白，舌质淡、苔薄白，脉象迟涩、结代。治疗当益气温阳，方用参芪益气汤（《杂病源流犀烛》方：人参、黄芪、炮附子、白术、炙甘草、五味子、麦冬、陈皮）加减。

如阳虚阴乘，痰湿内生，则兼见浮肿，舌质淡胖、舌苔滑腻，脉象缓滑、结代。治宜益气温阳、宽胸化痰，合用瓜蒌薤白半夏汤。

若气虚血滞，则见舌质紫暗或有瘀斑瘀点，胸痛较重，治当益气温阳、行气活血，合用丹参饮加减。

胸中气陷者，症见胸闷，气喘，气短，脉象沉迟微弱、参伍不调，治疗宜升举下陷之气，方用升陷汤加人参、山萸肉。

四、后遗症——养心益肾，涤痰化瘀

病毒性心肌炎后遗症以心律失常为主，如常见的有房室或束支传导阻滞、早搏及交界性心律等，有的则表现为心肌劳累。后遗症患者有的伴有全身症状，有的没有明显症状，只是遗留较稳定的异常心电图。

造成后遗症的主要原因，一是由于病情反复发作，精气内夺，心肾亏虚，积虚成损；一是脏气乖违，痰浊瘀血阻其运行之机。

1. 心肾亏虚

损其心者，症见心悸怔忡，胸闷气短，舌苔少，脉结代。治宜养心通脉，方用炙甘草汤加减。损其肾者，则见心悸头晕，神疲乏力，耳鸣健忘，失眠多梦，畏寒，小便清频，舌淡少津，脉象沉细或结代。治宜益肾生精通脉，方用生脉补精汤（《类证治裁》方：人参、麦冬、五味子、熟地、当归、鹿茸）加减。

2. 痰阻血瘀

痰浊阻络者，症见心悸怔忡，胸闷憋气，烦躁失眠，口干不欲饮，舌苔腻，脉象滑数、结代。治宜涤痰通络，方用涤痰汤加减。痰火盛者，加黄连、山栀。瘀阻心脉者，症见心悸怔忡，胸痛胸闷，舌质暗或有瘀斑瘀点，脉象迟涩、结代。治疗宜活血化瘀通脉，方用血府逐瘀汤加减。

总之，对病毒性心肌炎的治疗要甄别病期，明辨病位，详察虚实。急性期和恢复期重点查明有无外邪的存在以及外邪的性质，治疗要点为祛除外邪，扶助正气。慢性期和后遗症期须把握阴阳气血的偏盛偏衰，注意因虚而致实所形成的痰浊、瘀血等病理变化，治疗要点为扶阳益阴而消瘀阻。全周身情况基本恢复，无明显的自觉症状，只是遗留异常心电图，或有可能发展为心肌病变时，活血化瘀的方法应首先考虑，可望能取得较好的治疗效果。

（高洪春　整理）

张珍玉

勿执养心安神，唯务燮理阴阳

张珍玉（1920~2005），山东中医药大学教授

心悸怔忡古人分为二证。心悸又称惊悸，虞天民说：“忽若有惊，惕然心中不安，其动也有时怔忡者，心中惕惕然动摇不停，其作也无时。”就是说心悸为突然受外界声音等刺激，发生心跳不安；怔忡则不因受惊则终日自觉心跳不安。戴元礼认为，心悸病位在心，怔忡病位在肾；心悸为心血虚，怔忡为肾精怯；治疗上提出“惊则安其神，恐则定其志”。实际上心悸与怔忡本为一证，不能分为二证。血虚固然有心悸，但心悸未必尽为血虚，如水气凌心、痰热内扰等皆有心悸的表现；肾精亏乏，精不化血而怔忡有之，但怔忡未必皆属肾精亏耗。我认为心悸怔忡为一证，只不过程度上的轻重而已，心悸较怔忡为轻，而怔忡则重于心悸也。可以说，只有轻重之别，而无心肾之分。

心主血脉而藏神志，心阴心阳相互协调，心脏功能方能维持常度。若心阴和心阳任何一方的不足或亢奋，致心之阴阳不得协调，都会出现心悸或怔忡。心悸、怔忡是心病必有的症状，但很多病都可引起。若因其他病证所引起者，当治其主病，主病愈而心悸怔忡自愈。若心病所引起的心悸怔忡，当治心之阴阳，阴阳协调，其心悸怔忡即愈。治疗本证不在养心安神，而重在调整心之阴阳偏颇，使其阴阳顺接协调则心悸怔忡可除。仲景之炙甘草汤虽为伤寒而设，但治疗杂病

之心动净、脉结代加减得法确有良效。从本方药物组成看，是阴药与阳药相互配伍，从而达到调整心之阴阳偏颇而续顺接。其中阴药有生地、阿胶、麦冬，阳药有桂枝、生姜、清酒，在临床应用时，适当加减以调整其阴阳之偏颇。阴偏虚者，可去清酒、麻仁，加郁金 9g，以防阴药腻滞，且有入心行瘀之功，加生龙骨 14g 以镇阴虚之浮阳。阳偏虚者，生地易熟地，加黄芪 20g，助气以配阳，亦可加生龙骨 14g，以防阳之上浮。临床用炙甘草汤一般用量为：

炙甘草 12g　生姜 6g　桂枝 6g　人参或党参代之，6g　生阿胶 6g　生地 9g　麦冬 6g　麻仁 6g　大枣 6 枚　黄酒 100ml

李某　男，16 岁，初中学生。1975 年 2 月初诊。

1974 年秋期终考试后自觉心悸不安，头昏，时失眠，烦躁，经某医院检查，无器质病变，心电图正常，血压正常。

经多方服药均无效，经友人介绍来诊。面无病容，营养中等，询问病情，言及心悸不安，特别有声音时心悸，即便突然的脚步声或带门声都能引起心跳，且时有失眠，头昏不清，记忆力减退，饮食、二便正常，小便有时黄，脉沉数而弱，舌红少苔。此为劳心过度、心阴亏虚所致，乃以炙甘草汤去清酒、桂枝、麻仁，加郁金 6g、生龙骨 12g，党参 12g 易人参，水煎 2 次，混合，分 2 次服。嘱服 6 剂再诊。服完 6 剂后自觉头目清爽，心悸偶尔发作，诊其脉已无数象但弱耳，以原方加黄芪 15g，6 剂，其症消失。

彭履祥

瘿气怔忡悸，百合地黄汤

彭履祥（1909~1982），成都中医药大学教授

甲状腺功能亢进症主要表现为：甲状腺肿大，心悸气短，易汗，烦躁，多食易消，体重下降等症。金、元以前多散见于“消中”“食亦”“肉瘿”“气瘿”等篇中。明·李梴在《医学入门》中所论及之“瘿气”证候与“甲亢”酷肖不贰：“瘿气，今之所谓瘿囊者是也，由忧恚所生。忧虑伤心，心阴虚损，症见心悸，失眠，多汗，舌光红。七情不遂，则肝郁不达，郁久化火化风，症见心情急躁，眼球突出，面颊升火，脉弦，震颤。肝火旺盛，灼伤胃阴，阴伤则热，热则消谷善饥。若肝旺犯脾，脾失运化，症为大便溏泄，消瘦疲乏。”指出病机在于肝郁化火，伤及心脾胃阴。明、清以降，诸医家多宗是说，认证肝郁痰结，火灼阴伤，立法以疏肝理气为主，软坚散结、化痰祛瘀为辅，遣方用药多从心、肝、脾、胃入手。诚然，瘿气之疾，多由情志怫郁，痰气互结，郁而化火，燔灼阴津而呈阴虚火旺征象，且心、肝、脾、胃阴津耗损之证习见，但心肺阴伤证之客观存在，亦不容忽视。

瘿气之病，总由情志怫郁、肝郁化火而发。木火横逆，中土阳伤，胃火亢盛，邪热杀谷，故多食易饥；阴伤难运，津精不得化生，壮火徒烁机体，致形消体瘦；心阴不足，邪火独亢，故心悸、失眠、

多梦、易汗、烦躁、尿赤、舌红、脉数等症迭现；肝阴受损，筋失濡润，则手颤而目突；木火刑金，肺阴受戕，症见短气、声嘶、乏力。总之，肝木横逆，郁而化火，恙及上焦心肺，必现心悸、气短、神疲乏力诸象；累及中焦脾胃，则消谷善饥，形体消瘦复见。故临证施治，清肝疏郁是属自然，心肺之阴亦当速顾。

百合地黄汤乃《金匮要略》为百合病而设，治心肺阴伤、百脉失调之证。转治瘿气，取决于病机相同，属异病同治之列，况百合病的5个主要体征，即汗出、口苦、头痛、舌红、脉数等症，在瘿气病中亦为常见。再则，方中百合味甘性平微寒，清润泄降。《本草正义》谓："虽云甘平，然古今主治，皆以清热泄降为义。"使金气清肃，木火受抑，则逆上之势可望得平；燥土得润，热却胃和，则营卫生化有源。生地黄甘寒，《雷公炮制药性解》称其入心肝脾肺四经。戴元礼云："阴微阳盛，相火炽强，来乘阴位，日渐煎蒸，阴虚火旺之证宜生地黄以滋阴退阳。"知母苦寒，能"清肺胃之热，则津液不耗而阴自潜滋"。《重庆堂随笔》三味合用，清肺金而抑肝木，养阴津而泄诸热，用治瘿气，颇为合拍。应当注意的是：瘿气之于百合病"心肺阴虚"虽一，但证情浅深、有无兼夹为患则各异。百合病多得之热病之后，余热扰于心肺，血脉失调所致，其势较轻；瘿气则"其源由肝，其证属五脏"(《类证治裁》)，受累脏器较多，且病势较深，况阴虚火旺之外，尚多肝郁气滞、痰瘀交阻兼夹。临证之时更须随症配伍疏肝理气、化痰祛瘀、软坚散结之品。具体运用：口渴、失眠加花粉、牡蛎；烦躁甚者，加鸡子黄；热郁尿赤加滑石；阴虚较甚可加沙参、麦冬、元参等；痰凝结肿，加贝母、元参、昆布、海藻以化痰软坚；气滞加柴胡、枳壳；血脉瘀阻加桃仁、红花、郁金诸味。加减化裁，当谨守病机，切忌随意，倘若汗出而择黄芪、桂枝固表和营等物，清火率用川连、栀子苦寒直折之品，必欲敛汗反致大泄不止，冀清火而化燥损阴愈甚，非但未应，反生变端种种。

吕某 女，47岁，干部。1978年3月14日初诊。

心悸心累，动则增剧已近5年，急躁易怒，阵发低热，汗多，常湿衣被，善食易饥，甚至日进8餐，形体消瘦，气短乏力，后事动作后尤甚。双眼渐突，闭目不佳。甲状腺轻度肿大，质软而无结节，扪之有震颤感，可闻及血管杂音，双手平伸震颤明显，基础代谢率+82%，甲状腺吸碘功能试验6小时后70%以上，诊断为“甲状腺功能亢进症”。患者大便稍硬，小便黄赤，舌质红、苔薄白，脉细数无力。证属肝胃阴伤，上干心肺。

百合30g　生地12g　知母10g　玄参12g　白芍12g　浙贝12g　夏枯草30g　牡蛎30g　麦冬18g　北沙参30g

上方服2剂后，心悸心累、汗出低热诸症有所减轻。守方月余后，病情稳步好转。

5月18日做基础代谢率试验，降至+37%，后因缺百合、生地、知母而易疏肝理气、软坚散结之品，时见病情反复，基础代谢率一度升为+47%。

6月中旬起守初诊方月余后，心悸、心累缓解，低热未作，汗出减少，余症复又显著好转，复查基础代谢率及吸碘功能试验均已基本正常。

张某 女，36岁，工人。1979年12月14日初诊。

3年前因食欲亢进，消瘦乏力，甲状腺吸碘功能试验高峰前移，基础代谢率试验阳性（+66%），诊断为“甲状腺功能亢进症”。刻诊：心悸易惊，夜热盗汗，头昏时痛，烦躁易怒，能食善饥，体重降至48kg，神疲短气，渴喜热饮，舌红有瘀斑、苔薄黄细腻，脉沉细弦数。证属肝郁血瘀，心肺阴伤。

百合30g　生地15g　牡蛎30g　知母10g　郁金10g　白芍15g　丹

参 10g　薏苡仁 10g　浙贝 10g

上方守服 70 余剂后，精神好转，睡眠亦佳，气短乏力、心悸头眩已不再作，饥饿感已不明显，体重增至 54kg。1980 年 7 月复查基础代谢率及吸碘功能试验，均已恢复正常。

彭履祥

勿泥于本脏自病专主调心
辨析肝脾肺所累开郁定悸

彭履祥（1909~1982），成都中医药大学教授

心悸一证为临床所习见。究其成因，不外本脏自病，他病及心两类。本脏自病者，或责于实，求诸于痰结、瘀阻、火扰、水凌诸因；或归于虚，缘由气血阴阳之不足。历代文献论述较丰，认识亦易。他病累及所致心悸者，从肝、脾、肺、肾可求。然从肝、脾、肺三脏失调、气血郁滞致悸立论尚少。致郁之因，虽有六淫、七情、饮食郁滞之说，证诸临床，七情怫郁，起源于心动，肝脾首当其冲；六淫抑郁脾肺，寒与湿居多；饮食停郁，中气先伤。《丹溪心法》谓："气血冲和，万病不生，一有怫郁，诸病生焉。"《景岳全书》亦云："凡五气之郁，则诸病皆有，此因病而郁也。至于情志之郁，则总由乎心，此因郁而病也。"故因郁致悸者，不得从心脏产患论治，而以肝、脾、肺三者为气血郁结之常处。因肝为藏血之脏，性喜条达而恶抑郁；脾为后天之本，气血生化之源，主升清降浊；肺为气之主，敷布精微，通调水道于全身内外。如脏腑气机稍有怫郁，当升者不升，当降者不降，当变化者不变化。脾肺气郁致悸者治以运脾开郁；脾虚肝郁致悸者应理脾调肝；肝胃气郁致悸者当清肝解郁，和胃行滞。诸郁得解，气血通畅，则心悸自愈。

1. 肝胃气郁证

许某 女，36 岁，干部。1978 年 2 月 27 日初诊。

心悸心痛、胸中痞闷 4 年，近 1 年多来有所加重。4 年前，患者因口苦咽干，胸中隐痛，服用龙胆泻肝汤 4 剂，治后前症有所好转，而胸痛仍在。改用大黄黄连泻心汤后，心悸胸痛，烦躁不安。复因爱人患肝硬化，病情严重，忧心忡忡，更觉咽喉梗塞，从梅核气论治，服中药 6 剂后，喉阻虽减，余症加重。1978 年 8 月某晚，突然心中悬悸，胸闷气短，全身震颤，手足痉挛，四肢厥冷，神志不清，经抢救好转。此后每年如是发作七八次。某医院怀疑“心脏病”，但心电图检查未见异常。迭经中西药治疗，未见好转，苦闷不已。刻下：心中悸动不安，胸痞眩晕，叹息则舒，形体消瘦，四肢震颤，潮热盗汗，两颧发赤，面如尘蒙，声低懒言，惊悸难眠，唇红，舌赤无苔，脉促。初步认定心阴不足、心神不宁之证。予天王补心丹减味。

红参须 10g 丹参 15g 玄参 12g 生地 12g 枣仁 12g 柏子仁 12g 麦冬 12g 茯苓 15g

二诊：上方服后，胸痞益甚，温温欲吐，停药稍减，剂未毕即来复诊。结合病史全面分析，认为当属肝郁引起，郁久化热所致。改用开郁行滞、活血通络之法。

郁金 10g 降香 10g 丹参 12g 桃仁 10g 山楂 15g 麦芽 24g 茯苓 15g 沙参 15g 薏苡仁 15g

三诊：上方服 4 剂后，心悸诸症减轻，胸闷亦见好转。继服 2 剂，仅觉胸中微痞，胃脘及胁肋游走掣痛，舌尖略红、苔薄白，脉细带数。仍宗前法，加黄连 3g、枳壳 10g，宽中降逆。

四诊：因缺沙参，药店替以潞党参，岂料服后约 3 小时，突然胸胁痞满又作，减去潞党参再服，症情复见好转。

五诊：上方服 2 剂后，各症缓解，仅见晨起口苦，时而头晕，胃脘发热，苔薄白，脉细，投温胆汤加菊花2剂，药后诸症消失，睡眠、饮食亦复正常。后以甘淡益胃调肝之剂巩固。月余信访，心悸诸症未作，情况良好。

2. 脾肺气郁证

谢某 女，45岁，工人。1978年8月31日初诊。

自述曾经某医院诊断为“左胫下1/3稳定型慢性骨髓炎”，服用大剂党参、黄芪、当归身、川断、生龙牡等类药物近月。又因月经提前而量多，诊为“围绝经期综合征”，肌内注射丙酸睾酮13次继而出现心悸短气，烦乱易怒，头昏，逐渐发展至头胀如裂，咽喉梗塞，胸胁脘腹痞闷，得食更甚，只能进食少量流质，目蒙多眵，全身肿胀，皮肤绷急，身倦乏力，左胫疼痛，行动艰难，卧则胸膈窒塞，倚息不得眠，舌质麻木，肛门坠胀，大便稀溏，烂如豆渣而量少，无黏液，日行2~5次，尿黄短少，体重72.5kg。先后检查过肝、肾功能，基础代谢率，血、尿常规等，除胆固醇8.06mmol/L，大便常规见有少量不消化食物外，余未见异常。刻诊时症如上述，形体肿胀，表情痛苦，语声低微，频频叹息，不断呵欠，面如满月，皮肤淡黄而硬，按之无凹陷，皮下扪及大小不等之软性结节，皮肤不易捏起，冷、热、痛、触觉迟钝，舌质淡紫、边有齿痕、苔淡黄，脉沉涩。综上病情，认为暑湿内伏，迭进补益固涩之剂，脾肺气郁，运化失职，而成郁证。治以运脾开郁，行气活血。

苏梗6g　檀香10g　厚朴12g　枳实10g　陈皮10g　郁金10g　香附10g　川芎10g　白蔻10g　建曲15g　山楂10g

二诊：服上方4剂，全身肿胀减轻，心悸短气好转，可食稀粥少许，夜能入眠，便溏见好，苔白薄，脉沉涩。仍从前法，略加调整。

泡参10g　薏苡仁10g　建曲15g　麦芽24g　蒺藜子12g　山楂15g　厚朴10g　陈皮10g　白蔻壳6g　苏梗4.5g　通草3g　桔梗10g　莱菔头24g

三诊：服上药2剂，各症虽有缓解，但不如前方疗效显著。是运脾之药有余，理气之药不足，改用越鞠丸加减。

川芎10g　苍术10g　香附10g　建曲15g　益母草8g　麦芽24g　苏木10g　山楂18g　茯苓15g　桃仁10g　白蔻壳6g

四诊：服上方14剂，心悸、头昏诸症已失，喉阻及全身肿胀亦基本痊愈，精神好转，肌肤柔软，肢体活动自如，每日进普食约400g，二便正常，胆固醇降至3.38mmol/L，体重降至65kg，但觉四肢麻木，倦怠思睡，口淡无味，舌淡，乃郁结已解，脾胃尚虚之证，改用香砂六君子汤，理脾和中善后。

3. 脾虚肝郁证

朱某　女，29岁，工人。1978年10月28日初诊。

胸腹胀痛，痞塞气短6年，心悸、中脘觉冷2个月余。6年前，因产后生气，常感胸脘胁肋胀痛，甚则胸中痞闷，呼吸短气，得长气、嗳气稍舒，须臾如故。咽中如物梗塞，舌吐不利，阵阵恶心，呕吐白沫，食欲减退。多方求医，概从肝气不舒论治，服药虽多，疗效甚微。次年产后复再生气，前症加重，食欲大减，稍有不慎，吐泻并作。2个月前开始，自觉阵阵“心窝内（剑突下）”寒冷如冰，逐渐自内向外蔓延至全身，此时胸中痞塞更甚，有似气绝，身不能动，但神志清楚，持续7~8分钟，手足、全身渐渐转温。惟身暖后心悸更甚，脉搏达104次/分，静脉推注高渗葡萄糖后可迅速好转，1日之中发作5~6次。头目眩晕，惊恐难眠，有时梦交，食少，喜食咸味。月经40~50天一至，行前额角交替掣痛，小腹坠胀绞痛，经血不畅，色暗淡，有少量瘀块，带下量多。有“慢性宫颈炎”“细菌性痢疾”病史。大便溏薄，1日2~3次，或2~3日1次。面色淡黄，舌质淡，苔薄白，脉虚数。是病源于心脾气血不足，成于肝脾气郁血滞，首当理脾调肝治其标，后以补益气血扶其本。因月经来潮，腹痛量多，本应先用胶艾四物合圣愈汤，由于腹胀食少，恐其壅滞中焦，故先用连理汤加味理脾和中。

（1）泡参 24g 炒白术 10g 炮姜 10g 茯苓 15g 陈皮 10g 黄连 5g 谷芽 30g 建曲 18g 甘草 3g

（2）红参 6g 黄芪 24g 生地 10g 川芎 10g 当归 10g 炒白芍 12g 阿胶 10g 艾叶 3g

二诊：服（1）方 4 剂，（2）方 2 剂，月经已净。中脘冷，日发 2~3 次，睡眠好转，余症同前。治以理脾行气，四磨饮加味。

泡参 15g 苏叶 3g 半夏 12g 槟榔 12g 乌药 10g 沉香 10g 白豆蔻 10g 厚朴花 10g 小茴香 10g

三诊：服上方 6 剂，以上诸症基本消失，精神好转，食欲增加，但食后脘腹略胀，心悸，噫气，头昏痛，左半身麻木，双下肢冷，是郁结虽解，出现心脾血虚之象，故用炙甘草汤去阿胶加当归，益气养血，调和营卫善其后。

丁光迪

益气慎刚燥，养血勿阴柔

丁光迪（1918~2003），南京中医药大学教授，著名中医学家

心悸怔忡的症状易于认识，而引起此证的病情变化却很复杂。

血虚心悸

血虚心悸，每见火风上逆的变化，如心悸而脉数，则数脉为火；心悸又骤发倏停，善行数变，是为风象，这是常见症状，但均为标证，其本在于心肾。因为心肾阴血亏虚，水不上济，形成阴虚阳亢，风火相煽，才致心悸怔忡。但这种火与风，亦不能完全看作气病，应该重视血分，水盛可以灭火，血旺则其风亦自息，论证施治，应本这个主旨。

张景岳深悟此中枢机，尝谓“凡治怔忡惊恐者，虽有心脾肝肾之分，然阳统乎阴，心本乎肾，所以上不宁者，未有不由乎下；心气虚者，未有不因乎精”。对于这种证候，余常用阳病治阴，养血宁心方法，并拟定一个基本方，随症加减，用于心动过速、房颤等心悸，屡获疗效。

养血宁心汤

熟地黄 10~15g　当归 10g　麦冬 20~30g　炒枣仁 10g　炙甘草

4~7g　远志肉 10g　茯苓 10g　太子参 15g　合欢皮 30g　制半夏 10g　独活 10g

方中熟地、当归、麦冬、枣仁、甘草养血滋阴、缓急宁心，并有纳气作用，是为主药；伍以远志、茯苓、太子参、合欢皮交通心肾，定志安神；半夏下气，而辛通阴药之滞；独活定风搜风，合诸阴药亦有养血息风功用。方从三阴煎、定志丸出入，为滋水济火，以静制动方法。

随症加减：

此证脉数无力者，不能过用苦味清火药；脉来数疾者，亦不能多用重镇药。因为此时此证，与实火实风尚有区别。

如见心烦火旺者，加丹皮、玄参各 10g，甚时亦可改用苦参 10g，见效即止。

如见心悸胸闷为甚者，加川芎 2~5g、石菖蒲 5g，宽胸解郁；如见肝胃不和，改用橘皮、橘叶各 10g，理气和胃。如见虚烦少寐者，加川芎 5g、知母 10g，枣仁再加 5g，取酸枣仁汤之意。

如见胆怯心慌为甚者，加柏子仁 10g、西洋参 5g，另煎浓汤服；亦有为风象的，脉多见弦，则改加防风 10g，认为防风治风，亦“能安神定志”。

心悸停止以后，其脉每见缓象或无力少神者，加炙黄芪 10~15g、五味子 3g，益气敛肺。

朱某　男，33 岁，中学教师。

心悸频发，已半年余，发时心虚悸动，神思恍惚，多恐惧感，头晕目花，恶心欲吐，不能平卧，卧则胸臆如塞，自感心跳欲从口中冲出。曾经休克多次。每发持续数小时至十余小时，最长者曾 3 天不止。心率每分钟达 200 次左右。中西药治疗欠效。

据述在大学读书时，曾因重感冒，突发心悸，数日不平，当时住院治疗拟诊心肌炎，但愈后平善。在工作劳累、情绪紧张时亦偶有心悸，但不介意。这次突然发作，半年余反复不止。心电图检查诊为室性阵发性心动过速，但有时又诊为室上性阵发性心动过速。

诊时脉细数疾，不耐按，舌嫩红少苔，饮食尚可，但不能多，睡眠不安，面色白，两颧浮红。诊为血虚心悸，治以养血宁心法。

生地 10g　熟地 15g　当归 10g　麦冬 30g　炒枣仁 15g　炙甘草 7g　远志肉 10g　茯苓 10g　太子参 20g　合欢皮 30g　制半夏 10g　橘皮 10g　橘叶 10g　五味子 3g　独活 10g

二诊：据述服药 3 剂后即困倦欲睡，得熟寐，醒后心悸已平，觉饥，吃红枣粥甚适，惟尚感神疲，脉细见缓象，舌润。胸臆已舒，颧红亦退。效议出入再进，原方去生地、半夏、橘皮叶，加炙黄芪 15g，服 5 剂。此后心悸从未发作，用养血宁心汤去合欢皮、半夏，加炙黄芪、五味子，调理巩固。

周某　男，45 岁，干部。

房颤 1 年余，反复发作。初发时心悸，惊慌，胸闷如噎，曾有昏厥。但以后自觉症状反而减轻，仅感胸中如热汤沸扬，心动不安，即为房颤发作，需得休息；有时工作紧要，亦勉能应付。经上海、无锡等地住院、门诊多方治疗，迄今未能平复。

诊时脉细数疾，至数摸不清楚，按之参伍不齐，舌净罩薄白苔，自感气短，时欲太息，眠食较差，惟尚能在外活动，但行动语言乏力，头轻脚重，易忘，有恐惧感。诊为血虚心悸，心肾交病。用养血宁心汤加川芎 5g，5 剂。

药后平善，回家又连续服用 20 剂，来函云房颤已止，要求调理巩固。

气虚心悸

气虚心悸的证候，心悸常兼气短，呼吸迫促，尤其不能登高，登高则胸闷，甚则出现心痛，畏寒喜暖，懒于动作，其脉多迟，间见结代，自感心跳一时停搏，或有噎塞感。脉迟为寒，心阳不振，所以畏寒喜暖；寒则血行凝滞，络脉拘急，所以胸闷心痛，这是一般解释。而这里的心悸气促，脉迟见结代，已是宗气外泄，气虚则血行亦涩。而这种气短，一方面是心气大损，同时又与肺肾有关系，因为肺生气，肺朝百脉，心病则肺失血气的煦濡，则见少气短气；而肾为气之根，精之主，心病不能下交于肾，阴精元气亦不能上承于心。正如张景岳对怔忡之因所说："阴虚于下，则宗气无根，而气不归原，所以在上则浮撼于胸臆，在下则振动于脐旁。"这种心悸，损伤在心，而肺肾亦病。尝拟益气复脉汤一方，用治左心功能不全、心律失常的心动过缓、早搏等，取得可喜疗效。

益气复脉汤

红参另煎浓汤频服，10g　麦冬 30g　五味子打，4g　炙黄芪 30g　当归 10g　炙甘草 7g　茯苓 10g　炙远志 10g　九节菖蒲 10g　川芎 7g　生姜 3 片　大枣 7 枚

本方从炙甘草汤、生脉散、当归补血汤、定志丸化裁。炙甘草汤甘润辛润，补虚复脉；生脉散酸甘合化，保元气，滋化源；当归补血汤甘温辛润，益气生血；定志丸交通上下，宁心止悸，合而用之，能够益气宁心、养血复脉。

随症加减：

此证心悸本身为气虚营亦损，现在每谓心脏供血不足，不能过用辛香温通药，要防其耗气伤阴，应该益气养血，以裕生化之源，使心有所养，而后心悸得宁，因此亦不能用重镇药，更使心气下陷。

如舌质欠津润，或泛红，或夏月天气暑热，以西洋参换红参，并去川芎、生姜，着意保护气阴。

如形寒气怯，加桂枝 5~10g；兼见食欲不振、大便无力者，再加炮姜 3~5g。

如胸闷隐痛、舌有紫气者，为气虚血瘀，加重川芎至 10g，伍以赤芍，或以红花、桃仁泥各 10g，与芎芍交替用。如过用辛香温开，见舌燥心烦者，改用丹皮、丹参各 10g。胸痛时作，再加降香 10g。

脉迟结代尚少改善者，再加炙甘草 5g、干姜 5g，甚时可加制附子 5~10g，加强甘温益气复脉之力。

如早搏频繁者，加独活 10g。

胃纳可，但动则气短不续者，加熟地、枸杞子各 10~15g。

陈某 男，60 岁，干部。

平时血压偏高，血脂高，心动过速呈阵发性，已 5 年，诊为“冠心病”。于 1987 年 2 月，突然心脏后壁、下壁心肌梗死，经抢救好转，住院治疗 4 个月余，病势稍定，但左心功能不全Ⅱ度，血压偏低，最低时只有 60/40mmHg。房性、室性早搏较频，并见短阵交界性心动过速，缺血缺氧症状明显。自感主悸慌乱，有恐惧感，间有胸闷隐痛，气短懒言，不能多动，起立头晕飘浮，两脚无力，欲得扶持，行动迟缓稍适，下午脚肿，饮食尚可，但睡眠不安。要求中药治疗。

脉细而迟（40~52 次 / 分），结代脉并见，舌质淡嫩，有紫气紫斑，面色萎悴。诊为心悸。病由心脏损伤，神不守舍而起，但肺肝肾俱虚，本元先衰，而且气虚血行亦涩，脉道不利，形成标本虚实错杂的病情。治宜益气宁心、养血复脉为法。方用益气复脉汤。

西洋参另煎浓汤频饮，10g　麦冬 30g　五味子打，4g　炙黄芪 30g　当归 10g　炙甘草 7g　川芎 7g　赤芍 10g　降真香 10g　茯苓 10g　炙远志

10g　九节菖蒲 10g　独活 10g　大枣 7 个

二诊：服药 5 剂后，自感甚适，连续服用 2 周，心悸好转，心慌恐惧感几平，早搏亦明显减少，胸痛已无，仅在天气阴晦时稍感胸闷，睡眠亦好。效议再进，原方减西洋参 5g，去降香，加太子参 15g、熟地 10g。

三诊：上药继服 2 周，心悸又有改善，并得熟寐，气力增强，精神亦振，已能独自活动，朝晚在院中散步。脉尚细，但已有力有神，见滑象，脉搏增至 63 次 / 分，歇止减少，舌色、面色均有光华，惟大便较难解。原方去川芎、赤芍，加丹参 15g、红花 10g、麻子仁（研）10g。

续服 2 周。复查：二维超声心动图提示左心室顺应性减退。24 小时心电图诊断：窦性心律；偶发房早；部分波改变。血压增至 109.5/70mmHg。较 2 个月前检查均有改善。

此后减轻麦冬、黄芪用量，去独活、麻子仁，加甘杞子，间用炒党参 20g 代西洋参；川芎、赤芍与丹参、红花交替应用。如此调理 2 个月余，自觉症状全部平复。乃处膏滋方调理巩固，至今平善，行动自如，仅登高时尚感气短。

对心悸辨证，首先须分别病情的邪正虚实。本例病由心脏损伤，神不守舍引起，显而易见气火僭逆，上迫于心致悸，故不用重镇降逆药。因心肺阳气均不足，不能过用阴柔养血药或香燥温通药。养血养心是需要的，但阴柔之物，不利阳运；辛香温通虽亦常用，但此时气虚阳微，辛香走窜多用，更伤正气。故必须分析药物与病情的恰当关系，不能大意用药。此例主要应用益气方法，辛苦与酸甘相参，和润平稳，以改善心肺功能；在益气养血中，注意心痹络瘀，虚中夹实，兼以理气通络，而不蛮补；在用药上全面安排补泻通涩的适当配伍，故数年顽疾得以蠲除。

心悸治心，这是突出主证，较易理解，但同时要治肺，进一步还要治肾，调整心脾肺肾的生化方面，才臻全面。

（丁国华　整理）

朱进忠

五脏六腑令人悸，临证岂可但治心

朱进忠（1933~2006），山西省中医研究院主任医师

心悸求仲景，不可但治心

心悸并非仅发于心，正如咳嗽发于肺，而五脏六腑亦有之，故仲景治心悸有“心下悸者，半夏麻黄丸主之”“虚劳不足，汗出而闷，脉结，悸”用炙甘草汤；“叉手自冒心，心下悸，欲得按者”用桂枝甘草汤；“脐下悸者，欲作奔豚”用茯苓桂枝甘草大枣汤；“心中悸而烦”用小建中汤；“心下悸，头眩，身瞤动，振振欲擗地”用真武汤；“往来寒热，胸胁苦满……心下悸，小便不利”用小柴胡汤去黄芩加茯苓等。

近人治心律失常又多宗瘀血论治，殊不知瘀血者虽有不少，然因疏忽五脏六腑皆可令人悸之意，致使冠心病心律失常久久不效者大有人在。

于某 女，42 岁，某院心血管病医生。

患冠心病，期前收缩，心房纤颤反复发作 2 年多，先用西药治之不效，继用中药活血之剂、瓜蒌薤白汤加减方治疗仍无功。临证察其脉弦滑而结代，舌苔薄白，心前区憋闷隐痛，头晕，口干。思之，胸

胁属肝之所主，弦脉者亦肝也。滑脉者痰也，结脉者虽有因虚而致者，然实者亦不少。此与郁证之相参者，乃郁证之所为耳。因拟小柴胡汤加味。

柴胡 10g 半夏 10g 黄芩 10g 党参 10g 甘草 10g 生姜 5 片 大枣 5 个 瓜蒌 15g

服药 5 剂后，诸症俱减，后某医建议其用逍遥散加味服之，5 剂后，诸症又剧，再予原小柴胡汤加味，后果愈。

此后用此方治疗冠心病心房纤颤，其不效者日多，细审之，多因气血之不分耳。

郝某 男，49 岁。

患冠心病，心房纤颤，左束支传导阻滞 1 年多，前用西、中药治之不效，某医用小柴胡汤治之仍无功。细审其症，见心悸，心前区憋闷，隐隐作痛，头晕心烦，脉弦细而涩。思之，弦细之脉乃肝郁在血分之故耳，因拟逍遥散加味。

处方：

柴胡 10g 当归 10g 白芍 10g 白术 10g 茯苓 10g 甘草 10g 生姜 3 片 薄荷 3g 青皮 10g

服药 7 剂，诸症大减，继服 3 个月而愈。那么可不可以应用这一原则治疗其他疾病引起的心律失常呢?

某 男，42 岁。

5 个月以前，突然心悸不止，心跳似有暂停感，某院诊为心肌炎，室性期前收缩，偶发心房纤颤，住院治疗 3 个月余不效，后改请中医治疗，住院治疗 5 个多月仍无效。细审其症，见心前区憋闷，隐隐作痛，心悸心烦，头晕头胀，苔薄白，脉沉弦而结，偶见促象。询其发病之因，云：长期生气之后又外感风寒引发。思之，乃肝郁血虚所致耳。

柴胡 10g　当归 10g　白芍 10g　白术 10g　甘草 10g　生姜 4 片　薄荷 10g　丹参 15g　青皮 10g

服药 4 剂，诸症好转，继服 30 剂而愈。某医云：老师何用薄荷至 10g、丹参 15g，逍遥散原方薄荷仅微量为佐本方却用其为主药耳？答曰：逍遥散之用薄荷之量其微在于佐柴胡之疏肝，本方则为兼与解表，至于丹参，因其凉血活血兼有安神之功耳，用于脉弦而促者多效，故加用之以促其效得彰耳。

郭某　男，25 岁。

患病毒性心肌炎，频发室性期前收缩 2 年多，已前后住院 2 年，中西药治之始终不见其效。审其症，见心前区憋闷疼痛，有时刺痛，胸闷心烦，纳呆食减，失眠多梦，舌苔薄白，脉弦滑结代。综其脉症，诊为痰郁气结，治以疏肝理气、化痰清热。

川芎 10g　当归 10g　黄芩 10g　白芍 10g　葛根 30g　半夏 10g　桑皮 15g　生姜 3 片

服药 10 剂，诸症俱减，继以上方治疗 3 个月而愈。

其后由于思想僵化，曾有一个阶段凡见心肌炎、冠心病之心律失常者多用小柴胡汤、逍遥散、奔豚汤等治之，取效者虽不少，然不效者亦时有所见。

葛某　男，30 岁。

心痛时轻时重 1 年多，某院诊为病毒性心肌炎、心房纤颤，在某院住院 7 个多月效果不著，后请某医以炙甘草汤加减治之，2 个多月后，其症如初。遂邀诊治，初用小柴胡汤，后用逍遥散、奔豚汤均不效。细审其症，脉促而细，舌红苔净，心悸以心下为甚，顿悟，此乃肾虚水饮上冲之候也。仲景云："水在肾，心下悸。"急予十味地黄汤加减。

生地 28g　山药 10g　山茱萸 10g　茯苓 10g　泽泻 10g　丹皮 10g

附子 10g　肉桂 10g　元参 15g　白芍 10g

服药 6 剂，心悸之状霍然消失，1 个月之后反复检查心电图均无异常。

结促需分明，兼脉必记清

期前收缩，医者多以炙甘草汤治之，取效者虽有所见，然不效者亦不少，久久未得其解，及至细读仲景之文，又复验于临床，促结之脉多混淆不清所致。

席某　女，35 岁。

风湿性心脏病，二尖瓣狭窄，在某院手术后，3 年以来，心力衰竭一直不能控制。浮肿，腹水，尿少，心悸气短，呼吸极度困难，紫绀，头晕头痛，不能平卧，舌苔少、质红而稍暗。细察其脉数近疾，且不断地发生间歇，四肢厥冷。

百思未得其治法，乃邀某医会诊。医云：此心肾阴虚之证，处予生地、麦冬、玉竹、花粉、元参、五味子等，服药 1 小时，气短加剧，呈短气不足以息状，且神色慌张，时见神迷，其病剧，急邀先师李翰卿先生诊视，云：脉细而促，心悸气短，浮肿肢厥，乃心肾阳虚，水饮上冲凌其心肺耳，治宜真武汤补心肾之阳，化饮降冲，然其舌红无苔，且见口渴之阴虚证见，不可过用温阳利水，以防阳来复而阴绝。

附子 0.6g　白术 0.6g　白芍 0.6g　茯苓 0.3g　人参 0.3g　杏仁 0.3g

余察其方，见其病重药轻，颇有难色，云：老师，今日予几剂较妥？曰：服 1 剂，再观其效果。不得已，亲自煎伺其药，服药 1 煎后，不料气短之状竟大见缓和，当夜服第 2 煎，至后半夜竟稍得平卧，排尿数次，睡眠达 5 个小时，审其脉促之状稍缓，查心电图心房纤颤亦有改善耳。

赵某 女，35岁。

患风湿性关节炎，病毒性心肌炎，心房纤颤6个多月，在某医院住院5个多月不效。细察其服用药物，除西药外，中药有炙甘草汤、生脉散、加减复脉汤等。细审其症，除全身关节肌肉疼痛外，并见心悸胸满，舌苔白，脉促或时促结并见，细察且时有紧脉相兼，背部时有畏寒感。综合脉症，诊为心阳不足，寒湿外客，予桂枝去芍药加附子汤。

附子10g 桂枝10g 炙甘草10g 生姜10g 大枣12g

服药10剂，身痛消失，脉由130次/分减为90次/分，且很少见间歇脉。又服药15剂，心悸又剧，且胸痛胸闷，疲乏无力，时而汗出，再细审其脉洪大，数促并见，舌质稍红。因思岁见庚午，庚者燥金客运，司天火气，火金并见，颇有暑意，暑邪外客，气阴俱伤，脉洪大，用东垣清暑益气汤试用10剂余，诸症消失，果愈。

潘某 男，38岁。

头晕心悸，麻木，时轻时重1年多，1个多月来日渐加重，某院诊为窦性心动过缓，频发性室性期前收缩。反复应用西药和中药炙甘草汤加减治疗不效。细察其症，头晕恶心，气短心悸，心前区刺痛，呼气时胸中有空虚感，疲乏无力，失眠多梦，舌苔薄白，脉弦滑而结。综合脉症，诊为心阳不足、痰郁气结。拟用温阳散结，宽胸化痰。

枳壳9g 瓜蒌15g 桂枝12g 白芍12g 薤白9g 半夏9g 陈皮9g 厚朴9g

服药6剂，心前区疼痛、心悸等症消失，头晕、麻木、气短好转。查其脉缓，思之，缓脉者脾脉也，乃拟黄芪建中汤加减以助其脾，连服10剂，诸症消失，心电图正常。

张某 男，68岁。

冠心病、心房纤颤10年多，医予西药及中药活血、通阳诸方丸、汤剂治之不效。其症见胸满胸痛，心悸心烦，腹满胁痛，疲乏无力，四肢憋胀，头晕脑胀，舌苔白，脉沉缓而结涩时见。综合脉症，诊为气血俱虚为本，气滞血瘀、湿郁不化为标。

黄芪30g　当归10g　丹参30g　党参10g　苍术15g　白术10g　生地10g　黄精10g　柴胡10g　三棱10g　莪术10g　薄荷3g　夜交藤30g

服药3剂，诸症好转，又连续服药3个多月，诸症消失，心电图正常，愈。某医云：何不用逍遥散？答曰：病已十余载，且年高体衰，脉虽沉而兼缓，正虚邪实，故予此方耳。

奔豚夹心悸，尤为常见证

奔豚一证，在我国的早期医著中即有详细记载。近人多云，奔豚气与奔豚不同，至于如何应用于近代临床多含混不清。每于临床之余，细思心律失常之脉症，恒多与奔豚相合拍，至于合并肝脾肿大者，亦合中医之积聚证，试用于临床果然疗效大增。

郑某　男，65岁。

高血压病19年，高血压性心脏病2年多，医予西药及中药平肝潜阳、滋阴降火之品，不但头晕不减，血压不降，反而出现一股热气从腹上冲，冲至胸则心烦、心悸、恐怖，至咽喉则呼吸困难，至头则头热汗出，汗出后即突然面色苍白，四肢厥冷，40分钟以后自动消失，每日发作1~3次不等。心电图示：ST段下降，T波倒置，右束支Ⅰ度传导阻滞，并曾有1次出现Ⅱ度传导阻滞。细审其舌质淡白而润，脉见弦涩不调，诊为心阳不振、肾水凌心，予温阳化水降冲。

茯苓15g　桂枝9g　白术6g　甘草9g

服药2剂，诸症即减，10剂诸症大部分消失。

赵某 男，成人。

阵发性心动过速15年，医予西药及中药养心安神、活血通阳等久治不效。细审其症，除心悸阵阵发作，1日3~4次外，并见腰脊酸痛，舌质淡、苔薄白，脉沉细弦而尺大涩。综其脉症，诊为肾阳不足、心阳虚衰、水气上冲之奔豚证。

方拟：

生地9g 山药9g 五味子9g 茯苓9g 泽泻9g 丹皮9g 麦冬9g 白芍9g 附子9g 肉桂9g

服药4剂，4日内仅发病1次，又服30剂愈。

朱某 女，成人。

子宫功能性出血，美尼尔综合征，风湿性心脏病，二尖瓣狭窄与闭锁不全，完全性左束支传导阻滞20年余，慢性胃炎30年余，缺铁性贫血5年，脾大待查8年。长期以来，经常头痛头晕，失眠健忘，胃脘疼痛，身痛腰痛，心悸气短，疲乏无力，浮肿尿少，纳呆食减，行动困难，稍受精神刺激或稍感劳累时，即感到腹部悸动，逆气上冲，冲到胸即心悸汗出，面色苍白，肢厥脉微，血压下降而突然神志不清，近半年来尤为严重，几乎每日发作1次，每次发作均需抢救才能脱险，虽在北京、太原等多个医院长期住院治疗，一直不见缓解。审其面色㿠白无华，消瘦神疲，翻身亦感困难，手心热而肢反冷，舌质淡、苔薄白，脉沉细弦，时见结象。综合脉症，诊为阴阳气血俱虚，中气不足，肾水上犯之奔豚证。拟用益气养血、温中降逆，十四味建中汤加减。

黄芪15g 肉桂10g 党参10g 白术10g 茯苓10g 甘草10g 当归10g 川芎10g 生地10g 白芍10g 半夏10g 麦冬10g 附子10g 淡苁蓉15g 生姜3片 大枣5个

服药7剂，诸症均减，又进30剂，逆气上冲消失，胃脘疼痛大减，精神、食欲增加，开始下地活动。后以本方与定坤丹配合、治疗1年，除月经仍不正常外，余症全部消失。

心悸要定位，脏腑才能明

心悸之证，仲景在《伤寒论》《金匮要略》中列述有心中悸、心下悸、脐下悸、心动悸等，并认为心动悸为心之阴阳俱虚，心下悸为水停中焦，脐下悸为肾水上冲，心中悸为脾胃虚寒、气血不足的病位指征。庞安时《伤寒总病论》列述有“诸动气在心腹上下左右不可发汗”，并列有不同方药以治动气在不同部位之病证，然因很多医家认为此乃神经官能症不予重视，致使疗效一直较差。察之临床，诸多心律失常者，常有自感动悸，其有在心下、心中、脐下、心前区等部位的不同，按照仲景之辨证，心中者建中法，心前区者用疏肝法，脐下者用温补肾气法，心下悸者用温阳利水法，多见奇效。

朱锡棋

首辨功能器质，每图虚实兼顾

朱锡棋（1917~1989），上海中医药大学附属岳阳医院主任医师

心悸怔忡是临床常见病症，其涉及病种很多，但简而言之，可分为功能性和器质性两大类。我对心悸怔忡的治疗首先注重两个问题。一是注重问诊。通过详细询问病史，可初步了解患者心悸的属性及病因，以便有的放矢地进行治疗。二是在辨证的基础上注重辨病。以器质性心脏病而言，冠心病、风心病、病毒性心肌炎伴有心悸怔忡最为多见，三者引起心悸的病机不尽相同，故光辨证不辨病难获理想疗效。功能性心悸怔忡多由自主神经功能失常所致，临床以快速型为多见。我习用下方治疗。

太子参 15~30g　麦冬 15g　五味子 6g　淮小麦 30g　甘草 6g　大枣 7 枚　丹参 15g　百合 15g　生龙牡各 30g　磁石 30g

心悸甚者，加生铁落 30g；梦多心烦加景天三七 30g，柏子仁 12g；苔少口干，加石斛 15g，天花粉 30g；便秘加生军（后下）3~4.5g。某些功能性心悸怔忡者，腑气一通，即转为正常。若心率不快，舌不红者，用党参 15g 易太子参，去磁石、龙牡，加仙灵脾 12g。以此方治虚性兴奋为主要特征的心悸怔忡，屡试屡验。

对于器质性心性怔忡的治疗，基本按病论治，结合辨证。

冠心病见心悸者，以气虚血滞为多见，故治疗时常用七分益气、

三分活血。药用：

党参 15g　黄芪 15–30g　丹参 15g　益母草 30g　麦冬 15g

兼阴虚者，去党参、黄芪，用太子参 15~30g；兼阳虚者，加附块 12g、仙灵脾 12g；心悸甚者，加柏子仁 12g、磁石 30g；伴胸痛加红花 6g、王不留行 12g。王不留行善入血分，通利血脉，走而不守，止痛作用较佳。伴胸闷加紫菀 9g、郁金 9g、旋覆梗 9g。宗气贯心脉而行呼吸，紫菀专入肺经，能开宣肺气而改善心脏缺氧状态。

冠心病之心悸怔忡，因痰瘀所致者，也时能见到，可用：

桂枝 6g　瓜蒌 12g　薤白 9g　丹参 15g　半夏 6g　陈皮 6g　郁金 9g　旋覆梗 9g　黄芪 15g

这类病人虽以痰瘀交阻为主，但多兼有不同程度气虚见症，故于豁痰化瘀药中常常配伍黄芪同用。黄芪补气优于党参，而且善补胸中大气，大气壮旺，则气滞者行，血瘀者通，痰浊者化，此即“大气一转，其结乃散”之谓。

风心病以心脉痹阻为主，故对其所伴见之心悸怔忡，治疗以通为主。常用：

桂枝 9g　赤芍 12g　桃仁 12g　川芎 6g　益母草 30g　丹参 15g　红花 6g　黄芪 15g

桂枝为通心脉要药，配伍赤芍意在互制其弊而各展其长。在临床实践中看到，即使风心病肺瘀血而致咳血者，用桂枝非但无害而且有益。是病心功能障碍是本，肺瘀血是标，咳血乃标中之标，故用桂枝改善循环障碍，能减轻瘀血而起到止血作用。当然，血热妄行之血证及舌红无津则禁用。

病毒性心肌炎之心悸怔忡，多由邪毒外侵、内舍于心所致，故治疗不可忽视病毒因素。基本方用：

生地 15g　桂枝 6~12g　麦冬 15g　甘草 6g　丹参 15g　黄芪 15g　大

青叶 15g　苦参 15g　茶树根 15g

急性发作期因邪毒鸱张，故宜去桂枝、黄芪，加蒲公英 15g、地丁草 15g；见口腔溃疡，加野蔷薇根 15~30g。若阴虚症状不明显而气虚症状突出（舌质淡胖、或边有齿痕、咽不痛为辨证要点），可去大青叶，加党参 12g，桂枝剂量亦可酌情加重。

（陶御风　整理）

薛　盟

辨病治心悸，审证拟效方

薛盟（1917~？），浙江中医药研究院主任医师

心　绞　痛

心绞痛，多见心脉痹阻。《素问·痹论》说：“心痹者，脉不通。”寓有闭塞不通之意。胸痹的病证，似包括心绞痛在内，因胸中阳气不得布散，不通则痛，当然胸痹也可以引起心痛及短气的症状。胸痹虽因胸中之气下陷，阳虚不运，久而成痹，但却不能概括所有的心痛短气证。有因痰湿困顿，有因寒邪郁滞，有因气阻血瘀，所以治法也应按病因而异。尽管冠心病以血瘀为其共性，但其各自的特殊性在辨证方面更不能不予考虑。因心痛既为血行不畅，还会出现心气虚损，它的病情和性质却不能一概而论。其痛多突然发作，胸膺常有缩窄感，绞痛，呈锥刺状，甚则憋闷欲绝。但心绞痛又往往和胸闷、气短、心悸怔忡等症状交织在一起，其舌质多暗紫或淡红，边有瘀点，苔少，脉弦涩有力。有的病人症征并不一致，如心痛虽系其主症，却兼有形寒肢厥、自汗乏力、腰酸、眩晕、大便溏泄等症，这都和心功能不全所带来的气血虚损分不开。此时若徒事活血化瘀，仅能取效于一时，愈破结则心气愈虚，宜选用通补兼施的治疗方法，常用方有瓜蒌薤白

半夏汤、黄芪五物汤，或以补阳还五汤、拈痛汤等加减。

病态窦房结综合征

本病多由心阳不振，心的搏动力弱，即意味着心阳式微，不能鼓动血行畅流，属于心悸、虚劳病的范畴，严重者可停跳，甚至昏厥。所呈脉象，通常以迟或结为主，或迟脉兼见沉细，反映出一系列阴证，属内脏阴寒、气血虚衰。然而困难的是，心动过缓可与心动过速交替发作。属虚寒者，心率和血液流速皆较慢；若心动过速，则脉搏相应增快而转为数脉，数脉中见细涩虚软，沉取无力，即不应误诊为心经热实之证。张景岳曾指出："数脉之病，惟损最多，愈虚则愈数，愈数则愈危，岂数皆热乎？若以虚数作热，则万无不败者矣。"在结合舌诊方面，舌质多为暗淡，舌体胖嫩，或兼齿印，若阳损及阴，则见黄白苔，或舌绛少苔，中有裂纹。在辨证时，尤其要抓住"阴胜则寒"这一病机实质，注意到心阳虚是本综合征的病机关键，而以胸闷、心悸、气促、体倦、头昏、喜暖恶寒等症作为诊断依据。治疗上要调整心率，不能忽视升阳益气的原则，既要直接重视心阳的恢复，也要间接照顾肾为血脉运行的资始，脾为脏腑生化之源，运用"劳者温之""虚者补之""寒者热之"等治则，不仅温通心阳，而且通过补肾阳，大大调动体内先后天内在因素，从而有利于气的畅旺，达到标本兼顾的目的。常用方剂有保元汤、右归饮、麻黄附子细辛汤、真武汤等。目前有人试用阳和汤化裁，据云能取得一定疗效。曾自拟温营汤，药用：

黄芪　白术　茯苓　龙眼肉　炒枣仁　党参　广木香　炙甘草　桂枝　莪术

服用后，心率及脉搏趋向正常，症状改善。

心肌硬化

多见心阴虚损。本病实系心肌梗死的前驱症，但无严重休克状态，以心律不齐、心力衰竭为其主要表现。《伤寒明理论》说：“悸，心忪也，筑筑惕惕然动，怔怔忪忪不能自安，则悸即怔忡。”严用和《济生方》推求其病机，认为“怔忡者，心血不足也”。朱丹溪曾指出：“大率惊悸属痰与火，怔忡属血虚有火。”《证治准绳》也说：“悸即忡也，怔忡者，本无所惊，自心动而不宁。”《医学正传》则按发作时间而加以鉴别，谓“惊悸者，忽然若有惊，惕惕然心中不安，其动也有时；怔忡者，心中惕惕然，动摇不静，其作也无时。”根据丹溪“阳常有余，阴常不足”的理论，心为阳中之阳，心火无制，相对地使阴血虚损，心失所养，故心悸不安，头晕，气短，口干舌燥，面色无华，倦怠乏力，舌淡少苔，脉细弱而弦，泻心火之有余，补心营之不足，这是治疗的大法，可选：

六味地黄汤加龟甲、磁石、枣仁、淮小麦、远志，或朱砂安神丸加减。

高血压性心脏病

高血压性心脏病常多肝病及心。心生血，肝藏血，血与诸脉相通，明《薛立斋医案》中说：“肝气通则心气和，肝气滞则心气乏。”清·陈士铎说：“肝旺则心亦旺。”可见心肝之间，有着相互影响的关系。肝为刚脏，体阴而用阳，喜柔润，主疏泄，若长期劳累或精神紧张等因素以及过食膏粱厚味，一则引起肝阳上亢，即身中阳气自动，化火上炎；再则肝气郁结，经络痹阻，病在胁肋之间，可直接或间接导致心痛的发生。高血压病常易发展成心脏病变，在胸闷、心痛、心悸怔忡等主症的同时，可伴见眩晕、耳鸣、口苦、噫气、肢麻指颤、紫绀、呼吸短促、失眠等，且痛处不移，有时心前区亦有憋痛。《伤寒论》中描述“厥阴之为病，消渴，气上撞心，心中疼热，饥而不欲食”，说明古人早就注意到厥阴肝病可合并心血管系统发病的可能性。用一贯煎加减治疗，或自拟蒿芩生脉煎治疗，可取良效。蒿芩生脉煎药用：

夏枯草　青蒿　黄芩　北沙参　五味子　麦冬　生龙骨　生牡蛎　丹参　泽泻　桑枝

风湿性心脏病

风湿性心脏病常为脾病及心。有关痹证的发生和发展，经文中有不少记载，其原因大多责之于心脾。《素问・太阴阳明论》说：“脾病而四肢不用，何也？四肢皆禀气于胃，而不得至经，必因于脾，乃得事也。今脾病不能为胃行其津液，四肢不得禀水谷气，气日以衰，脉道不利，筋骨肌肉，皆无气以生，故不用焉。”《痹论》则先后指出：“脉痹不已，复感于邪，内舍于心。”心痹有“烦则心下鼓，暴上气而喘，嗌干善噫，厥气上则恐”等症。由于脾虚，水液代谢失常，变为湿邪，湿与风寒二气合而成痹，湿久内困，必从燥化，留于营卫经络则发热（风湿热），聚于胸则喘逆，心悸，胸闷，灼于咽嗌则为喉痹、口干。治疗原则：如胸闷、心慌、气促持续发作，应急则治标，曾自拟益气镇心汤，以制水气凌心，每奏良效，药用：

生黄芪　丹参　降香片　辰茯苓　瓜蒌皮　薤白　羌活　独活　防己　石菖蒲　赤芍　生龙骨　生牡蛎

大部分病人出现心血管病症状明显时，可用《丁甘仁医案》中清络饮。

白薇　石斛　生地　忍冬藤　地骨皮　丹皮　秦艽　独活　威灵仙　地龙

慢性肺源性心脏病

慢性肺源性心脏病常为肺病及心。《灵枢·本脏》篇说："肺大则多饮，善病胸痹、喉痹、逆气。"这是对肺气肿的简要概括。按临床辨证，大致分为"肺水"及"肺火"两型，其主症为咳嗽、咯痰、气喘、心悸、浮肿等，严重者可出现嗜睡神昏，谵语躁动，惊厥抽搐，迫血妄行，甚则呼吸困难、休克而死亡。肺水属寒痰凝聚，症见形寒喜温，痰涎稀薄，心动过缓，胸闷短气，心悸，苔白腻、舌淡，脉弦紧；肺火属痰热，阴虚津伤，症见五心烦热，干咳少痰，或咯吐黄色稠痰，渴不思饮。寒证用真武汤合五苓散加丹参、赤芍、淮小麦、炙甘草等；痰热咳喘用千金苇茎汤合葶苈大枣泻肺汤加味；阴虚心营不足，用拙拟保肺养营汤，药用：

鲜石斛　野百合　北沙参　五味子　瓜蒌皮　川贝　天冬　麦冬　葎草　鱼腥草

傅宗翰

审痰浊瘀血，辨血亏阳衰

傅宗翰（1917~1994），南京中医院主任医师

辨痰浊瘀血，注意虚实转化

心动悸而脉迟缓，大多主虚主寒。迟脉中系邪实壅遏之病机者，并非罕有，故不能一见脉迟缓，动辄温补，将犯实实之误。景岳云：“脉迟而滑者，实也”，此系心气被邪实壅遏于内，不能运血布敷于脉，若《素问·平人气象论》曰：“脉涩曰痹”，其脉虽迟，但实而有力，此乃邪壅之病脉，究其病因，不外痰浊瘀血二类。

痰浊扰心而见脉迟者，乃心阳被痰浊所蒙，未能振奋显露于脉，病人心悸常有沉重艰涩之感，胸中闷窒，精神不振，可见痰湿之象、浊腻之苔。治当豁痰通阳，以二陈合菖蒲郁金汤，药用陈皮、半夏、远志、菖蒲、郁金等，一般少用振奋心阳之剂，俾痰浊一化，心阳豁达，心悸脉迟自除。傅氏指出，痰浊扰心，在一定条件下，可有两个方面转化：一是化热而形成痰火扰心之悸，此时暂时消除心动过缓之症，但非佳象，其心悸之自觉症状加重，心动不安，甚则脉结代，乍作乍止，常提示有心衰发生之趋势。化火之前，可伴见胸部闷痛、寐艰多梦、口中干苦等化火之兆，或见小溲黄赤、大便干

结。此多见于高血压心脏病、高脂血症的病人。治疗当清痰火、安心神，以温胆汤化裁，药用陈胆星、竹沥、川贝母、全瓜蒌、天竺黄、远志、海蛤壳、灯心、茯神、枣仁等。二是痰浊蒙遏，旷久不解，心阳无力以抗争，则向正虚之病机转变，脉艰涩向沉弱转化，当从虚论治。

瘀血所致心动悸、脉迟缓，乃系冠状动脉粥样硬化，心脉痹阻，心体失荣，心气失展，心神不宁所致，常可伴见心胸阵痛，气机窒闷，呻吟或喜太息，舌色紫暗，其脉迟缓而兼涩，似刀刮竹，脉不流利，或有结代。治当活血化瘀，通络宁神。方选失笑散、桃红四物汤加味，药用蒲黄、五灵脂、桃仁、红花、川芎、茜草、丹参、当归等。傅氏指出，瘀血之证虽为实证，但有先因虚而致血瘀者，故于化瘀的同时，宜适当配伍补心通阳之剂，以标本兼顾。

吴某 男，51 岁。

年过半百，形体渐丰，常感胸闷，血压偏高，已有六载。近感劳神失眠，自觉心慌，窒闷，伴头昏眩晕，脉沉迟微弦。心率 56 次 / 分，血压 175.5/108mmHg，心电图示冠状动脉供血不足。舌色紫，苔薄腻。拟化痰湿，安心神，通心气。取温胆汤化裁。

药用：

陈胆星 10g　竹茹 5g　全瓜蒌 10g　炙远志 5g　朱茯神 8g　枳壳 5g　陈皮 5g　法半夏 5g　丹参 10g　石菖蒲 3g　枣仁 5g

服药 5 剂，头昏胸闷有减，心悸转轻，然苔腻未化，迟脉未缓，续服原方 10 剂，心神渐安，睡眠较佳，原方去远志，加川芎 6g，以茯苓 10g 易茯神，调治 1 个月，复查心电图示冠状动脉供血不足之征已有改善，心率 64 次 / 分。

辨血亏阳衰，知常达变

心动悸，脉迟缓而无力者，为血亏阳衰的主要征象。其中脉迟而细小者，是为血亏；脉迟而微弱者，是为气虚阳衰。

心为君主之官，主宰气血。心血赖心气运于周身以荣四末，养五脏，而心脏本身也恃心血之荣养，以保障心气之动，如心血亏虚，容量不敷，则心体失养，心气失用，心悸如空跳之感，脉迟而无力，随之还可伴见面㿠不泽，头晕目眩，健忘失眠，口唇淡，甚至昏蒙欲眩。贫血性心脏；病常可见此，治当补养心血为先。方拟归脾汤，药用当归、熟地、阿胶、朱砂、桂圆肉等。傅氏指出，养血之剂需防其滞塞之弊，可佐悦脾和胃之品以助生化，如归脾汤之用木香，即寓补而不守之意。

心阳衰微，是本病进一步演变转剧之病理反应。此时心悸无力，自觉心空如坠，脉沉而弱，并可伴见气短喘息，形寒肢冷，面㿠自汗，或见面足浮肿，唇绀甲暗，一派阳虚之症。结合西医学检查，有心力衰竭征兆，此时之治必采用温阳益气，以真武、生脉两方合参，用药如红参、附子、黄芪之类。肿甚加泽泻、车前、桂心；喘息加紫石英、胡桃肉、黑锡丹。阳衰欲脱时，须大剂参附或独参汤、参附龙牡汤等回阳救逆，并应及时采用中西医结合抢救扶危之措施。另有一种阳虚心悸，心率特别慢，患者时时欲仆，甚至一时晕厥，伴有面色晦暗，气短不续，其病机为阴盛阳微，君火不明，但根源在肾，系命门不能蒸运，心阳鼓动无能，临床常伴有腰酸膝软、阳痿尿频诸候，故独温心阳，则鞭长莫及。当以温养肾阳为主，兼护其阴，药用菟丝子、巴戟天、肉苁蓉、鹿茸之类，酌配熟地、首乌、当归、红花以调阴血，有“益火之源”之功。

陈某　女，35 岁。

罹“风湿性心脏病”已有七载，时有怔忡，动则短气喘息，劳则下肢浮肿，夜卧常喜高枕。1 周前过度劳累，日来心慌不宁，时有停搏之象。心电图检查，有心房纤颤、室性早搏。已注射毛花苷丙注射液治疗，今心跳转慢，心悬似脱，伴头昏面皖，唇淡肢软，延请中医。诊脉沉微而迟，参伍不调。此乃心阳衰微，急当回阳。

药用：

别直参另炖，9g　附子 10g　黄芪 15g　当归 10g　桃仁 5g　红花 5g　川芎 8g　麦冬 15g　五味子 5g　煅龙骨 15g　煅牡蛎 15g

急煎即服。

药后心搏稍强，面皖唇紫诸象有减，3 天后心率 64 次 / 分左右，心电图仍见房颤，以红参 15g 易别直参，原方继服，1 周后诸症均缓，但仍脉见结代，尚须缓缓图治。

辨证三要

临床辨证应抓住三个要点：一是心悸之感，病人的自觉症状，尤其是对心跳的形容描述，诸如有力无力、上悬下脱、空乏沉涩等，均有助于对辨证的启示。

二是脉象之形常是心悸辨证的主要线索。若能结合心脏听诊及心电图检查，更能明确诊断，了解其病理特征。

三是临床兼症，痰浊、瘀血、阳衰、阴亏皆有相应的症状可见，有助于临床证候的识别。

本病的治疗，应在整体观念的指导下，结合具体证型予以辨证治疗。有些医者为图提高心率，盲目投以麻黄、细辛之类，此虽然可以增加心率，取效一时，实有拔苗助长之弊，尤其是正虚的患者，更当慎用，此不可忽视。

章真如

补心宁神，注重滋阴

章真如（1924~2010），武汉市中医院主任医师

心悸是指心动不宁，怔忡是指惶惶不安，二者往往相互出现，互为因果，所谓“怔忡因惊悸日久而成”。

在长期的临床实践中，发现临床阴虚每多于阳虚，而且有它的一定规律，符合“阴常不足，阳常有余”的规律。如地区、年龄、性别、职业等不同，则阴阳虚实亦有差异。从地区而言，南方人多阴虚，因气候炎热，汗多伤津；北方人多阳虚，因寒凉易伤阳。从年龄而言，中老年阴虚多于青少年，因生活劳累易耗阴津，而青壮年阴阳俱旺，少年为纯阳之体，更少阳虚。从性别而言，女性阴虚常多于男性，因女性月经、生育，易于耗血伤阴。从职业看，脑力劳动阴虚常多于体力劳动者，体力劳动汗多易于修复；脑力劳动耗髓伤精，不易修复。从病程久暂而言，暴病多伤阳，久病多损阴。所以凡素体阴虚、久病不复、失血过多等，常可导致心阴不足，或肾阴亏损，使心神失养而发生心悸怔忡。

由于病因阴血亏损，血虚则心失所养，不能藏神；阴虚则虚火扰动，心失宁静，心不宁，神不安，治疗当以滋阴（血）为要，以其心阴得复，心血得充，则心能自宁，神能自安，悸忡能除。

心悸怔忡多见于各种贫血性疾病、神经官能性疾病以及心脏本身

病变，而临床表现则以阴虚为本，又有心肾阴虚、心血不足、气阴两虚的不同，治疗可从滋肾养心、补血养心、益气养阴着手。

1. 滋肾养心

用于心肾阴虚者，因肾水不足，水不济火，心火妄动，而表现为心悸不宁，失眠多梦，五心烦热，眩晕耳鸣，脉来细数，舌质红、苔薄黄。选方可用补心汤、朱砂安神丸加减。

柏子仁 9g 五味子 6g 朱茯神 9g 生地 12g 当归 9g 沙参 15g 天冬 9g 麦冬 9g 丹参 9g 枣仁 9g 远志 6g 珍珠母 24g

2. 补血养心

用于心血不足者，由于阴血亏虚，不能养心，心神不宁，表现为心悸怔忡，惶惶不安，面色不华，头晕目眩，脉来细弱，舌质淡红、舌苔薄白。选方宜用归脾汤、平补镇心汤加减。

酸枣仁 9g 五味子 6g 天冬 9g 麦冬 9g 熟地 12g 当归 9g 白芍 9g 龙眼肉 9g 阿胶 9g 枸杞子 9g 朱茯神 9g 琥珀末冲服，6g

3. 益气养阴

用于气阴两虚者，由于心气不足，阴血亏虚，心神失养，表现为心慌动悸，气短喘息，胸闷喜叹息，面淡颧红，脉细弱或结代。选方宜生脉散、炙甘草汤加减。

生地 12g 沙参 9g 麦冬 9g 党参 12g 五味子 6g 炙甘草 5g 朱茯神 9g 柏子仁 9g 枣仁 9g 远志 6g

蔡某 男，49 岁。

自述 5 年前患高血压病，近 2 年来形体逐渐发胖，半年来经常胸闷、胸痛，走路或上楼气喘，睡眠不安，多梦。

近 1 个月来，心慌明显，精神易疲，头昏头痛，夜间盗汗，记忆力减退，食欲不振，有时胸中有说不出的难受，往往在晚上或劳累时发作，到医院时又消失，诊其脉沉弦，舌质暗红、舌苔薄黄。

检查：血压150/100mmHg，心率102次/分，心电图属正常范围，二阶梯运动试验阳性。诊断为“冠心病”。操劳过度，耗伤心神，肾元亦损，心肾阴阳均不足，心虚失养，则心慌动悸，胸闷心痛；肾阳不足则喘气肢软；肾阴不足则肝阳独亢，头昏头痛，失眠多梦。治宜滋肾养心。用酸枣仁汤合生脉散加味。

酸枣仁9g　知母9g　朱茯苓9g　川芎3g　沙参15g　麦冬9g　五味子6g　珍珠母60g　生地12g　当归9g　白芍9g

连服5剂。并告以在可能的条件下多做点儿运动，如慢跑步、打太极拳等。

二诊：服前方后，心慌心悸好转，头昏头痛亦有减轻，心痛未发，但胸闷仍甚，食欲未复，原方去生地、知母，加瓜蒌、薤白各9g，嘱连服10剂。

三诊：一般情况大有好转，心慌基本消失，饮食有所增加，其他症状均明显减轻，因开会2次，胸痛小发2次，苔脉同前，按前方加生蒲黄9g、炒灵脂9g。

此后，按前方加减服药100剂余，复诊10次余，历时4个月，在家休息治疗，并坚持每天早晨做体力锻炼，风雨无阻。最后1次复诊，临床症状完全消失，饮食睡眠均恢复正常，心电图检查无异常发现，并已上班工作。半年后询及病情，自述一切都好，没有服过药，并且坚持每天早上锻炼。

药物可以补其不足，攻其有余，而体力锻炼，才是巩固疗效、强身健体的一种最好方法。

颜德馨

心悸怔忡勿忘温阳，化裁少阴附子诸方

颜德馨（1920~2017），上海市第十人民医院
主任医师，教授，国医大师

近年来取《伤寒论》中少阴病的方剂治疗一些心血管疾病，疗效颇为满意。

少阴病脉证总纲为“脉微细，但欲寐”。由于脉为心之府，心脏一旦病变，其病理变化必然反映在脉象上。《内经》所谓“阳气者，若天与日，失其所则折寿而不彰”和“气复返则生，不返则死”的理论，提示温通阳气是治疗心血管疾病重要法则，尤其对于一些危重的心血管病，更不可忽视温补阳气的必要性。

治疗少阴寒化证的方剂大多以附子为主药，附子大辛大热，通行十二经脉，专能振奋阳气，祛逐阴寒，应用于心血管疾病中，既要辨证施治，又要抓住疾病主流，不必谨小慎微，可利用配伍制约其过与不及，临床配伍常用以下五法：

（1）阳中配阴：配麦冬、生地。

（2）甘缓调和：配甘草。

（3）阴阳双调：配生脉散。

（4）镇潜抑逆：配龙齿、磁石、代赭石。

（5）温阳泻火：配知母、黄柏，或大黄、黄连等。

因证施治，制其有余，调其不足，则可扩大附子的运用范围。

麻黄细辛附子汤治慢性肺心病心悸怔忡

《伤寒论》谓：“少阴病，始得之，反发热，脉沉者，麻黄细辛附子汤主之。”本方原治少阴感寒证，取麻黄发汗解寒，附子温里补阳，细辛发散温经，三者组方，补散兼施，虽发微汗，但无损阳气，故历代医家称其为温经散寒之神剂。以麻黄细辛附子汤加减治疗虚寒型的慢性肺心病，疗效显著，临床应用指征为：

（1）咳喘心悸，咳痰白沫。

（2）形寒肢冷，或肢体浮肿。

（3）脉沉细。

咳喘日久，阳气必衰，气化失司，水泛心肺，是慢性肺心病的主要病机。麻黄虽治咳喘，但作用在肺，其效较暂，必与附子同用，振奋已衰之心肾阳气，方可奏效，麻黄附子并施，内外协调，使风寒散而阳自归，精得藏而阴不扰。细辛功能温饮定喘，用量宜大，习用4.5~9g，其虽辛散有余，但配以附子则可平喘降逆。本方常可与小青龙汤、三子养亲汤、苓桂术甘汤合用，有相得益彰之功。

陆某　男，70岁。

慢性肺心病多年，近期发作，咳嗽气促，不能平卧，白沫痰盈盆盈碗，脸浮唇紫，胸闷心悸，手足紫冷。入院后以小青龙汤合三子养亲汤出入治疗，症状时有进退，查房时望其舌淡紫、苔薄白，脉沉细无力，辨证为太阳少阴合病，遂于原方中加入麻黄细辛附子汤，重用附子温阳气以助气化，3剂后白痰顿减，咳喘、心悸遂平，继续用上方治疗半月，手足和则紫气退，症状缓解出院。张锡纯谓：“外感喘证，服小青龙汤而仍反复者，正气之不敛也。”取麻黄细辛附子汤可振奋颓衰之阳气，故对慢性肺心病反复发作者尤为相宜。

曹某 男，76 岁。

咳喘气促，咳吐黄脓痰，面色潮红，口唇青紫，心悸胸痞，泛恶欲吐，下肢浮肿，内科诊断为慢性肺心病，右心衰竭。舌体胖嫩、舌红苔黄少津，脉沉滑，虽有痰热壅肺之象，但阳衰之证已露，急宜温阳，随投麻黄细辛附子汤，少加杏仁、苏子之类清泄。服药 1 周，舌红少津转为舌淡而润，脉转沉弦，咳喘心悸渐退。阳气来复，津液得以上承，故舌质反转润泽。

麻黄细辛附子汤对慢性肺心病并有右心衰竭者，也有一定治疗作用，这类病人病情严重，寒热虚实夹杂，既表现阳气衰微，阴液暗亏，又有痰浊盘踞，治疗颇费周折。临床治此证，强调以振奋阳气为当务之急，每投麻黄细辛附子汤以补心肾之阳，拯衰救逆，确有疗效。根据异病同治的原则，本方对于其他疾病引起的慢性心力衰竭，也有良好疗效。

附子汤治冠心病之心悸

附子汤为治疗少阴寒化之剂,《伤寒论》谓：“少阴病，得之一二日，口中和，其背恶寒者，当灸之，附子汤主之”,“少阴病，身体痛，手足寒，骨节痛，脉沉者，附子汤主之”，提示本方适宜于各种虚寒性病证。方中以附子温阳散寒，人参、白术、茯苓甘温益气，芍药和营活血，诸药合用，共奏温经散寒、益气活血之功。晚近治疗冠心病，多宗气滞血瘀，或痰浊交阻之说，或理气，或逐瘀，或祛痰，或通痹，虽取效于一时，但每易反复。在长期实践中体会到冠心病、心绞痛、心肌梗死等引起的胸痛，其实质多为阳虚阴凝，阳虚为本，阴凝为标，立法用药当以温阳为主，解凝为辅，故而每以附子汤加减治疗冠心病，不仅止痛效果明显，且疗效巩固持久，其临床应用指征为：

（1）胸痛剧烈，汗时自出。

（2）畏寒肢冷。

（3）舌淡质紫，脉沉弱。

胸闷加丹参、葛根；心绞痛加参三七、血竭；心肌梗死加莪术、水蛭。此外，附子汤对病毒性心肌炎所引起的心悸怔忡、胸闷疼痛、神萎乏力、头晕纳呆等病症，也有治疗效果。

吴某　女，65岁。

患冠心病心绞痛10年余，胸闷心痛，痛势彻背，近日症状加剧，甚则日发10次余，并见气促心悸，神疲畏寒，汗时自出，大便溏而不畅，迭进活血祛痰之剂，但症状仍有反复，舌紫苔薄，脉沉细，证属心阳不足，血行无力，活血祛痰之品虽能畅通血脉，但也易耗损阳气，导致心阳愈发虚弱，故病痛反复难愈，治当温阳益气为主，方用附子汤加味。

熟附子6g　党参10g　白术10g　茯苓10g　葛根10g　丹参12g　赤芍12g　甘草3g　参三七粉1.5g　血竭粉另吞，1.5g

服药1周，胸闷、心悸已除，痛势亦缓，原方去参三七粉、血竭粉，续服3个月而停药，随访1年，病情稳定。

通脉四逆汤治病态窦房结综合征

通脉四逆汤为治疗少阴虚寒重证的方剂，故方中干姜较四逆汤增一倍，附子亦选大者，温阳散寒力宏，配以甘草甘缓益气，药简力专，诚为回阳、救逆、通脉之良方。《伤寒论》谓：“少阴病，下利清谷，里寒外热，手足厥逆，脉微欲绝，身反不恶寒，其人面色赤，或腹痛，或干呕，或咽痛，或利止脉不出者，通脉四逆汤主之。”并指出药后若“其脉即出者愈”，表明本方对脉微欲绝或脉不出者有显著疗效，故张仲景以通脉名之。历代医家对本方能起下焦之元阳，续欲绝之脉极为赞赏，如尤在泾曰：“通脉四逆即四逆加干姜一倍，为阴内阳外，脉绝不通，故增辛热以逐寒邪，寒去则阳复返，而脉复出。”病态窦房结综合征属于中医的心悸、怔忡、胸痹、昏厥等证范围，其脉均表现为沉、迟、涩等，临床以阳虚、气亏为多见，因此选用通脉四逆汤治之每能奏效，其临床应用指征为：

（1）脉沉迟，甚则脉微欲绝。

（2）手足厥逆，神疲畏寒。

（3）舌淡而胖。

对无脉症、低血压、肢端青紫症等疾病具有以上指征者，也可用本方加减治疗。

傅某 女，52岁。

心动过缓数年，多次发生昏厥，经当地医院中西药治疗，心率仍在40次/分左右。入院后经检查确诊为病态窦房结综合征。患者面色萎黄少华，胸闷作痛，怔忡频发，神疲乏力，四肢发冷，口干少寐，舌胖、苔薄白而干，脉沉迟，偶见结脉。心阳不振，心阴亦损，气虚运迟，心脉失畅，拟助阳配阴、益气通脉。

药用：

淡附片先煎，9g　桂枝 9g　麦冬 9g　黄芪 15g　党参 15g　熟地 15g　干姜 6g　五味子 6g　菖蒲 6g　青葱 1.5g　炙甘草 3g

服药半月，胸闷怔忡得减，脉沉迟已起，结脉消失，心率维持在54~60次/分。出院随访3年，情况良好。本例以通脉四逆汤升发阳气，化凝复脉，又以其口干舌燥，故加生脉散以制姜附辛温，青葱与菖蒲振奋心脉，取以为使。

据此治心率缓慢者多有效果。

（颜乾麟　整理）

袁家玑

心悸怔忡病，化裁炙草方

袁家玑（1913~1991），贵阳中医学院教授

《伤寒论·太阳篇》182条云："伤寒，脉结代，心动悸，炙甘草汤主之。"意在无论何种外感或内伤疾病，只要见"脉结代，心动悸"之脉症，就应用炙甘草汤，以复其血脉，故亦称"复脉汤"。此方益气通阳，滋阴补血，阴阳并调，气血双补。君以炙甘草，主持胃气以资脉之本源，人参补气，桂枝通阳，生地、麦冬、麻仁、阿胶养阴，生姜、大枣调和营卫，复加清酒，使之捷行于脉道，故悸可宁而脉可复。

临床之际，症见心悸、短气，动则尤甚，面白舌淡，脉缓弱无力而兼结代者，可辄用原方；若气虚较甚，则加大人参剂量，与炙甘草并为君药，亦可复入黄芪；若气阴两虚，伴口干，心烦，寐差，舌尖红，脉细，增生地量，与炙甘草同司主药之职，去姜、桂之温；形寒肢冷，唇舌淡紫，脉微结代而呈阳虚者，则以桂枝、人参为君，复添附片以宏温阳之力，去生地、阿胶、麦冬之凉滋；若心阳厥脱，症见大汗淋漓，神志模糊，面白，唇舌淡紫，脉微欲绝，虽有心悸动甚，亦非本方所宜，当急投回阳救急之剂。

冠心病虽以心绞痛为主，但又见心动悸，倦怠乏力，面白肢凉，舌质淡紫或淡白，脉缓大弱而见结代诸症。心绞痛，缘于心血瘀阻，

余症因乎心气虚弱，证归本虚标实，治当虚实兼顾，标本共调，法从益气复脉、通络祛瘀，方用炙甘草汤、瓜蒌薤白半夏汤、通窍活血汤合方进行加减。药用：炙甘草（宜重用）、党参、黄芪、桂枝、黄精、瓜蒌壳、薤白、丹参、川芎、赤芍、红花、桃仁、延胡索、大红枣；心悸较甚者，加茯苓、枣仁、远志；兼痰者加二陈汤。

风湿性心脏病之心气虚者，其主症为心悸短气，动则气促，眩晕；或兼咳嗽浮肿，舌质淡，脉细弱甚或结代。治宜通心阳、补气血为主，兼施祛风除湿。习用炙甘草汤去生地、阿胶、麦冬、火麻仁，增茯苓、防己、秦艽、薏苡仁等；若兼心阳虚弱者，加附片；兼心血虚者入四物汤。

一般心动过缓或阵发性心动过速而致心悸、脉律不齐者，依其心气、心血、心阴之虚不同，仍从炙甘草汤加减化裁，惟炙甘草、人参两味终不改动。

杨某 女，49岁。

初诊：心慌、心悸、气促年久不愈，面晦黑，颧部瘀暗，头晕眼花，神疲乏力，纳差便溏，左胁扪及有块，胸脘隐痛微满，关节疼痛，以双下肢较显，唇微发绀，脉细弱结代，舌质紫有瘀点，苔薄白而腻。经某医院诊为“风心病，二尖瓣狭窄、闭锁不全，慢性心力衰竭”，平时服地高辛维持量。证属心阳不振，心气不足，心脾两虚，痰瘀交阻，气血运行不畅。治以温通心阳，复脉化饮，兼除风湿。方用炙甘草汤加减。

炙甘草24g　太子参30g　防己15g　云茯苓30g　酸枣仁15g　桂枝9g　生白芍15g　远志肉9g　当归10g　紫丹参18g　川红花3g　泽泻15g　薏苡仁20g　晚蚕沙9g　木通15g　桑枝30g　黄芪24g　大枣9枚

二诊：上方服7剂后，心慌心悸，胸部隐痛减轻，时觉口干，再守原方继进7剂。

三诊：药后心慌心悸，胸满痛续减，头晕亦除，惟觉口干、关节疼痛。再予前法出入。

炙甘草24g 太子参30g 防己15g 云茯苓30g 怀山药15g 桂枝9g 生白芍15g 酸枣仁15g 当归10g 紫丹参18g 远志肉9g 桑枝30g 薏苡仁20g 川红花3g 木通15g 晚蚕沙9g 秦艽15g 花粉10g

四诊：前方服10剂后，饮食渐增，夜能安寐，精神亦佳，病情稳定。继以益气养血、活血通络善其后。

炙甘草24g 太子参30g 黄芪24g 云茯苓18g 酸枣仁15g 桂枝5g 生白芍12g 紫丹参18g 当归10g 川红花5g 广郁金12g 瓜蒌10g 大红枣9枚 桑枝30g 秦艽10g

10剂。

张某 男，47岁。

初诊：患病已8年，多在感冒、劳累以及情绪不稳时出现阵发性心悸，多次住院治疗，均诊断为“室上性心动过速”。本次病发住院后，曾用抗心律失常药、镇静药，未效。症见心悸短气，胸闷胸痛，动则心悸胸痛加剧，心烦自汗，失眠多梦，神疲乏力，头昏纳减，舌体胖大、质紫而见瘀斑，脉象沉细、结代，重按无力。辨证属气阴两虚，气滞血瘀，本虚而标实。治以益气滋阴，通阳复脉，活血化瘀。方宗炙甘草汤化裁。

炙甘草18g 桂枝9g 当归10g 生白芍18g 黄芪15g 川芎10g 瓜蒌壳12g 薤白9g 丹参15g 潞党参15g 茯苓15g 大枣9枚 法半夏12g 生姜3片

二诊：上方服6剂后，头昏减轻，胸闷胸痛及心悸情况好转，但仍感胸部隐隐作痛，畏寒而觉肢冷，舌质紫、仍有瘀斑、舌体胖，脉沉迟弦而无力。仍宗原法，以温通心阳为先，方从炙甘草汤、小建中汤加减进治。

熟附片先煎半小时，6g　潞党参 18g　桂枝 15g　干姜 6g　炙甘草 9g　黄芪 18g　当归 15g　五味子 10g　丹参 24g　白芍 15g　延胡索 10g　川芎 10g　红花 6g　茯苓 30g　细辛 3g

三诊：服上方 6 剂后，诸症平复。查心电图，心律转齐。自述除偶因情绪不好，紧张失眠，出现心悸，且感胸闷胸痛外，余均正常。为巩固疗效，防止病情反复，改服丸药缓图之。

生三七粉 150g　瓜蒌壳 150g　法半夏 100g　丹参 150g　红花 80g　太子参 100g　降香 60g　赤芍 80g　鸡血藤 100g　郁金 80g　延胡索 50g

上列诸药共研细末，炼蜜为丸，每丸重 10g，早、晚各服 1 粒，2 个月为 1 个疗程，连服 2 个疗程。

药后病情稳定，3 次复查心电图，心律齐整。

万文谟

肝心同治平心悸

万文谟（1923~　），武汉市第九人民医院主任医师

心悸属肝心同病者，在临床上并不少见，如高血脂所致的脂肪肝与冠心病，乙型肝炎病毒所致的肝炎与心肌炎，红斑狼疮所致的肝心受损以及心衰所致的心源性肝硬化等，还有其他原因引起两脏同时发病或先后病变的情况。对待这些患者，常运用中医学的脏腑、气血、阴阳等变化机制相似之处，进行“异病同治”，往往收到较好的效果，也有一得之见，举例讨论如下。

尹某　男，29 岁，工人。1982 年 5 月 10 日初诊。

患者于 1981 年春住某医院 29 天，诊断为病毒性肝炎、急性无黄疸型、HBsAg 阳性。同年秋，又住该院 24 天。诊断为：病毒性肝炎，慢性活动期，HBsAg 阳性，病毒性心肌炎。2 次均以病情稳定，肝功正常出院。但出院月余，又见肝功异常。据云近两三年来易于感冒，现又病发 3 日，症见头痛鼻塞，咳嗽流涕，身热恶风，汗出少许，胁肋隐隐作痛，脘腹胀气不适，动则心悸气短，胸闷不畅，口苦微干，纳食不振，小便黄，大便成形。查其舌苔薄黄，脉数而结代。体温 37.8℃，肝可触及，肋下 1cm，稍硬。肝功：谷丙转氨酶 200U 以上（赖氏法）。乙肝三系：HBsAg 阳性，抗 –HBc 阳性。心率 96 次 / 分，心尖区可闻轻度收缩期吹风样杂音。心电图提示：窦性心动过速，室

性早搏。中医诊断：胁痛，积聚，心悸。辨证：上焦风热未清，中焦湿热羁留，进而痰阻、气滞、血瘀为患，以致气阴两伤，心血不畅，肝血瘀阻，脾运失常。法拟：清热祛风利湿，化痰理气以除邪；益气养阴，调肝理脾，肃肺宁心以扶正。

太子参 15g　玉竹 15g　丹参 15g　鱼腥草 15g　贯众 15g　连翘 15g　首乌 15g　菊花 10g　青蒿 10g　杏仁 10g　麦冬 10g　甘草 10g　川贝 10g　枣仁 10g

连服 12 剂，寒热渐退，诸症减轻。苔薄黄，脉细数（90 次 / 分），结代减少。拟法如前。

生黄芪 30g　太子参 30g　玉竹 30g　丹参 30g　白花蛇舌草 30g　垂盆草 30g　鳖甲 30g　桑寄生 30g　炙甘草 15g　赤芍 10g　茯苓 10g　枣仁 10g　五味子 10g　苦参 10g

口连服 30 剂，心悸好转，肝区稍有不适，再仰原方略为增损，服药至 1984 年 10 月，以后多次复查肝功及心电图正常。现查 5 年未见复发。

肖某　男，54 岁，干部。1975 年 8 月 22 日初诊。

患者于 1961 年发现无黄疸肝炎，经治疗好转，以后肝功小有反复。1975 年初，又发现高血压及冠心病。现症见脘腹胀气，胸胁疼痛，头晕心悸，夜寐不宁，口干，微苦，小便微黄，大便干结。苔薄黄，舌边瘀斑，脉弦滑。肝于右肋下可及 1cm，质稍硬。A 超：肝界上在 5 肋间，下在右肋下 1cm，剑下 3cm，肝厚 12cm，密集微小波，出波衰减。提示为：慢性肝炎，脂肪肝。肝功：谷丙转氨酶 220U（金氏法），血胆固醇 6.5mmol/L，心率 51 次 / 分，心律齐。心电图 ST 段轻度下降，提示为：心动过缓，冠心病。中医诊断：胁痛，心悸。辨证：始为湿热羁留，继而痰阻血瘀，以致气阴两伤，心肝血行不畅，脾胃运化失常。拟清湿热，化痰瘀，养气阴，调心血，和脾胃。

党参 15g　玉竹 15g　首乌 15g　生山楂 15g　白花蛇草 15g　夏枯草 15g　桃仁 10g　赤芍 10g　红花 10g　甘草 10g　柏子仁 10g　茯苓 10g　川芎 4g　三七 4g

连服 1 个月，复查肝功正常，胆固醇 6.5mmol/L，胁痛、心悸均见好转。再仰原方略有加减，继续服用，并配合运动锻炼。至 1984 年以后，血压渐趋稳定，肝功未再异常，心电图大致正常。至今（1989 年）健在。

王某　女，47 岁，农民。1974 年 11 月 28 日初诊。

患风心病 10 年，曾因心衰住院 3 次，病情时轻时重，时发时止。因心悸加重并发黄疸而就诊于中医。初诊时，症见面目发黄，胸闷不畅，心悸气短，疲乏无力，脘腹胀气，纳食不振，恶心厌油，下肢浮肿，腰膝酸痛，小便短少色黄，大便尚可，月事已绝 2 年。苔白腻带黑而润，舌质淡紫、舌边齿印，脉细数。心率 100 次 / 分，心尖部可闻Ⅱ～Ⅲ级隆隆样舒张期杂音，触诊肝脾肿大，下肢指压凹陷。心电图提示：右心室肥大。A 超：肝上界 7 肋间，右肋下 9cm，脾界左肋下 7cm。肝功：黄疸指数 30U，谷丙转氨酶 260U（金氏法），麝浊 14U。血沉 54mm/ 小时。抗“O”833U。西医诊断：风心病二尖瓣狭窄并心衰，心源性肝硬化。中医诊断：心悸，黄疸，积聚。辨证：久病心气不足，心血不畅，脾运失常，继而湿热蕴遏，肝胆疏泄不利。治拟养心气，调心血，和脾胃，利湿热。

红参 10g　桂枝 10g　赤芍 10g　蚕沙 10g　白芍 10g　秦艽 10g　黄芪 15g　玉竹 15g　丹参 15g　茯苓 30g　薏苡仁 30g　茵陈 30g　虎杖 30g

连服 6 剂，小便增多，心悸好转，下肢浮肿减轻，精神纳食转佳。原方加益母草 15g，再服 12 剂。面目黄染已退，下肢不肿，复查肝功正常，血沉 32mm/ 第 1 小时。继续前法，改处方为：

黄芪 30g　党参 30g　丹参 30g　茯苓 30g　玉竹 15g　益母草 15g

桂枝 10g　赤芍 10g　白芍 10g　蚕沙 10g　秦艽 10g　附片 10g　黄柏 10g　枣仁 10g　逍遥竹 10g　阿胶 10g　甘草 10g　当归 10g

熬成膏剂，每日约服 60ml（含生药 60g 左右），每早含化红参 30g 左右，1 年后（1976 年 3 月 10 日），康复如常人，复查肝功、血沉正常，B 超：肝大 3cm，脾大 2cm。心电图大致正常。心率 76 次 / 分，心尖部仍有轻度舒张期杂音。以后每年服以上膏剂 2~3 料。至今历时 12 年未见病情反复，并能参加正常活动。

选择西医学诊断肝、心二脏同时病变的患者，取其病名病位之异，运用中医学的病因病机之相同进行异病同治，从而获得较好的疗效，在这些两脏同时受病的患者中，病程的长短，病邪的深浅，阴阳、气血的盛衰，标本的先后又各有不同，可以说异病之异中有同，同治之同中有异。但必须“谨守病机”之大同，采取灵活配方之小异，才能取得预期的疗效。

脏腑辨证为经，气血阴阳为维。如肝的主要功用是既能贮藏有形之血，又能疏泄无形之气，“以血为本，以气为用”，“体阴用阳”。心的主要功能是“主血脉”及“藏血脉之气”，使血液在脉管中运行不息，从而供应全身的需要。二者为相生关系，若血脉充盈，则心有所主，肝有所藏，以维持它们的正常生理功能。反之，心血不足，则肝血亦常因之而虚；肝血不足，心血亦因之而损。若心血不畅，肝血可见瘀阻；肝血瘀阻，亦可见心血不畅，故二脏同病时，以调理气血为治疗大法，调理气血中又以心气心血为主，如以上 3 例中的药物配伍均含有炙甘草汤与生脉散等方组成的内容，有“治病必求于本”之意。

心肝病变的发生，有标本先后之异，治愈也有先后之别，一般是急性病变同时发生，病因病机相同较多，可见同时转归；慢性病变病因病机上程度上稍有差异，多见先后转归。由异病同治到同中之异，也要因人、因时、因病制宜。

董廷瑶

损其心者，调其营卫

董廷瑶（1903~2002），上海市中医文献馆主任医师，儿科世家

《难经·十四难》云："损其心者，调其营卫"，临证验之，对临床诊治确有一定的指导意义。

生理上，营卫与心有极为密切的关系。经云："营气者，泌其津液，注之于脉，化以为血"，这一化血功能由心所主，而营血又在心的动力作用下行于脉中。营气与卫气同起于中焦，营行脉中，卫行脉外，营卫的运行反映于外即为"脉运"。《难经经释》曰："营卫者，血之所充也。"《难经集注》谓："心者，营卫之本。"充分反映营卫的充养之功以及它们的运行表现为一定节律的心脉搏动，正是与心阴心阳直接相联系的。

病理上营卫与心也常常相关。如营卫不和之自汗盗汗，即为心液外泄。故误汗或汗出过度，耗散营卫，每致心阳受伤，而见心悸不宁、怔忡脉促等症。仲圣桂枝甘草汤、桂枝加附子汤，均为扶卫气助心阳而设，同样，桂枝加桂汤、桂甘龙牡汤亦以和阳护心为法，它如小建中汤、桂枝加芍药生姜人参新加汤、桂枝去芍药加蜀漆牡蛎龙骨救逆汤，无不以调和营卫的桂枝汤为基础，变化而成资助气血、养心安神之用。

临床上，小儿多种心脏疾患症见：心悸怔忡，自汗盗汗，夜寐欠

安，脉数或结代，舌淡苔少而润，不论是心阳受伤，还是心气本虚，或因心阳不振而痰瘀结滞等，只要见有心脏虚损之症，均可从调和营卫考虑，投以桂枝汤类方。俟卫气外固，营液内守，血脉能充，方可使心阳振、心阴复。具体运用时，随证候之异而立3条治则如下。

调和营卫，养心充脉

适用于心脏虚损、阳气受伤之证，可见胸闷心悸、脉象数疾等，方以桂枝汤为主扶助心阳，和营复脉。汗出较多者加龙骨、牡蛎、浮小麦、糯稻根；睡梦惊扰者用龙齿、茯神、远志、麦冬；胸闷不适添入郁金、香附之类；纳谷不香加陈皮、佛手、谷芽；气阴不足增以党参、生地诸品。

李某 男，11岁。1982年4月13日初诊。

心悸头晕，前胸作闷难受，面色萎黄，眠难食少，二便尚调。脉呈急数，舌质较淡、苔薄润。西医诊为心肌劳损，窦性心动过速。中医辨证乃心阳久伤未复，治予调扶营卫以益心脉。

桂枝3g 白芍6g 炙甘草3g 生姜3片 红枣5枚 当归6g 茯神9g 陈皮3g 炒谷芽9g

20剂。

二三诊略。

四诊：5月11日。胸闷已减，进食稍增，但睡眠不宁，面色不华，脉数，舌苔薄白。治宗前法，略予增损。

桂枝3g 赤白芍各6g 炙甘草3g 生姜3片 红枣5枚 朱茯苓9g 陈皮3g 远志6g 当归9g 太子参9g

20剂。

五六诊略。

七诊：6 月 1 日。诸恙均和，胸舒心宁，晕止脉匀，惟面色少华，尚须调扶。

桂枝 3g　白芍 6g　炙甘草 3g　生姜 3 片　红枣 5 枚　太子参 6g　当归 6g　生地 12g　麦冬 9g　茯苓 9g

连服上方月余，其症颇安，7 月初心电图复查无异常。

宣畅血脉，通调营卫

适用于心阳不振、血行瘀滞之证。可见心悸脉涩、唇舌晦暗等，方用桂枝汤（赤芍易白芍，去姜枣）参以活血化瘀之品，既通血脉，亦调营卫，心阳得伸则滞结俱开。夹有郁火者常加川连、黑山栀；大便干结者则配麻仁、蒌仁之属。

张某　女，12 岁。1981 年 8 月 25 日初诊。

心悸阵发，每周必作 3~4 次，病已逾年。悸时脉来中止，面唇晦滞，精神消沉，便下干结，胃纳不香。舌尖红、苔薄腻，脉见细涩。西医诊为心动过速。中医辨证属心阳不伸，瘀滞阻络，兼夹郁火。治予活血清火，通卫运营宁心。

桂枝 3g　赤芍 6g　炙甘草 3g　当归 6g　丹参 9g　桃仁泥 9g　红花 4.5g　川连 1.5g　茯苓 9g　麻仁 15g

6 剂。

二诊：9 月 1 日。自感悸动仍有，但发作时间已短，便下稍润，脘中不舒，舌红苔薄润，脉细而匀。上法尚合，仍步前意。原方去炙甘草，加生地 15g。14 剂。

三诊：9 月 25 日。药后心悸阵发大减，近日偶见 1 次。精神渐振，面唇色润，大便通调，纳食亦可。舌苔薄，脉匀细。原法加减巩固。

桂枝 2g　赤白芍各 6g　炙甘草 3g　当归 6g　生地 12g　麦冬 9g　川

石斛9g　丹参9g　茯苓9g　麻仁12g

7剂。

服药后病情稳定，心悸未见再作。

益气振元，调扶营卫

适用于体质怯弱、心脏虚损之证，可见形神萎瘦、悸动、脉疾诸症。方以桂枝汤类方之新加汤、炙甘草汤及时方之十全汤、养荣汤（每以桂枝易桂心）等为基础，寓调和营卫于益气养心之中，壮盛本元，资助血脉。气阳衰微者合入参附汤；脉来中止者酌加丹参、赤芍、红花诸味。

全某　女，7个月。1982年5月11日初诊。

出生以来，多次体检当现心脏有三级杂音，胸片示左心室肥大、肺淤血，诊为先天性心脏病。刻诊：表体瘦弱，面色不华，汗出淋漓，哺乳少纳，眠中时惊，二便如常。脉疾数，舌淡苔薄。其证先天不足，阳虚心损。治拟益气振元，兼以调卫助阳，以桂枝汤合参附加味。

桂枝3g　白芍9g　炙甘草3g　生姜3片　红枣5枚　淡附片3g　太子参6g　龙齿12g　玉屏风散包，10g　麻黄根9g

服20剂。

四诊：6月1日。汗出已减，胃纳转增，睡眠颇安，大便通调，但面色㿠白，脉数舌淡。本元怯弱，桂枝加附子汤合四君主之。

桂枝3g　白芍9g　炙甘草3g　生姜3片　红枣5枚　淡附片3g　太子参9g　焦白术9g　茯苓9g　麻黄根9g

7剂。

嗣后诸症均减，听诊、胸透亦有好转，续以原法调理。

姚荷生

阴阳错杂肝风动，止悸宁心乌梅方

姚荷生（1911~1997），江西中医药大学教授

乌梅丸，首见于《伤寒论》“厥阴病篇”，附于“蛔厥”条文之下而兼治久利。初习伤寒者，往往将其误作蛔厥、久利之专方，高明如成无已、尤在泾之注疏，以及大多数方书之引用，皆未出此。后虽经柯琴之发掘，确立乌梅丸为厥阴病的主方，然亦未引起医家之重视，以致六版《方剂学》教材，竟将其作为驱虫方剂，因而几被医者临床遗忘。

仲景作《伤寒论》，其病分六经而各具提纲，厥阴病提纲为：“厥阴之为病，消渴，气上撞心，心中疼热，饥而不欲食，食则吐蛔，下之，利不止。”厥阴为两阴交尽，一阳初生，正当阴阳交接之际，手厥阴包络内含相火，主行血通脉，足厥阴肝脏下含肾水，主藏血通络。肝为阴中之少阳，体阴而用阳。厥阴之上，风气治之。肝禀风木，生于水而生火，一身同兼水火两性，故能上寄相火而接于心包手足同经，下含肾水而系于肾脏乙癸同源。所以厥阴生理为由阴出阳，阴阳摩荡，和风以生，其应于肝，则阴阳相贯，阳舒阴布，风和木达，水火调匀。其病则阴阳出入之机不相顺接，阴阳敷布随之混乱，阴阳动荡，贼风妄动，风动木摇，水火二气也因母子关系而同时受扰，为寒为热。总之厥阴病理为阴阳错杂，寒热相兼，风邪内动。而提纲所述

之症正是厥阴病理所致的主要症状。

《金匮要略》首篇第一条有："夫肝之病，补用酸，助用焦苦，益用甘味之药调之。酸入肝，焦苦入心，甘入脾。"以乌梅丸方剂组成分析，其重用乌梅，更以苦酒浸渍，酸收息风，柔肝补肝，补其本脏之体；助用附、姜、椒、桂、细辛之焦热以助其阳，温以祛寒；以黄连、黄柏之苦寒以坚其阴，清以泻热；宜用人参、当归、蜂蜜之甘味温益胃脾，调和气血，培土升木。由此可见，提纲与乌梅丸之间遥相呼应的内在联系，清晰可见。正如柯韵伯所说："看厥阴（提纲）诸症，与本方（乌梅丸）相符，下之利不止，又与主久利句合，则乌梅丸为厥阴主方，非只为蛔厥之剂矣。"并认为："厥利发热诸证，诸条不立方治，当知治法不出此方矣。"至于蛔厥也因"蛔从风化，得酸则静"，而与息风同理。其兼治久利乃"久利则虚，调其寒热，扶其正气，酸以收之，其利自止"于风息之中。综上所述，乌梅丸主治不只是蛔厥久利，而是厥阴肝病的主方，提纲诸症及厥热并发，厥热交替之类，自在其中。所以陈修园说："肝病治法，悉备于乌梅丸之中也。"其"味备酸甘焦苦，性兼调补助益，统厥阴体用而并治之"。

厥阴病乌梅丸证临床表现虽然比较复杂，但有常有变。常者为其主症，变者为或然症。姚老根据《伤寒论》所述症状及临床经验，归纳出乌梅丸证的十大主症，以供临床辨证参考。

消渴：喜冷或喜热，或不择冷热，饮不解渴。

气上撞心胸：撞心则悸慌，撞胸则如奔豚。

心中疼热：喜按拒按不定，或在胸中，或在胃脘。

饥而不欲食：不欲食，或不能食。

干呕、吐蛔、泛涎：干呕，或吐蛔虫，或泛涎沫。

时时下利：时作时止，便意频坠，便色带青。

小便频数：尿意频作，坠而不胀，色量如常。

腹痛： 脐周、小腹、少腹均可拘痛或绞痛。

肢厥身热： 并发或交替发作，或但厥不热。

脉弦细弱： 多沉，或兼数，或脉微。

除以上主症外，临床因内脏经脉相传而致厥阴经脉症之眩晕、头痛、发痉、麻痹、胁痛；因木土生克相传之脘腹痞胀、腹痛、呕吐、呃逆、吞酸、便血；因手足同经相传之昏厥、烦躁、癫痫、失眠、郁狂；因下焦肝肾隶属冲任之痛经、崩漏、月经不调、疝瘕、奔豚、白带、不孕等症，亦应重视与主症互参，否则因追问不详，辨证不清，而使乌梅丸得不到正确应用。姚老临证，无论何种疾病，只诊断其证属厥阴寒热错杂，风邪内动，出现提纲的主症，即可应用乌梅丸，常能得心应手，取得满意疗效，达到异病同治的效果。然因其症状表现复杂，临床应随症加减。姚老运用乌梅丸加减经验有：风象甚者，重用酸收，或加白芍、木瓜；热重者，重用连、柏，酌减辛热，或加黄芩、芦荟，或用连梅汤；寒重者，重用附、姜，稍减苦寒，或加吴萸、肉桂，或用椒梅汤；虚重者，重用参、归，阳气虚弱重用参、附，减酸苦之品；阴血亏虚，重用归、梅，除辛燥之品，或用人参乌梅丸；如中焦脾胃症状突出者，可用加减乌梅丸，或安胃丸；若兼太阳表寒，乃佐桂、辛，合当归四逆汤之意；兼少阳气郁，可加柴胡、枳壳，合小柴胡汤之意；兼阳明腑热，可加大黄、枳实，含小承气汤之意；兼阳明寒饮，可加吴萸、生姜，含吴茱萸汤之意；兼少阴虚寒，可重用附子，加甘草，合四逆汤之意；兼少阴虚热，可重用黄连，加阿胶、生地，合黄连阿胶汤之意；兼太阴寒湿，重用干姜、人参，加白术，合理中丸之意；兼厥阴气逆，可加柴胡、枳实、白芍，合四逆散之意。可见乌梅丸酸苦辛甘齐备，立法配伍合理，加减化裁灵活，临证如能谨守阴阳错杂、寒热相兼、风邪内动的病机，领会酸收息风之妙用，则能打破安蛔止利之束缚，变通其法，广而用之。现录姚老运用乌梅丸治疗心悸一案，以资佐证。

李某 女，45岁。

经常心中悸动不安，自觉气冲胸闷，头晕，伴心中烦热而四肢反冷，夜寐梦多，口干欲饮，饮水则吐，平素虽欲纳谷，但食后欲呕，呕后常易发心悸、胸闷、头晕，舌质暗红、苔白稍腻，脉弦细，西医诊断为阵发性心动过速。曾予天麻钩藤饮，头晕稍减，余症如故，食后呕水反甚。证属厥阴阴阳错杂，肝风内动，上逆心包。但前医用天麻钩藤饮平肝潜阳、清肝泻火太过，食后呕水反甚，乃中焦寒水偏重，故用乌梅丸，参考椒梅汤加减。

乌梅 12g　黄连 4g　黄芩 8g　干姜 6g　川椒 6g　党参 10g　白芍 10　半夏 10g　枳壳 10g　甘草 5g　酸枣仁 10g　蔓荆子 10g

7剂。

复诊：心悸心慌、头晕均止，胸闷、渴饮、呕水大减，舌脉同前，原方再进7剂。诸症皆除，病获痊愈。

本病心悸，气冲胸闷，心中烦热，口干欲饮，食后呕吐与提纲之消渴、气上撞心、心中疼热、食则吐蛔相同，说明病属厥阴阴阳错杂，肝风内动。但从症状分析，因厥阴手足同经相传，木土生克相传，病以肝风上冲心包，中焦寒水偏重，故用乌梅丸，重用乌梅，酸收息风为主并加酸枣仁、白芍，助乌梅酸收以养肝之体；酸枣仁又可养心安神，除烦热、失眠；黄连减量，以应热轻，并去附子；病及下焦肾元，故黄芩代黄柏，去桂枝、细辛，而用蔓荆子，改辛散之偏温为偏凉，加半夏、枳壳，佐干姜、川椒治中焦水逆。如此辨证准确，立法严谨，选方精当，择药妥帖，理法方药丝丝入扣，一线贯穿，故效如桴鼓。

（伍炳彩　刁军成　整理）

陈苏生

冠心治气风心血，肺心蠲痰拟良方

陈苏生（1909~1999），中国中医科学院研究员

陈老学术上重视理、法、方、药整体学说，认为冠状动脉粥样硬化性心脏病、风湿性心脏病、肺源性心脏病三者发病原因、病机不同，中医在治疗上应当各有侧重。冠心病当注意治气，风心病当注意治血，肺心病当注意治痰，现分述如下。

“冠心”治气

冠心病的发生，一般是由于冠状动脉粥样硬化而致狭窄或部分分支闭塞，其扩张性减弱，血流量减少引起的。一旦心脏负荷增加，对血液需求量加大或冠状动脉发生痉挛，造成供血不足，就会引起气机堵塞，气滞血瘀，甚至产生厥病，病势较为急迫。一般治疗上强调活血化瘀固然不错，但内中有气血之分。血分药虽能持久，但不能救急。因此，陈老强调重视气药，要体现“气为血帅，气行则血行”的原则，气顺则冠状动脉得以舒展，冠状动脉舒展则血行才能通畅，所以治疗冠心病不能疏忽顺气。陈老自拟舒冠顺气汤。

柴胡 6g　桂枝 9g　香附 12g　乌药 12g　桃仁 9g　红花 9g　生龙牡各 30g　丹参 12g　白薇 9g　赤芍 9g　甘草 6g

柴胡与桂枝同用，一以舒畅气机，一以温通血脉；以香附、乌药之调气，桃仁、红花之活血，合为流通气血之要药；冠心病患者多有阳浮、失眠诸症，故用龙牡以潜之，则柴胡、桂枝升动之性可减；加丹参、白薇、赤芍、甘草之清血解热、滋补缓急，对阴虚有热之人亦可施之而无忌。

此方相比其他治疗冠心病方剂较为注意理气，但又不过分使用芳香刚烈之品，所以较为柔和，在发病前后之稳定阶段，尤为相宜。如患者并无凝瘀不化之象，不必用大量破血化瘀药，毋使诛伐太过，使虚者益虚。

"风心"治血

陈老认为，风心关键在于左心，特别是二尖瓣膜病损（包括狭窄与闭锁不全）引起左心房扩张肥大，从而造成肺循环淤血，结果是左右心室都扩大，最后出现心力不足，形成体循环淤血，包括内脏淤血。在以上一系列病变中，可出现心慌、气短、呼吸困难、胸闷疼痛、咳嗽、咳血，甚至可以出现浮肿、肝脾肿大、胸水、腹水等症状。其治疗关键在于改善心肺循环，促进外周循环通畅，从而达到减轻心脏负担，缓解心脏症状。因此，治疗原则当以散血通瘀为主，尤其是宣畅肺循环之淤血，更为重要。因为肺为相傅之官，治节出焉，肺循环通畅，对改善全身血循环症状很重要。陈老自拟风心保安汤。

当归 9g　赤白芍各 9g　麻黄蜜炙，4.5g　川桂枝 6g　丹参 12g　桃杏仁各 9g　远志 4.5g　枣仁 12g　磁石 30g　茯苓神，12g

本方较舒冠顺气汤少香附、乌药等理气之品，但增加了当归、麻黄，反映了风心治血及重视肺循环的本义。当归主血分之病，《注解伤寒论·辨厥阴病脉证》当归四逆汤方解中说："诸血者，皆属心。通脉者，必先补心益血，苦先入心，故张仲景治手足厥寒、脉微细绝者，用当归之苦，以助心血。”本方当归通脉，为血中之气药；白芍镇痉止痛，功能缓急。归、芍同用，活血调血，镇痉止痛，对“风心”之血行不利有良好作用。麻黄，大剂对心脏有抑制作用，小剂对呼吸功能有刺激加强作用，为宣畅肺郁、开提气血之要药。风心病肺部淤血造成心血排出障碍，以麻黄开提肺气，加强呼吸作用，与桂枝相配，又有宣肺和营之功，有较强针对性。桂枝为芳香健胃、兴奋活血药，功能解肌和营卫，有宣通循环障碍、强心利尿之功。佐麻黄走肺脏，佐丹参走心肺，起到调和血脉、强心温肺之用。丹参功兼四物，合麻、桂入肺散血通郁。桃仁镇咳通络，能破癥结，通大便，除瘀血，合丹参活血祛瘀，相辅相成，配润肺通肠止咳之杏仁，有消除瘀血、镇咳祛痰的功效。磁石镇静补血，能监制麻、桂之兴奋，而保留其宣肺和血之功。远志、枣仁佐诸药入血通络，入肺解郁，入脑安神，配茯苓（神）补心安神，可治心悸亢进。

“肺心”主痰

肺心病绝大多数由慢性支气管炎并发肺气肿发展而来，所以支气管黏膜增厚，黏液腺增生肥大，分泌亢进，引起痰饮潴留于支气管内，造成支气管半阻塞或阻塞，实是本病发生之关键，故肺心病标在心，本在肺。急则治其标，强心以控制心力衰竭原是要点，但病本在肺，肺气不宣，痰浊不化，则氧气来源竭绌，而心力衰竭难支。所以陈老认为，宣肺达痰乃是治疗肺心的根本，自拟三子麻部汤。

炙麻黄 6~9g　杏仁 9g　桃仁 9g　苏子 9g　葶苈子 9g　冬瓜子 12g　旋覆花 9g　代赭石 15g　海浮石 15g　磁石 30g　炒枣仁 12g　远志 6g　蒸百部 12g　车前草 24g　化橘红 6g　生甘草 3~6g

麻黄宣肺平喘，凡心肺痰气壅遏者多用之。现陈老常与麻黄根同用，治疗慢支、哮喘、肺气肿等呼吸系统疾病，一开一合，有调节肺气之功效，麻黄根还能缓解麻黄的副作用，这是在古人认识基础上的发展，经上海市第一结核病医院长期应用，确有较好效果。

方中杏仁降气分之上逆，桃仁化血之凝瘀，两仁并有止咳平喘之功；葶苈子泻肺中之水气以定喘行水，对肺水肿者极为合拍。动物实验表明，葶苈子能增强心脏收缩功能，所以用于本病更为有利。苏子温肺下气开郁，冬瓜子清肺化痰排脓，两者合用对肺壅痰涎不利者有良效。

本方不用莱菔子，因其无积；不用白芥子，因其痰非寒饮，不在皮里膜外。改用葶、苏、冬三子，对肺心病更为合拍。此外，旋覆花、代赭石降气并治痰涎黏阻；磁石、枣仁、远志镇静强心并化痰；百部、橘红为化痰止咳之良药；车前草既能镇咳，又能排痰并能利水；加甘草调和诸药；海浮石润燥化痰，溶解黏液。合而成方，既有宣肺化痰之功，又有强心利尿作用，如能适当加减，奏效自捷。

至于痰的辨证用药，除上述及一般寒热虚实的加减用药之外；浆液性痰加小蓟 12g、茅根 30g、薏苡仁 15g（多见肺水肿、肺淤血）；老痰黏滞如絮，咯之不利，加海蛤粉 12g、瓜蒌 12g、瓦楞子 12g；痰涎壅盛，大便闭结，内热口渴，加礞石滚痰丸、竹沥达痰丸。

（陈熠　整理）

李培生

虚审血虚阳衰，实辨痰气血瘀

李培生（1914~2009），湖北中医药大学教授

心律失常在临床中最为常见，可发生于各种心脏疾患者，严重者可引起心力衰竭、休克、心脑综合征等。笔者李氏认为心律失常可分为虚实两类：实证多由痰滞、气郁、血瘀所致；虚证多与阴血不足、阳气虚衰有关。其临床特点表现为：心悸、胸闷、胸痛、短气、乏力、脉结代或疾或迟等，临床当循此而辨证处方用药。

滋阴和阳

心律失常者，每有气阴两虚之脉症。盖心主血脉，血以养心，而血气互用，所谓血载气，气帅血是也。外邪入心，心阴阳受损，气血亏虚，心失所养，鼓动无力，则心悸气短，脉结或代。治当以滋阴养血、通阳复脉为主，兼统和心血管系统功能，兴奋心肌，增加心排出量，改善微循环，是使异常心律复常的一个重要步骤。

症见心悸，气短，自汗，少寐多梦，胃纳不振，疲乏无力，脉细或细数或结代，舌质淡红、苔薄黄或苔剥。此证多见于自主神经功能紊乱、心肌病、冠心病等引起的房性或室性期外收缩、心动过速、心房纤颤等。治宜滋阴和阳，益气养血。药用：炙甘草、人参、生地、

麦冬、阿胶、麻仁、茯神、炒山楂、砂仁、大枣等。若触事易惊，心悸不安，宜加龙牡、珍珠母、柏子仁、炙远志等，以重镇潜阳、宁心安神、定惊止悸；胸闷太甚，自感窒息，呼吸不畅，可加郁金、瓜蒌皮、薤白、橘皮等通阳利气、宽胸散痹；胸部刺痛，舌质紫暗，可加三七、丹参、赤芍、制乳没等，以活血消瘀、通络止痛；心烦不寐，口糜生疮，舌质红绛，是心火太旺，则宜加入丹皮、丹参、竹叶、玄参等育阴养血、清火除烦，甚者加黄连，以苦寒直折火势。

张某　男，40岁，干部。1982年9月10日初诊。

心悸短气，神志不安2年。患者长期在某市搞计划工作，2年前因过于劳顿，病发心悸不安。当时在省某医学院附属医院做心电图检查，提示“频发性室性早搏”，对症治疗3个月余，症状略见好转，惟停药后病情反复，近期病情加重。诊其脉，五六息即见一止，心悸不安，夜间不眠，遇劳或失眠则心悸发剧，饮食二便尚可，舌边尖甚红、中有白苔。素嗜烟酒。证属劳心太过，阴液虚而不得濡润，阳气虚而不得畅通，遂致心主受累，而见脉结代、心动悸之病，治宜益气补虚、滋阴和阳、宁心安神。

炙甘草12g　人参10g　生地15g　阿胶12g　炒麻仁12g　茯神15g　龙骨15g　煅牡蛎12g　桂枝3g　生姜3g　大枣10g

上药1剂分三服，服时兑入米酒半汤匙合服，并嘱其戒烟酒、辛辣之品，以安神摄养为宜。药进15剂，心悸失眠好转，脉搏仍有间歇，惟面部有时浮肿，腹满不适，以上方去龙牡、炙草，生地减量，而加茯苓、楂炭、橘皮、橘络以理气消胀。连服15剂，心悸各症大减。以脉搏歇止偶见而诊，则于前方中加入丹参、柏子仁养心安神。至年底，患者特来致谢，云服药30剂后，复查心电图已见正常，现已参加工作云云。

涤痰通络

痰湿阻络是心律失常的又一重要病机。《证治汇补》所谓："痰迷于心，为心痛惊悸怔忡恍惚。"李时珍亦云："迟司脏病或多痰"（《濒湖脉学》），可见痰湿亦能导致心律紊乱。因诸阳受气于胸，邪恋胸中，胸阳不振，津液不布，凝聚为痰，痰阻气机，则胸痛胸闷；痰浊阻滞，肺失宣降，而有咳喘短气诸症。

本病凡以胸阳痹阻为主者，即可以祛痰为法。

症见心痛闷胀，胸中窒闷或如累压，左肩背及左臂内侧胀闷或痛麻，头晕眼花，泛恶欲吐，舌质红或暗淡、苔白腻，脉弦缓或弦滑，或迟或结代。其多见于冠心病、风心病、高血压性心脏病等引起的早搏、传导阻滞或心房纤颤等。治宜涤痰通络。药用：瓜蒌、薤白、法半夏、川贝、炒枳实、橘皮、橘络、炒山楂等。若胸闷气短者，宜加党参、麦冬、五味子等益气复脉；心悸怔忡，可加炙甘草、柏子仁养心安神；心前区闷痛，加石菖蒲、檀香理气行滞；心痛彻背，背痛彻心，加赤白芍、丹参、乳没活血通络；血压升高，加生龙牡、天麻等重镇潜降。

胡某 女，43岁，工人。1983年3月12日初诊。

心悸、胸闷、气喘反复发作5年，复发加重1个月。阵发性夜间呼吸困难，不能平卧，心有憋闷，头昏乏力，轻度咳嗽，有时咯少许粉红色痰，小便短少，舌质暗红、边有瘀点、苔白厚腻，脉结代。体检：口唇发绀，颜面轻度浮肿，两颧紫红，心率102次/分，律不齐，心尖区闻及隆隆样舒张期杂音。心电图：P波增宽并有切迹，电轴右偏，心房颤动。X线检查：心房增大。某院诊断为风湿性心瓣膜病，二尖瓣狭窄，心衰Ⅱ度。经长期抗感染、强心、利尿等处理，时好时发。此次发作，经某医院中药温阳利水之剂治疗，反致咳喘加剧，咯血不止。此非阳虚寒凝，乃胸阳痹阻，痰浊凝聚，脉络不通。治宜宣痹通阳，涤痰散结，活血止血。

炒蒌皮 15g　薤白 10g　川贝 10g　丹参 30g　赤芍 30g　当归 15g　制乳没各 6g　茯苓 30g　血余炭 10g　茅根 30g　仙鹤草 30g　木通 10g　三七粉另包吞服，6g　炒山楂 15g　橘皮络各 10g

服药 5 剂，咯血即止，胸闷缓解，咳喘亦轻，小便通利，浮肿先退，惟活动后稍有喘气，肢软乏力，舌质暗红、苔薄白，脉结代。遂以上方去血余炭、仙鹤草、木通、太子参、麦冬、五味子，迭进 60 剂余，诸症缓解。后以通阳散结、活血通络、养心安神之法调治收功。随访 2 年未发。

解郁行滞

情志失调是导致心律失常的病因之一。《灵枢・口问》谓："心者，五脏六腑之大主也……故悲哀愁忧则心动，心动则五脏六腑皆摇。"《素问・举痛论》云："惊则心无所倚，神无所归，虑无所定，故气乱矣。"可见，各种情志刺激都可能伤及心脏，心神受损又可影响其他脏腑，反过来又可以加重心脏病情。临床观察，情志失调引起心律失常者以肝气郁结者为多见。因此调理脏腑气机、解郁行滞是治疗心律失常的一个方面。

症见胸闷心悸，失眠多梦，短气乏力，胁肋胀痛，情志抑郁，善太息，嗳噫频作，食纳呆滞，或咽中如物梗阻，吞咽不利，月经不调，甚或闭经，舌红苔薄白或薄黄，脉弦结代或细而结代。此证多见于心脏神经官能症、围绝经期综合征等有心律失常者。治宜疏肝解郁，养心安神。药用：柴胡、白芍、炒枳壳、制香附、郁金、陈皮、茯神、丹参、炒山楂等。若心悸怔忡、心率较快者，加龙牡、珍珠母等以定惊安神；心胸憋闷、有窒息感者，加蒌皮、薤白、苏梗等以宽胸理气；胸闷多痰、舌苔较腻者，加川贝、石菖蒲、橘红等化痰通络；心神不宁、夜不安寐者，加柏子仁、炙远志、合欢皮等养血安神；胸闷刺痛、难以耐受者，加桃仁、红花、赤芍等活血化瘀；心烦急躁、卧寐不安者，加炒栀子、黄连、玄参等清心除烦。

周某 女，46 岁，教师。1991 年 9 月 3 日初诊。

心悸胸闷腹胀反复发作 7 年，复发加重 1 个月。1984 年因妊娠行人流术后，情志不舒，大量食用海马蒸鸡等，致手足浮肿，心悸，腹胀，以为虚损使然，又过服补益之药膏（药名不详），上症加重。曾多次到一职工医院诊治。心电图：频发室性早搏；肝功、B 超检查正常。考虑为“围绝经期综合征”“频发性室早”，予服普罗帕酮、谷维素、肌苷片等西药及中药健脾益气、活血化瘀之剂，无明显效果，特请李氏诊治。现症：心悸胸闷，头昏乏力，失眠多梦，性情烦躁，腹胀纳呆，嗳气频作，大便干燥，小便灼热，月事已 3 个月未潮，舌红苔薄黄，脉来结代，每分钟歇止 8~9 次。李氏断曰：“心主血脉，肝主疏泄，脾主运化，情志不遂，滥用补益，则肝气郁滞，脾胃失运，血运失常，心神失养，故有心悸胸闷、纳差腹胀、性情烦躁、脉来结代等症也。”当以疏肝解郁、宽胸理气、健脾和胃、养心安神为法。

柴胡 10g　炒枳壳 10g　制香附 10g　苏梗 10g　郁金 10g　瓜蒌皮 12g　薤白 10g　橘红 10g　白芍 12g　炒丹皮 10g　茯神 15g　合欢皮 10g　麦芽 15g

二诊：服用上方 5 剂，心悸好转，浮肿腹胀减轻，大便也较前通畅，脉转细数，惟稍有胸闷。于前方适量参入养血活血之品。

柴胡 10g　炒枳壳 10g　丹参 15g　赤白芍各 12g　蒌皮 12g　薤白 10g　郁金 10g　苏梗 10g　制香附 10g　合欢皮 10g　麦芽 15g

连服 15 剂，心悸胸闷消失，身无浮肿，纳食正常，脉象细而带弦，惟食后稍感腹部不适。后用疏肝健脾、养血和血之剂调治而愈。

活血通络

血瘀气滞于心律失常中极为常见。盖气为血帅，血为气母，气行则血行，气滞则血瘀，若禀赋不足，或脏腑失调，劳役过度，寒热扰心，情志不舒等，均可导致气血凝滞，血脉不通，而发生心律失常，李时珍所谓“结脉皆因气血凝”（《濒湖脉学》）是也。活血化瘀、调畅气机，对改善微循环，增加冠脉流量，抗心律失常等有良好功效。

症见胸闷刺痛频频发作，心悸气短，精神抑郁，头昏身倦，面色晦暗，唇甲青紫，舌质暗红或边有瘀点、舌苔薄白或薄黄。病久阴伤者舌红少苔，脉沉弦涩或促或结代。其多见于冠心病、风心病等引起的早搏、房颤等心律失常。治宜活血通络，行气止痛。药用：桃仁、红花、当归、赤芍、枳壳、生地、丹参、制香附、山楂炭等。若瘀血胸痛甚者，加乳没、灵脂、元胡等活络止痛；胸闷有窒息感者，加厚朴、苏梗、蒌皮、郁金等宽胸理气；心悸头昏、有热象者，加葛根、苦参、黄连以清心泻热；心率较快、阴虚阳亢者，加夏枯草、菊花、钩藤等清热潜阳；胸闷有痰者，加瓜蒌皮、薤白、法夏、川贝等化痰散结；心阴虚损者，加人参、麦冬、五味子、炙甘草等滋阴复脉；心阳不足者，加党参、桂枝、甘草等温通心阳。

梁某 男，74岁，干部。1989年9月初诊。

心悸胸闷反复发作5年，复发加重半年。5年前因为劳累及饮酒病发心悸胸闷，发作欲死，即到某医院住院治疗，经超声心动图等检查，诊断为冠心病、心房纤颤，用毛花苷丙注射液等治疗，病情缓解，但稍遇劳累或情志不舒时，房颤又发。先后住院5次，房颤时发时止。近半年来，发作尤为频繁，故请中医治疗。刻诊所见：心悸气短，胸闷不适，时有胸痛，痛如针刺，动则喘气，睡眠多梦，口干舌燥，大便干结，小便带黄，舌质暗红、边有瘀点、苔光剥少津，脉来见代。辨证属心血瘀阻，脉络不通，阴津亏耗，心神失养。治用活血通络，理气宽胸，滋阴复脉。

处方：

丹参 30g 赤白芍各 15g 桃仁 10g 红花 6g 炒枳壳 10g 郁金 10g 瓜蒌仁 15g 生地 15g 太子参 15g 麦冬 10g 五味子 10g 炙甘草 15g 炒山楂 15g

二诊：心悸气短好转，心痛消失，大便通畅，舌面有少许津液，但仍有胸闷，稍有气喘，睡眠不安，舌暗红、边有瘀点、苔有光剥较前为好转，脉代。是血脉瘀滞未去，心阴亏虚证在，宗上方略为出入为治。

丹参 30g 赤白芍各 15g 制乳没各 6g 瓜蒌仁 15g 柏子仁 10g 茯神 18g 西洋参另包，切片含服，6g 麦冬 10g 五味子 10g 炙甘草 10g 生地 15g 山楂炭 15g 香橼皮 10g 橘皮络各 10g

连服 15 剂，心悸胸闷气短缓解，喘促已平，舌上有薄白苔，脉转细数，心电图检查基本正常。后以养血活血、滋阴复脉、宽胸理气之法调治数月而愈。

李氏认为，心律失常一般以虚证多见，然也有以瘀血、气滞或痰阻为主者，临床治疗当有所侧重。据李氏经验，过速性心律失常者，用柏子仁、当归、菟丝子、石斛、徐长卿等养血安神、滋阴补肾的药物，有减慢心率的作用；若过缓性心律失常者，用麻绒、麝香、鹿茸、茶叶等芳香走窜、温阳兴奋的药物，有加速心率的作用。此外，如炙甘草汤及生地、麦冬、元胡、赤芍、柴胡、桂枝、茵陈、苦参等均有抗心律失常的作用，临床可随症选用，又不可拘于一隅。

吴雅恺

补心通脉汤治心悸心动过缓

吴雅恺，江苏无锡名医

先父吴雅恺老中医业医 60 年余，有丰富的临床经验，其验方补心通脉汤对多种心系病症，尤其对出现缓慢性心律失常的心脏病具有较好的疗效，兹介绍如下。

吴老尝言，脉为心之府，心脏一旦病变，其病理变化必然反映在脉象上，缓慢性心律失常患者多见迟脉及沉、细、结脉。他从《诊宗三昧》“迟为阳气失职，胸中大气不能敷布之候”，以及张秉成“若肾阳气馁，脉皆为迟”之说，并结合临床该类患者除有心悸、胸闷、气短、乏力等心气虚弱证候外，还多伴有面苍畏寒、眩晕昏厥、腰膝酸冷、胸痛耳鸣等肾阳不升、心阳不宣等证候表现，认为缓慢性心律失常病位在心，病本于肾。盖因肾阳为诸阳之本，心脉循行也自然“资始于肾”，肾中真阳不足则心阳式微，不能温运血脉而呈迟、结之脉。故心肾阳虚是本病共同的病理基础。心阳不振可致心脉瘀阻；肾阳亏虚，损及脾阳，脾失健运易成痰饮湿滞。因虚致实，吴老乃以温通为法，自拟补心通脉汤治疗本病。基本方药由附子、仙灵脾、桂枝、党参、麦冬、五味子、丹参、当归、炙甘草组成。方中附子配仙灵脾，以能行十二经脉，振奋心肾之阳；伍桂枝、当归、丹参、炙甘草，能和营活血，调畅心脉；合参、芪，则大补元气，鼓舞血行；又以麦冬、五味子，养心护阴，兼制阳药之燥烈。诸药相配，具有温壮肾元、振奋心阳、益气活血、定志通脉之功效。

缓慢性心律失常的根本改变为阳气虚衰，但阳虚有程度和所属脏腑侧重的不同，单纯心阳不振者病情较轻，表现为脉迟、胸闷痛、心悸、气短；心脾阳虚者，表现为脉迟细、眩晕、心悸、面色无华、舌淡苔薄；肾阳虚者，脉沉迟而弱、畏寒肢冷、头晕耳鸣、小便清长、夜尿频多。其在阳虚的基础上，常可见到寒凝血瘀、痰饮等标实之证。故吴老在基本方后尚有加味之法：气虚甚者加人参末；阳虚明显加肉桂、干姜；阳虚寒凝加麻黄、细辛；脾肾阳虚加补骨脂、山药、仙茅；脾阳虚而生化乏源者加重当归用量，并酌选芍药、鸡血藤；挟瘀者选川芎、红花；挟痰者加瓜蒌、薤白、郁金；挟饮者加云苓、白术。

张某　女性，54岁。

冠心病、病态窦房结综合征，阿托品试验心率最快为56次/分，被建议装置起搏器，因患者拒绝，于1979年10月23日来院门诊。症见：胸闷憋气，时欲叹息，甚则连续吸2~3口气，头晕乏力，心悸心慌，腰膝酸软，小腿肌肉抽掣，夜间尤甚，纳差便稀，舌淡唇白，脉沉细迟，心律齐，心率43次/分。心电图示：交界性逸搏心律。证属命门火衰，心脾阳虚，血脉滞涩。拟温阳通脉。

药用：

制附子10g　仙灵脾10g　党参10g　麦冬10g　仙茅10g　丹参10g　炙甘草6g　补骨脂10g　山药10g　当归20g　干姜5g

服药约1个月后，心率增至60次/分，以后间断服中药，心率稳定在60次/分左右，查心电图为窦性心律。

李某　女，56岁。

高血压性心脏病、冠心病、Ⅱ度Ⅱ型房室传导阻滞。心跳缓慢3

年，感胸闷、胸痛，阵发性眩晕，肢麻怕冷，头晕耳鸣，腰酸乏力。去年曾 2 次住院治疗，经用降压、扩冠改善血供等治疗，病情一度好转。今年来上述症状明显加重，于 1979 年 3 月 26 日来院治疗。心电图示：窦性心动过缓、Ⅱ度Ⅱ型房室传导阻滞（呈 6∶5~2∶1 传导），血压 120/75mmHg。脉迟细，舌苔白、质淡紫。证属心肾交亏，阳衰血虚，心脉瘀阻。治拟温补心肾，养心活血，通脉和络。

制附子 10g　党参 10g　鸡血藤 10g　当归 20g　丹参 10g　川芎 10g　麦冬 10g　五味子 5g　仙灵脾 10g　红花 5g　赤白芍各 10g　桂枝 10g

7 剂后自觉症状明显好转，14 剂后复查心电图属正常范围，心率 78 次 / 分。以后常服本方，病情稳定。

李某　男性，50 岁。

心肌病、病态窦房结综合征。心跳缓慢 10 年，一般在 40~50 次 / 分，其间曾多次出现晕厥，晕厥时心率最慢为 30~40 次 / 分。曾在医院多次抢救治疗，使用过能量合剂，继则乏效。1979 年 6 月来院门诊。症见：畏寒怕冷，眩晕耳鸣，心慌乏力，下肢浮肿，气短时喘，心率 40 次 / 分，脉沉细迟，舌苔薄、舌淡胖。证属阳虚水泛，拟温阳化饮法。

制附子 15g　桂枝 10g　云茯苓 30g　炒白术 10g　炙甘草 3g　丹参 10g　仙灵脾 10g　炙麻黄 10g　细辛 5g　党参 10g　麦冬 10g　干姜 5g

14 剂后症状改善，1 个月后心率增至 55~60 次 / 分，上方稍事加减，连续治疗多年，病情稳定。

（吴新欲　整理）

黄寿人

着眼肝肾阴虚，方立三子养阴

黄寿人（1905~1978），姑苏名医

黄氏积数十年之临床经验，观察到怔忡病的临床表现主要为心慌，有时心跳如杵臼，似重重响声，或头昏难寐，时觉心惊肉瞤；或胸闷短气，嘈杂不舒；或轻则心胸时发隐痛，重则时发绞痛；有的出现唇绀，青紫，指甲清冷，或额汗大出和口唇四周小汗出，甚至神志不清，病转虚脱。在辨证上，黄氏将怔忡病分为虚寒、虚热、瘀血、痰饮四类，认为其中的虚热型在临床上，尤其是中年以上的患者较为多见，不可忽视。

对怔忡病的治疗，古方甚多，张仲景有炙甘草汤、苓桂术甘汤，李东垣有朱砂安神丸，此外还有安神定志丸、归脾汤、温胆汤、补心丹、血府逐瘀汤等亦治怔忡心悸。上述方剂所治怔忡，多属痰湿、痰热、气血不足、瘀血阻滞等所致，在脏腑病机上，或责之于心脾、心肾不足，或心虚胆怯，脾胃失调。黄氏自拟三子养阴汤，则立足于肝肾不足、阴虚内热、虚火扰心所致的怔忡，与以上诸方有所不同。

三子养阴汤

枸杞子 12g　女贞子 12g　沙苑子 12g　生地 24g　黄连 6g　菊花 9g　朱枣仁 12g　朱柏子仁 12g

本方适应证除心悸怔忡外，常伴有心烦失眠、头昏眼花、健忘遗精、腰酸神疲、口干舌红少苔、脉沉细数等肝肾不足、阴虚内热的症状。方中三子，即枸杞子、女贞子、沙苑子，皆能养益肝肾之阴，故名三子养阴汤。枸杞子、女贞子、沙苑子，味甘性平，沙苑子性微温，其汁多滑润，故无助长热邪之弊；生地养阴清热，助三子滋养肝肾；黄连清心泻火，与生地共济心肾，除烦安寐，止忡定悸；菊花散风热清头目，与枸杞子共治头昏目花；更用枣仁、柏子仁共拌朱砂，以安宁心神。诸药组合，具有滋养肝肾、清热宁神之功效。

本方临证运用，可随症加减。如兼气虚神疲气短者，加党参 15g 或高丽参 9g、麦冬 15g，以益气养阴。黄氏善用人参以补怔忡虚证，因人参能补益中气、扶元固脱，与滋阴药同用，更能加强补血滋阴作用；若阴虚挟痰、胸闷苔腻者，可酌减生地等养阴药用量，加橘红 9g、法半夏 12g、远志 6g 以化痰宁心；兼见心胸疼痛或绞痛、唇绀舌紫者，加丹参 12g、郁金 10g、三七末 3g（入煎剂），以活血化瘀、通络止痛。但活血药不宜大剂量久用，因其有耗血伤正之弊。

金某　男，60 岁。

心胸绞痛频作，时觉胸闷，心慌气短，头昏眼花，后脑作胀，健忘多梦，心烦口干，入夜难寐，舌苔薄黄、舌质较暗，脉来细数。证属肝肾不足、阴虚内热，与瘀相兼，络脉不畅，心神不安。治用养肝益肾、滋阴清热、活血宁神为法，用三子养阴汤加味。

枸杞子 12g　沙苑子 12g　女贞子 12g　生地 15g　黄连 6g　麦冬 12g　党参 24g　丹参 12g　菊花 12g　朱枣仁 12g　朱远志 9g　三七末入煎，5g

二诊：服药 5 剂，心痛减轻，有时心慌，仍心烦难寐，口干苦，纳食可，舌赤苔薄黄，脉细微。此阴虚内热，前法加减。

生地 15g　枸杞子 12g　沙苑子 12g　黄连 6g　麦冬 15g　女贞子 12g　党参 15g　丹参 15g　枣仁 12g　菊花 5g　黄芩 9g　白芍 12g

三诊：服药周余，心慌已止，不烦能寐，心胸不痛，惟感头昏，后脑作胀，有时眼花，饮食如常，舌赤苔薄，脉细。治宗前法。

党参 15g　生地 24g　五味子 3g　麦冬 12g　枸杞子 12g　女贞子 12g　沙苑子 12g　黄连 3g　菊花 12g　白芍 12g　枣仁 9g

本案属于虚热挟瘀，热滞脉络，心神被扰，故用养肝益肾合通络清热，佐以宁心为治。主要用三子养阴汤合生脉散组方，通络则以丹参、三七。当心绞痛减轻，络脉瘀滞渐有缓解，即可减去通络活血之品，以防祛瘀伤正，故在二诊后渐去丹参、三七，即是此意，如果心气渐强，肝肾阴复，而瘀滞未除者，则丹参、三七等可继用。

夏度衡

温脾化痰安神志，自拟“九味合璧煎”

夏度衡（1912~1992），湖南中医药大学第一附院教授

心悸之因有外受惊恐，内由情志失调及脏腑气血阴阳亏损等，总不外虚实二端。虚即心气气血阴阳亏虚，实乃若心气虚多以外受惊恐为先导，心阳气虚则致痰饮作祟、瘀血逆乱；实邪侵及心主，又致心脉不畅，心神不宁。

“心主血脉”，乃指心脏有推动血液在脉管内运行的作用，心脏的功能是靠心阳来实现的（当然也离不开阴血），所以分析病情时，应注意观察心阳之盛衰。心阳虚，则推运血液乏力，血脉不得充盈，可致气血阻滞，病端蜂起。治疗心悸病，首重心之阳气，伴有痰湿瘀血者，更要顾护心阳；即使阴血亏虚者，亦要分析心阳之盛衰而给予恰当的滋补。

根据心悸病多属虚实夹杂为患及心阳在其生理、病理中的重要地位，痰湿、瘀血及潮湿气候对心悸病患者的影响与用药宜忌等因素，自拟“九味合璧煎”治疗心悸，效果满意。

茯苓 10g　桂枝 6g　白术 10g　远志肉 6g　当归 10g　川芎 5g　赤芍 10g　党参 10g　甘草 3g

本方以苓桂术甘汤为主，取其温运脾阳、渗湿化饮之功，用以振奋心阳，健脾益气消逐痰湿。脾为土脏，气血生化之源。若气血生化

健旺，则心有所养，心有所主。且桂枝尚有温经通脉之功，可温经通脉行瘀滞。

方中还取四物汤补血之意，以培其形。但考虑心悸病心阳易损，痰湿、瘀血易生，且湖南为多湿之地，故于方中去碍湿滋腻之地黄，易白芍为赤芍。张璐言：“四物汤不得补气药，不能成阳生阴长之功。”故方中加党参一味，以促其气血之成，使补血养血而不滞。方中加远志一味，宁心安神、祛痰开窍、交通心肾，则本方使用面更广。

日本大冢敬节先生在《中医诊疗要览》“四物汤”条中云：“与苓桂术甘汤合方称为联珠饮，在心脏病有贫血、动悸为目标用之。”夏氏将自拟九味方称“合璧煎”，取“珠联璧合”，喻望药中肯綮，以济疾苦之意。

加减法：气虚明显兼汗出者加黄芪 20g；阳虚较显著者加附片 10g，党参易红参 30g；痰多头晕者加法半夏 10g、陈皮 6g，或加制南星 10g；心神不安、易汗出者加浮小麦或加生牡蛎、生龙骨各 20g；水肿较甚者加泽泻 15g；血虚较显者加黄芪 30g、丹参 15g；兼见阴虚症状者加用参须 6g、麦冬 5g 泡水喝；兼肝郁气滞者加柴胡 10g、黄芩 10g。

李修伍

怔忡心悸宗古法，化裁桂甘炙草方

李修伍（1923~　），河南中医药大学教授

炙甘草汤治心悸危重症

《伤寒论》云：“伤寒，脉结代，心动悸，炙甘草汤主之。”炙甘草汤有气血双补、阴阳两调之功。临床以炙甘草汤为治疗各种原因引起的心动悸、脉结代的首选方，均获良效。辨证与辨病结合，不仅对功能性心律失常有效，对器质性病变所致之心律失常和“心衰”也确有良效。该方中之火麻仁入脾、胃、大肠经，治肠燥便秘，为润肠通虚秘之药，如麻仁丸、五仁丸，不入心养神。临证常以酸枣仁易麻仁，效果更佳，但如有便秘仍可用之。

段某　女，28岁。河南襄县农民。1986年3月11日初诊。

心慌气短，呼吸困难，腹胀不能食，畏寒肢冷，身肿尿少，加重已年余。平素有关节痛，劳累则心慌气短，不以为然，自1985年产后，病情严重，在当地医院住院治疗，中西药并用（用药不详），治疗2个月稍有好转出院，来郑州求治于中医。患者面色苍白，呼吸短促难续，少气懒言，口唇紫绀，腹部胀满，肝大平脐，四肢不温，周身浮肿，下肢尤甚，按之凹陷不起，舌质淡暗苔薄白，脉结

代细弱无力。

心气虚则鼓动无力，血循不畅，血瘀而致口唇紫绀，肝脏肿大，少气懒言；阳虚不能温化水湿，凝聚则浮肿，小便不利，肢凉；阴血亏虚则心失所养而见悸动不安，血不荣色故面色苍白；气血亏虚脉结代而无力。此本虚标实证，本为心之气血阴阳俱虚，标为挟瘀血、水湿内阻。诊断：心悸危重症（西医诊断：风湿性心脏病，二尖瓣狭窄，主动脉瓣闭锁不全，左心房扩大，房颤，中度心衰）。治宜益气温阳，滋养阴血，化瘀利水。

药用：

炙甘草 15g　党参 30g　桂枝 15g　生地 30g　干姜 15g　附子另包先煎 30 分钟，15g　麦冬 20g　当归 20g　丹参 30g　茯苓皮 30g　泽泻 30g　猪苓 15g　葶苈子 15g　阿胶另包烊化，10g　麦芽 20g

服完 1 剂，腹胀减，精神佳，排尿约 1000ml。3 剂尽后诸症悉减，患者已能外出活动，思食。嘱防止感冒，少吃多餐。上方去猪苓，加酸枣仁 20g、紫石英 12g。

复诊：3 月 18 日。心慌气短基本缓解，口唇紫绀见退，腹胀轻，浮肿明显消退，肢温，夜寐良好，能轻度活动，肝大缩小至剑突下 5cm，心衰体征基本纠正，脉仍结代较有力。照上方加大枣 10 枚。

三诊：4 月 12 日。患者能走上二楼而不心悸气喘，已能做轻微家务劳动，浮肿全消，查肝大剑突下 2cm，口唇红润，精神良好，舌苔薄白质淡红，脉律齐，脉象细弱。前方去阿胶、附子。嘱将药混合共为粗末，每次用 30g，每日 2 次，水煎服。

1987 年来诊 3 次，1988 年 3 月患者来告，2 年来共服上药百余剂，未用其他药物，一切良好，可以胜任一般家务劳动，未再反复。

方中加用的葶苈子，辛开苦降，泻肺行水，有降逆定喘、利水消肿之功，临证常大剂量应用 30g，对纠正心衰水肿，效良而无副作用，现代药理研究证实其有助于心脏供血。另外，诊治心悸常加紫石英 10~15g,《本草纲目》中载其甘温无毒，疗上气心腹痛，补心气不足，安惊悸定魂魄等作用。实践观察证实紫石英对心脏疾患有一定疗效。

桂枝甘草汤治心悸阳虚证

本方由桂枝、炙甘草两味药组成，载于《伤寒论》64 条："发汗过多，其人叉手自冒心，心下悸，欲得按者，桂枝甘草汤主之。"

王某 女，36 岁，铁路分局干部。1984 年 8 月 9 日初诊。

半年前由于患感冒，发汗过多，导致心中空虚，动悸不安，自汗出，畏寒肢冷，失眠，两手交叉护胸部始感舒适，饮食尚可，二便正常，中西医治疗罔效。病虽数月，但由于胃纳尚好，故机体尚能支持做一般活动，生活可自理。面色黄白失荣润，舌质淡红，脉结代无力。

细思此证，由感冒发汗过多，表邪去而里虚，致出现心悸喜按，自汗出的心阳虚弱，与《伤寒论》64 条证甚合，断为心悸阳虚证。治以温心阳，敛心阴，宁心神。

桂枝 15g　炙甘草 15g　酸枣仁 30g

煎法：水泡 1 小时后再煎，煎沸后 30 分钟即可。煎 2 次取汁约 300ml，每日分 2 次服。

服 3 剂后，心悸、肢冷、自汗及心中空虚不适、睡眠差等症状均大有好转，脉较前有力，结代象亦减。效不更方，原方再进 6 剂。

复诊：8 月 18 日。诸症悉愈，舌质红润，脉缓律齐。阴阳已和，巩固善后，照上方将桂枝、甘草各减量为9g，继服5剂。9月上旬随访，患者已上班工作，康复如常人。

汗为心之液，汗出伤心阳，故心下悸而喜按，欲得外护，自汗出而里更虚；心阳虚推动无力，故脉结代而弱。桂枝入心助阳，炙甘草补中缓急生阴，辛甘合用，平调阴阳，更加酸枣仁养心安神、益阴敛汗，加强桂枝、甘草之功效，药简而针对性强，方证合拍，故取得显著疗效。

董建仁

怔忡气阴俱虚证，化裁三甲炙草方

董建仁（1933~　），天津市中医医院主任医师

《伤寒论》：“伤寒，脉结代，心动悸，炙甘草汤主之。”《温病条辨·下焦篇》：“下焦温病，热深厥甚，脉细促，心中憺憺大动，甚则心中痛者，三甲复脉汤主之。”其父晓初公对上述两条文有独特见解，每合而论之，以为二者之间有内在联系。其父谓：“心动悸者，心之气阴两虚无以奉养也。心气虚衰，鼓动无力，脉道不续，则脉结代矣。脉细促，心中憺憺大动，甚则心中痛者，乃阴液干涸、心脉失养也。炙甘草汤重在益气复脉，其治在心；三甲复脉汤重在滋阴复脉，其治在肾。若用于气阴俱虚之心脏病，二方均嫌其不足也。”其父将二方加减化裁。

桂枝　党参　麦冬　五味子　生地　阿胶　制龟甲　炙甘草　鸡血藤　红枣　冰糖

本方较之炙甘草汤增加了滋阴养血通脉之力，用于心脏病属气阴两虚者疗效称佳。因其父于1965年1月在原天津中医学院第一附属医院创制成丸药，故曾名曰“651”丸，因其疗效卓著，天津中药某厂曾易名为“通脉养心丸”批量生产。

董氏将上方改为汤剂，常用量为：

桂枝9g　党参15g　麦冬15g　五味子9g　生地15g　阿胶12g　制

龟甲 18g　炙甘草 12g　鸡血藤 30g

用于心悸、气短、胸闷、汗出、脉结代或脉细促等心脏诸疾，如冠心病、室早、房颤等。多年体验疗效确切。

将该方加减，则可更有针对性地治疗某些心脏疾病。如心悸，气短，胸闷不舒，舌淡苔白，脉沉迟，一息脉来不足四至者，常见于西医的心动过缓、传导阻滞、病态窦房结综合征等，可加红参 10g、仙茅 15g、仙灵脾 15g。

患者　年近五旬。1987 年孟夏。

因心悸、气短、乏力、胸闷、头晕，就诊于某院，查心电图及阿托品试验，诊为病态窦房结综合征，予阿托品、异丙肾上腺素等维持心率。后经友人介绍前来诊治，查心电图示：心肌缺血，心率 46 次 / 分。察舌淡红苔白，脉沉迟无力。病由心阳虚衰、心脉鼓动无力所致。治宜温阳益气，养血通脉。

桂枝 9g　党参 15g　麦冬 15g　五味子 9g　生地 15g　阿胶烊化，12g　制龟甲先煎，15g　炙甘草 10g　鸡血藤 30g　红参单煎，10g　仙茅 15g　仙灵脾 15g

连续服用 50 剂余，诸症消失，查心电图亦正常，心率 68 次 / 分。

上方加水蛭末（冲服）3g，治疗胸痹心前区疼痛频作，即西医的冠心病、心绞痛，其近期及远期疗效均佳。

本方治疗“心水”亦有较好疗效。

刘某　男，53 岁，1983 年季春。

因风心病伴充血性心力衰竭前来诊治。患者心悸，气短，脘腹胀满，下肢水肿，按之凹陷，小便短少，舌暗淡、苔白，脉沉弦。证属心肾阳虚、心脉瘀阻、本虚标实之证。治宜温阳利水，化瘀通脉，扶助正气。

桂枝 9g　党参 15g　麦冬 15g　生地 15g　制龟甲先煎，15g　鸡血藤

30g　附子先煎，10g　茯苓 30g　泽泻 12g　鹿衔草 30g

服用 10 剂余后，心悸、水肿消失，心衰得以控制。

（王维澎　整理）

华廷芳

心悸血虚补为先，夹有邪实理兼顾

华廷芳（1911~1985），黑龙江中医药大学副教授

心悸不宁、气短乏力是心脏已病矣。心主血脉，心病则血不能正常运行于脉道，时而歇止，止后复来，故脉见结代；血不养心，则悸动不安；血不足于肺，则气短，不足于身则乏力。然心血之不足，可由脾胃不健，后天化生乏源，无力供养所致，亦可因肝不藏血、失血等造成。除去虚证，尚有气滞、血瘀、痰凝、湿阻等实邪兼夹作祟。故临床施治首先当分清虚实之异。心悸气短、乏力自汗（劳动则甚），若见脉沉弱兼数者，属心阴虚，治从补心丹化裁；脾兼迟者，属心阳虚，投柏子养心汤，甚者用乌头赤石脂丸；脉结代者，主以炙甘草汤；气血两虚脉呈细弱者，或八珍汤，或归脾汤；气滞脉弦者，小柴胡汤加味及橘枳生姜汤，多加气分药味；血瘀脉涩者，以失笑散、逐瘀汤为主；痰饮中阻、苔白脉弦滑者，苓桂术甘汤化裁；肾虚水泛、苔白脉沉者，则从真武汤出入。

吴某 男，46岁。1953年4月8日初诊。

心悸不宁，气短无力，失眠烦躁，咳嗽，咯吐白痰，泄泻，脉象结代。《伤寒论》云："伤寒，脉结代，心动悸，炙甘草汤主之。"

处方：

炙甘草 50g　桂枝 10g　党参 15g　生地 50g　贡胶烊冲，8g　麦冬 20g　麻子仁 15g　生姜 15g　大枣 20g

方中桂枝、甘草、生姜、大枣、党参以补心安神、宣通心中之阳；生地、贡胶、麦冬、麻子仁生津养液，以补心中之阴。

服药数剂后，心悸气短无力已减，乃以原方调心，兼以化痰，治其咳嗽。临床显效。

王某　男，20 岁。1954 年 6 月 19 日初诊。

发病已年余。心悸，气短，无力，兼右胁疼痛，心胸绞痛波及二乳，脉沉。证属心阴不足，气血瘀滞，当兼顾治之。

栀子 15g　朱砂 10g　柏子仁 15g　当归 15g　生地 15g　天冬 30g　麦冬 30g　酸枣仁 10g　远志 15g　丹参 15g　党参 15g　玄参 15g　桔梗 15g　茯苓 15g　五味子 15g　乳香 15g　没药 15g　炙黄芪 15g　桑白皮 15g　鹿角霜 10g　青皮 10g

上药研末，蜜丸。每次 1 丸，每日 3 次。

方中以补心丹为主，益心阴之虚；乳香、没药散瘀止痛；鹿角霜、青皮顺气活血，通经行络；炙芪、生桑皮补周身之气，冀气充则血运无阻；朱砂镇心安神；栀子除烦。

服后显效，乃于上方去栀子，加菖蒲、熟地、白芍、茯神等，丸药 1 料，服之而愈。

关某　女，14 岁。1954 年 3 月 27 日初诊。

病发 4 年。心悸，气短，乏力，足心疼，浮肿，食欲不振，脉左沉弱。证属后天不健，化生乏源，心失所养。治从归脾汤化裁。

贡白术 5g　党参 10g　炙黄芪 10g　当归 15g　炙甘草 5g　茯神 10g　远志 5g　酸枣仁 5g　木香 8g　桂圆肉 15g　防己 10g　乳香 10g　没药 10g　木瓜 8g

方中归脾汤补脾化源，以养其心；防己、木瓜利湿；乳香、没药活血行瘀。

上药服 6 剂后，症状减轻。原方增活血利湿之品，配制丸药 1 料，服后即愈。

益心调脉汤治疗心律失常

苏进解（1909~1986），江苏省名中医

心律失常的发病机制是心脏气血虚衰而以心气虚为根本。临证可见心悸、心慌、胸闷、气短、疲乏等心气虚弱症状，部分患者还伴有不同程度的心肾阳虚之象，如面色㿠白，畏寒，腰膝酸冷，心胸憋闷等。苏氏针对心气虚衰这一各种原因引起心律失常的共同病理基础，自拟“益气调脉汤”作为基本方，再据患者气血阴阳的盛衰以及寒、热、痰、瘀等病理因素而随症加减，用以治疗不同类型的心律失常，每每获得良好的效果。

方药组成：

黄芪　丹参　党参　麦冬　五味子　桂枝　甘草

随症加减：气虚者加人参末；血虚者加当归、白芍；阳虚者加附子、肉桂、干姜；阴虚者加生地、玄参、玉竹；夹痰者加瓜蒌、薤白、半夏；夹瘀者加川芎、红花、郁金、莪术；夹热者加苦参、黄芩、板蓝根；失眠者加柏子仁、枣仁、远志；早搏频繁者加葛根、苦参；心率快者加龙齿、龙骨、牡蛎、磁石、苦参；心率慢者加当归、附子、麻黄、细辛。方由生脉散、桂枝甘草汤加黄芪、丹参组合而成。生脉散有益气养心、生津复脉的作用。桂枝甘草汤为仲景治疗心下悸之方，方中以桂枝与甘草相配，是取其通利血脉、平冲制悸的功

能。黄芪、丹参有益气、活血、通脉的作用，其中黄芪能益气，研究表明黄芪可改善细胞的营养与能量代谢，延长其在体外的生长寿命，丹参能“养神定志”（《大明本草》）、“活血通心包络”（《本草纲目》），合方而用可益气养心、和营化瘀、复脉调律，故名“益心调脉汤”。

曲某 男，47 岁，干部。1978 年 7 月 17 日初诊。

病起 1976 年 3 月饮酒之后，突感胸闷，心慌，心悸，气喘，头晕，乏力，心跳不规则而在某医院急诊，心电图示：心房纤维性颤动，左前半支传导阻滞，经治疗房颤消失出院。嗣后 2 年，先后出现阵发性房颤 83 次，最多 1 个月间发作 8 次，发作持续时间为 10 分钟至 60 小时不等，曾多次住院治疗，用毛花苷丙注射液、奎尼丁、利多卡因、双嘧达莫片、丹参注射液、冠心苏合丸等治疗，但房颤发作仍频繁，近 1.5 个月来已发作 10 次，持续时间 2.5~29 小时不等。昨晚 9 时许又出现间歇性房颤，自用冠心苏合丸未效，乃于上午就诊。刻下：心悸，心慌，胸闷，气短，头晕，疲乏，四肢发麻，脉结代，苔薄少。血压 124/76mmHg，心率 78 次 / 分，律不齐，心音强弱不等，未闻及病理性杂音，肝肋下触及，脾未及。西医诊断：冠心病、阵发性房颤。中医诊断：心悸。辨证属心气心阳虚弱，运血无力。治拟益气温阳，行血复脉。

药用：

黄芪 20g　太子参 20g　丹参 20g　麦冬 10g　五味子 5g　桂枝 10g　炙甘草 5g　淡附片 5g　红花 6g　葛根 20g　瓜蒌皮 12g　薤白头 10g

第 1 天服药后，到晚上 10 时许房颤消失，心律恢复正常。以后在继续服药 1 个月内出现房颤 3 次，自觉症状改善。服药的第 2 个月中，出现房颤 2 次，以后继续服药，随访 3 个月，未发房颤。1979 年初因劳累房颤又发，经治消失，以后间断服中药治疗，1980 年仅出现房颤 2 次，持续时间较前短，自觉症亦减轻，平时除稍感疲劳外，余无不适。

张鸿祥

心悸三方

张鸿祥（1919~　），上海中医药大学附属曙光医院主任医师

一、人参清心汤

太子参　麦冬　玄参　莲子心　竹叶心　连翘心

功用：清心泻火。

主治：心火内炽心悸。

适应证：久病体虚或热病之后，心肾阴虚，心火旺盛而致心无所倚，神无所归。症见心中动悸不已，心烦，口干，舌易碎裂，情绪紧张，夜睡梦扰，舌质偏红和少苔，脉来带速或轻重不匀。心电图检查常提示为心动过速或有不同性质的早搏。多见于中青年。

方由清宫汤去犀角加入人参变通而成。方中莲子心、竹叶心、连翘心、麦冬心四味以心入心，载药直达病所，使内炽之火得以泄降；玄参滋阴凉血；因心火内炽，气阴难免受损，故用太子参一味补气养胃，清热宁心。合而成清心泻火之剂。

二、麻桂四物汤

麻黄　桂枝　当归　赤芍　川芎　桃仁　甘草

功用：温经通脉，振奋心阳。

主治：心肾阳虚心悸。

适应证：老年体虚或器质性心脏病，随着年龄增长或久病迁延不愈，肾气日亏，肾虚则心失温煦，而致心脉失养，心阳受损，推动无力。症见心悸不安，胸闷怕冷，腰酸膝软，舌质偏淡，脉细缓。心电图检查常提示为心动过缓。

方由麻黄汤合四物汤加减衍化而成。方用麻黄、桂枝两味，取麻黄善走气分，温而宣通能鼓动心气，振奋心阳，推动血运；用桂枝入血分，温经通脉，脉为人体气血通行之主干，其支又有络脉、孙脉，用桂枝以枝走支，无支不入，可通达络、孙之脉，与通脉四逆汤中用葱管之义相似；甘草补益心气；改杏仁为桃仁，既可活血，又可滑润血脉，合上四物汤中当归、赤芍、川芎三味，均属血中动药。综观全方，旨在一“动”字，一借麻黄推气，二用四物活血，三取桂枝通脉。以气推血，血行脉通，相互贯通，周流不息，每能提高心率。

三、归芎生脉散

当归　川芎　太子参　麦冬　五味子

功用：益气养阴宁心。

主治：气阴两虚心悸。

适应证：器质性心脏病或心神经官能症。症见心悸，精神疲乏，气短胸闷，心烦少寐，口干咽燥，睡则汗出，舌红而少津，脉细或带数或轻重不匀。

方由生脉散改党参为太子参，加当归、川芎而成。生脉散原为心肺气虚、阴不足之候而设，用治气阴两虚之心悸，每配当归、川芎两味，因“气为血帅，气行血行，气虚血瘀，血瘀气滞”，故取当归入心经，用其补血活血之功，其性温而润，善于行走，既能助参补气，又可合理气药治气滞，改善气短、胸闷等症，川芎活血行气，为血中气药，补血而不滞，据现代药理研究具有显著扩张冠状动脉、降低血脂作用，故对冠心病引起的胸闷、心悸作用颇显。但当归、川芎终究为温药，故宜小于常用剂量。

郭士魁

宁心复脉十一法

郭士魁（1915~1981），中国中医科学院名中医

心律失常属于中医“心悸”“怔忡”“脉结代”的范畴。兹将其治法十一则略述如下。

1. 育阴潜阳宁心法

治阴虚阳亢者，症见心悸气短，头痛头晕，心烦易怒，口干目涩，手足心热，舌红苔薄黄，脉弦滑数或有促象。方用天麻钩藤饮合补心丹化裁。

菊花 12g　钩藤 12g　川芎 15g　葛根 25g　黄芩 12g　生地 20g　五味子 10g　草决明 25g　茺蔚子 30g　炙甘草 6g　郁金 20g　珍珠母 30g

2. 益气育阴宁心法

治气阴两虚者，症见心悸气短，口干乏力，失眠多梦，舌红或胖大，苔白润，面色黄白或暗滞少华，脉细无力兼促或结代。方用炙甘草汤合生脉散加减。

党参 20g　丹参 20g　当归 12g　桂枝 12g　麦冬 10g　生地 18g　郁金 15g　生姜 10g　五味子（或代以柏子仁）12g　麻仁（或代以黑芝麻）10g　炙甘草 6g　生龙骨 30g　生牡蛎 30g

胸闷者加瓜蒌 20g、薤白 15g。

3. 养阴清热宁心法

治阴虚内热之证，症见心悸烦热，头晕腰酸，口渴，盗汗，舌红苔少，脉数或促、结代。方用补心丹合一贯煎化裁。

生地 25g　党参 20g　北沙参 20g　丹参 30g　当归 12g　玉竹 30g　五味子 12g　苦参 20g　柏子仁 10g　金银花 15g　大青叶 15g　远志 10g　石菖蒲 12g　甘草 12g　珍珠母 30g

4. 温阳活血利水法

治心肾阳虚者，症见心悸气短，活动后加重，畏寒肢冷，尿少浮肿，面色青紫，舌胖质暗，脉细数无力或结代。方用真武汤合苓桂术甘汤加减。

党参 30g　白术 12g　附片 12g　茯苓 20g　桂枝 12g　泽泻 20g　当归 12g　丹参 15g　北五加皮 6g

5. 温阳健脾活血法

治心脾阳虚者，症见心悸气短，腹胀纳少，轻度浮肿，舌胖质暗苔白，脉细数或结代。方用补中益气汤加减。

党参 20g　生黄芪 20g　川芎 12g　赤芍 15g　柴胡 10g　升麻 6g　桂枝 10g　益母草 10g　车前草 12g　红花 10g　丹参 12g　北五加皮 6g

6. 育阴回阳固脱法

治阳气虚脱者，症见心悸气喘，不能平卧，烦躁不安，四肢厥冷，浮肿尿少，大汗淋漓，脉微细微绝。方用保元汤、真武汤合生脉散化裁。

附片 10g　干姜 10g　炙甘草 10g　红参 10g　生黄芪 30g　山萸肉 12g　麦冬 10g　五味子 10g　当归 12g　肉桂 6g

7. 益气宽胸活血法

治气虚合并气滞血瘀者，症见心悸气短，胸闷痛，倦怠乏力，舌淡暗苔薄白，脉弦细结代。方用生脉散、四逆散、四七汤加减。

党参 12g　麦冬 12g　柴胡 10g　当归 12g　郁金 12g　川芎 10g　厚朴 10g　降香 12g　苏叶 10g　瓜蒌 15g　薤白 12g　珍珠母 30g

8. 降逆益肾宁心法

治肝肾虚、肝气郁结或者肝气上逆，症见头晕心悸，心烦易怒，两胁痛，月经失调，舌胖质淡苔白，脉弦细数。方用旋覆代赭汤合五子衍宗丸、二仙汤加减。

旋覆花包，10g　代赭石 15g　麦冬 10g　五味子 12g　佛手 12g　郁金 15g　香附 10g　瓜蒌 20g　薤白 10g　女贞子 12g　枸杞子 12g　仙灵脾 10g　珍珠母 30g

9. 活血宁心复脉法

治气虚血瘀者，症见乏力，心痛甚，痛有定处，舌质紫暗或有瘀斑，脉弦细、涩、促、结代。方用冠心Ⅱ号、失笑散、血府逐瘀汤加减。

党参 20g　川芎 15g　红花 10g　丹参 20g　赤芍 15g　瓜蒌 20g　薤白 12g　荜茇 10g　五味子 10g　炙甘草 6g　珍珠母 30g

10. 清化痰湿法

治痰浊郁阻者，症见胸闷痞满，舌苔白滑或黄腻，脉结代而滑。方用温胆汤、导痰汤、瓜蒌薤白半夏汤、小陷胸汤等加减。

偏痰湿方

瓜蒌 20g　薤白 12g　半夏 12g　陈皮 10g　泽泻 12g　南星 6g　郁金 12g　石菖蒲 10g　川芎 15g　党参 20g　龙骨 30g

偏热痰方

瓜蒌 20g　黄连 6g　半夏 12g　郁金 12g　银花藤 12g　黄芩 10g　当归 10g　红花 12g　生龙骨 20g　珍珠母 30g

11. 养阴清热解毒法

治温邪伤营、心阴虚损者，症见身热乏力，心悸怔忡，口干咽痛，舌红苔白或薄黄，咽赤，脉滑数或促结代。

沙参 15g　麦冬 12g　元参 15g　红花 12g　大青叶 12g　柏子仁 12g　生地 15g　连翘 12g　石菖蒲 10g　甘草 6g　珍珠母 25g　苦参 20g

施今墨

治悸需重配伍，勿泥一法一方

施今墨（1881~1969），著名中医学家

《张氏医通》云："悸即怔忡之谓，心下惕惕然跳，筑筑然动，怔怔忡忡，本无所惊，自心动而不宁。"怔忡多与惊悸并论，症状为惕惕然心动，神气不守，心烦少眠，头晕易惊。本病发生多与精神因素有关，心脏病人，也常有此类症状。治之以朱砂、菖蒲、益智仁、茯神、酸枣仁、柏子仁、卧蛋草、龙眼肉等。若心动过速，急用仙鹤草、卧蛋草、龙眼肉合冰糖服之，少时即安。

此外，症见脉律不整者，施氏以生脉散为主方，加龙眼肉、柏子仁治之最效。若心瓣膜病变则常用补心丹、柏子养心丸等久服，汤剂用黄连阿胶鸡子黄汤、炙甘草汤效果较好。西医学诊断动脉硬化者，用阿胶、龟胶、鹿胶、生地、白芍、天冬、麦冬等，临床确有疗效。冠心病属慢性者，则可用活血通络法治之，习用九香虫、五灵脂、延胡索、丹参、三七等药，助以木香、香附，亦有实效。

关于心悸怔忡的诊治，施氏认为单从心脏本身着眼是不够的，由于其与脾、肾、肝、肺诸脏关系至切，故亦有从健脾、补肾、和肝、理肺而取效者，临证时不可泥于一方一法，当从整体观念出发，灵活组方。心脏病更须注意气血，使之和谐流畅。

1. 人参、附子伍用

人参甘平，以补气强心为主；附子辛热，以助阳强心为要。二药合用，相互促进，温阳益气，强心救逆的力量增强。治元气大亏，阳气暴脱，心脏衰弱，脉微欲绝者，人参用量为6~10g（党参30~60g代之亦可），附子用量为6~10g。

2. 茯神配麦冬

茯神入心经以导其痰湿，而开心益智，安魂定魄，宁心安神；麦冬甘寒养阴，苦寒清热，生津益胃，润肺清心除烦。二药伍用，治心阴不足，心失所养，阴不敛阳，心阳外越者，习惯以茯神、麦冬用朱砂拌之，以引药力入于心经，而达养心潜阳、镇静安神之功。

3. 生枣仁合熟枣仁

熟枣仁补肝宁心安神，生枣仁清肝宁心安神，前者收敛津液，以补肝体为用，后者能疏利肝胆血脉，以清虚热为用。二药参合，一补一泻，清补合法，宁心安神的力量增强，善治血虚不能养心，或虚火上炎，以致心悸、失眠、出汗等症。

4. 阿胶配仙鹤草

阿胶味甘气平，色黑质润，善补肝血滋肾水，润肺燥养心神；仙鹤草苦涩性平，收敛止血，解毒疗疮，收缩内脏血管，升高血压，强心，兴奋呼吸。阿胶以补血养心为主，仙鹤草以强心、调整心律为要，二药伍用，善治各种心脏病变，但证属心阴不足者宜用。若伍以人参、五味子，其效更佳。亦可略加木香、香附以流通气血。

5. 酸枣仁、柏子仁同用

枣仁养心阴、益肝血，清肝胆虚热而宁心安神；柏子仁养心气、润肾燥，安魂定魄而益智宁神。二药合用，主治血虚心失所养、心阳外越所致心悸、怔忡、失眠等症。

6. 丹参伍用三七

二药组合，专为治疗冠心病、心绞痛而设。前者活血，通心包络亦可补心，生血去瘀；后者则散瘀定痛强心。若冠心病、心绞痛之初起，尚无器质性病变者，则重用丹参，少佐三七；反之，若病程日久，又见器质性损害者，则主取三七，佐以丹参。故临床之际，应灵活应用，随症加减，方可收到事半功倍之效。

7. 卧蛋草配分心木

卧蛋草系俗名，又名地锦、铺地锦，功能“主心气，通血脉，能散血、止血，利小便”，故专走血分，长于调气活血，流通血脉，动物实验发现能使呼吸兴奋而血压下降；分心木又名胡桃夹、核桃隔，功专固肾涩精，行于气分，善理胸膈之气，以理气止痛。二药伍用，一气一血，气血双调、利气活血、强心止痛之功益彰，故能治心脏病、心绞痛见左前胸胀闷、气短、心悸等症。

8. 茯苓配茯神

二药伍用机制，以茯苓上通心气，而后者下交于肾。治水火不济而致心慌、少气、失眠、健忘等症。

9. 远志、石菖蒲伍用

远志通于肾交于心，行散宁心，散郁化痰；菖蒲开窍启闭宁神。二药参合，益肾健脑聪智、开窍启闭宁神之力增强，主治头昏不清、心神不稳、失眠、健忘等症。

10. 肉桂伍用黄连

肉桂温热，擅长和心血、补命火；黄连苦寒，善于清心热、泻心火。二药寒热并用，相辅相成，并有泻南补北、交通心肾之妙，可治心肾不交之怔忡、心悸、失眠等症。

11. 卧蛋草与仙鹤草

二药伍用，是为心动过速而设，具调气和血、宣通痹阻、流通心脉、调整心律之功。其仙鹤草必要时可加大用量，15~30g。

12. 紫石英与紫贝齿

紫石英入于血分，上能镇心神，定惊悸，安魂魄，镇逆气，重以去怯；下能益肝，填补下焦，散阴火，止消渴，暖胞宫。紫贝齿亦走血分，既能清肝明目，又能镇惊安神。二药相互为用，镇静安神，平肝潜阳，且可降低血压，善治心神不稳、神志不宁、惊悸、失眠、多梦之症。

刘弼臣

痰湿瘀血阳衰气虚证分两端
清痰化湿活络扶正难循一法

刘弼臣（1925~2008），北京中医药大学教授，著名儿科学家

中医学中虽然没有病毒性心肌炎这一病名，但对其病情的描述，却有很丰富的内容，与“心悸”“怔忡”的证候大有相似之处。初起之时，由于小儿形质脆弱，感受温热或湿热之邪，痹阻肺胃，出现发热、咳嗽，或泄泻、腹胀等症。若邪郁不解，着而不去，继则必将侵及心脉，影响血行，或扰动心神出现心悸、脉象结代等。如《济生方》指出“冒风寒暑湿，闭塞诸经”，“五饮停蓄，湮塞中脘”亦能令人怔忡，此即西医学所谓的病毒性心肌炎。其演变过程，一般先损心体，继损心用，出现心悸，气短，胸闷，憋气，自汗体倦，或心烦怔忡，口咽干燥，手足心热，潮热盗汗，脉象细弱或细数、结代，心律紊乱。严重的病例常因病邪深陷，正气不支，导致心阳不振，则见面色苍白、心悸不安、鼓动无力、脉象沉细而弱、汗出肢厥等虚寒败象，如救治不能及时，常能危及生命。

刘老认为，病毒性心肌炎与中医“心悸”“怔忡”的证候相似，起病大多是由于体虚外感邪毒所致，而慢性阶段的患者，又常因抵抗力不足，极易再感受外邪，致使病情反复，迁延不愈。所以在治疗中应从小儿生理、病理特点出发，从肺论治小儿病毒性心肌炎。

肺居胸中，与大肠互为表里，外合皮毛，上连咽喉，司呼吸，主宣发与肃降，心亦居胸中，与小肠与为表里，心肺相邻，同居上焦，心主一身之血，肺主一身之气，百脉朝会于肺，肺气可以贯心脉，故气为血帅，气行则血行，气滞则血滞，血为气之母，血滞气亦滞，血虚气亦虚。肺气的输布，滋养五脏六腑、四肢百骸，有赖于心血的载送；心血的循环，如环无端，又赖肺气的助运，因此心肺之间关系极为密切。在病理上，小儿脏腑和卫外功能均差，不仅容易罹患疾病，而且病程中最易传变。刘老特别指出："幼儿娇肺易遭伤，天地之寒热伤人也，感则肺先受之"，故在病理上形成了"肺为娇脏，难调而易伤"的特点。刘老认为肺与心的病理关系在本病主要表现为肺卫功能失调，邪毒袭肺侵心，或肺失宣降，外邪扰心阻脉。在病程的急性阶段，一般都与六淫外邪有密切关系。邪毒从口鼻而入，邪入必损营卫气血，循经络由表入里，先损心之"体"，继损心之"用"，由阴血之伤而渐致阳气虚损，病情反复，经久难愈。病之初，病位在于肺，邪滞不去，损及心气之血，瘀阻脉络，气血失调，心律因而紊乱。初起具有风热外感、热毒壅盛等表现：发热、咳嗽、咽痛、腹泻，并具有胸痛、心悸等症状。这正是病毒性心肌炎在这一阶段的最基本的特征，也就是中医所说的"邪热犯心"。因此，治疗上除从肺治疗外，还必须加用护心调脉的药物。慢性阶段由于病程日久，肺虚卫弱，极易外感而加重病情，或使病程迁延，治疗用药应补益肺气，增强机体的抗病能力，以利气血化生而养心复脉。

急性期祛邪治肺，以防病邪入侵转变

本病初期，或慢性阶段的复感期，大多因感受外邪，邪毒袭表侵肺，肺卫受损，宣降失司，继则邪毒侵心，心神受扰，脉行失调。因此，急性期在治法上分为以下两种。

肃肺祛邪，护心调脉：外感热病初起，表现为身热恶风，无汗，或汗出不畅，咳嗽，口渴，咽痛腮肿，舌尖红、苔白微黄，脉浮数。治以辛凉透表，清热解毒。方用银翘散化裁，胸脘痞闷加藿香、郁金芳香化浊；口渴加天花粉生津；咽痛腮肿加玄参、马勃；咳嗽痰稠加杏仁、浙贝母。若症见感冒风邪，鼻塞声重，声音不扬，或伤风受寒，头痛目眩，四肢发冷，咳嗽，多痰，胸闷气短，脉浮数，治以发汗解表、宣肺散寒，方以三拗汤化裁，咳嗽痰多者加法半夏、陈皮。若症见痰热内阻，咳嗽黄痰，痰稠胶黏，胸脘满闷，甚则气急呕恶，小便短赤，舌苔黄腻，脉滑数，治以清热化痰、利气宽胸，方用清气化痰丸化裁（瓜蒌仁、杏仁、黄芩、茯苓、炒枳实、陈皮、胆南星、制半夏），久热久咳加地骨皮。

宣肺通窍，宁心安神：症见肺热咳嗽，咯痰不畅，咽痛，喉痒，皮肤蒸热，舌红、苔黄，脉数，治以清热利咽、疏风宣肺，药用杏仁、桔梗、生甘草、牛蒡子、薄荷、山豆根。如肺经热重、烦热口渴，加黄芩、知母。若症见鼻塞不通，舌苔薄白，脉浮滑，治以疏风开窍，方用辛夷散化裁（辛夷、黄芩、薄荷、白芷、生石膏、桔梗、苍耳子），或栀子豉汤加味。若症见咳嗽，胸满闷，口渴烦躁，面赤唇燥，咽痒痛，腹胀，大便秘结，舌红、苔黄，脉沉有力，治以清肺通腑，方用宣白承气汤化裁（桑皮、黄芩、银花、连翘、大黄、芒硝、甘草、淡竹叶、白蜜、薄荷）。

以上类型，均可在辨证的基础上，加蚤休、丹参、万年青、五加皮、卷柏等护心调脉。

缓解期扶正固本，增强体质

调卫止汗，以护心液：症见阴虚有火，盗汗，发热，心悸，面赤，口干，唇燥心烦，便难溲赤，舌红，脉数。治以滋阴清热、固表止汗，方用当归六黄汤化裁。若因热病汗出过多，症见唇青面黑，四肢厥冷，恶寒倦卧，冷汗，脉沉弱。治以益气固表、敛汗防脱，方用参附龙牡救逆汤化裁。

益气固表，防治感冒：正气不足而反复感冒者，治以扶正祛邪，方用补中益气汤化裁。而体虚易感者，当益气固表，防止感冒，方用玉屏风散加味。

1. 痰热证

何某　女，4.5 岁。病历号：31313。1980 年 2 月 21 日初诊。

病已 2.5 个月，初则发热呕吐，咳嗽有痰，心率 146 次 / 分，心律不齐，3~4 次 / 分早搏。查白细胞 10.6×10^9/L，中性粒细胞 0.79，淋巴细胞 0.18，嗜酸性粒细胞 0.03。胸透：两肺清，心脏外形未见明显增大。谷草转氨酶 24U。心电图：P–R 间期 0.08 秒，Q–T 间期 0.25 秒，窦性心动过速，窦房结性干扰，房性期前收缩，ST：Ⅰ、Ⅱ、Ⅲ、aVF、V_5 下降。诊为病毒性心肌炎。经用青霉素、维生素 C 及中药治疗后，心率减慢至 100 次 / 分，心律不齐，偶见早搏，心电图 P–R 间期秒，Q–T 间期 0.32 秒，未见室性早搏、窦房结性干扰，aVLQRS 电压变低，V_1 导联，T 由倒置转为双向，波由低平转为直立，ST 略低，可见心律不齐，血沉 3mm/ 第 1 小时，谷草转氨酶正常。刻下：体温正常，心悸不已，面色微黄，口周泛青，舌苔黄腻质红，脉象缓滑。证属温邪痰热未尽，扰动心神，心为神舍，舍空而痰热乘之，拟以清肃余邪、宁心安神，宗栀豉汤加味。

山栀 3g　淡豆豉 10g　黄芩 10g　紫丹参 15g　苦参 15g　蚤休 15g

万年青 15g　焦三仙各 10g　莱菔子 5g

二诊：3 月 10 日。服 15 剂，药后无不适，心率 96 次 / 分，心律不齐，偶见早搏，心电图示：窦性心律不齐，房性期前收缩，各导联 ST-T 无异常偏移。证属病久气阴两虚，治以气阴双补。

紫丹参 15g　苦参 15g　麦冬 10g　五味子 10g　炙甘草 10g　桂枝 10g　白芍 10g　清阿胶烊化，10g　万年青 15g　蚤休 15g　生姜 2 片　大枣 5 枚

此例由于痰热内蕴，扰动心神，以致心悸而黄，苔腻质红，故用栀子豉汤加味，以祛邪扶正。但邪去以后，心率虽然转慢，但仍有心律不齐和早搏，显示病久气阴已经两伤，故改用生脉散加味治之，有所好转，终获痊愈。

2. 湿热证

王某　女，13 岁，病历号：42413。1980 年 7 月 10 日初诊。

6 月 6 日开始发热，体温 39℃以上，伴以头晕、身倦，经某医院治疗，诊为感冒，经用庆大霉素和柴黄片后，身热已解，惟自觉体怠，胸闷，气短，汗出，心慌不已。7 月 7 日复到某医院检查，心电图 P-R 间期 0.19 秒，QRS 间期 0.06 秒，Q-T 间期 0.34 秒，诊为Ⅰ度房室传导阻滞。血沉 26mm/ 第 1 小时，抗“O”1：800，心肌酶谱谷草转氨酶 33.8U，CPK 238U，诊为病毒性心肌炎。特来门诊治疗。

血压 100/70mmHg，心率 95 次 / 分，律齐，未见早搏，超声心动图检查：各房室腔未见扩大，内部结构未见异常。舌苔薄白，脉象濡数。证属湿热久羁，扰气则体倦气短，入血则胸闷心慌，逼蒸不已则汗出，治当清解湿热，气血并调。

当归 10g　生黄芪 10g　生地 10g　熟地 10g　马尾连 6g　黄芩 10g　黄柏 10g　紫丹参 15g　苦参 15g　五味子 10g　炙甘草 3g　生姜 2 片　大枣 5 枚

三诊：7月21日。服药10剂，汗出大减，有时心慌胸闷，食欲不振，惟心率近来较快，100次/分，活动时明显，心律正常，未见早搏，舌苔薄白，脉象细数。证属气阴两虚，治宗炙甘草汤加减。

炙甘草10g　桂枝6g　白芍10g　五味子10g　麦冬10g　生地10g　火麻仁10g　紫丹参15g　苦参15g　清阿胶烊化，10g　万年青15g　生姜2片　大枣5枚

三诊：8月18日。服上药20剂，临床症状消失。8月8日在某医院检查：心电图正常，窦性心律。血沉15mm/小时，心肌酶谱正常。再拟原方加减，以善其后。嘱其注意休息，避免着凉，以防感冒而反复。

此例由于湿热久羁，气血俱病，因而胸闷，气短，心慌，盗汗不已，故用当归六黄汤加味治之。但病程既久，心气虚弱，故汗出虽减，而心率反快，活动时尤为明显，故转投炙甘草汤加减，因而机体功能迅速恢复。

3. 瘀血内阻证

陈某　男，9岁，1977年9月3日初诊。

1年前初患急性传染性肝炎，治疗有所好转，继则苦于服药，病情有所反复，消瘦，胸痛，性情急躁，经常鼻衄，肝区时痛，活动后心跳加快，因而住院检查。心率110次/分，偶有停跳，肝脏在肋下2cm，脾未扪及。查白细胞10×10^9/L，血沉30mm/小时，TTT9U，TFT（++），GPT300U。心电图示：窦性心律不齐，T波倒置。诊为迁延性肝炎并发病毒性心肌炎。经用普萘洛尔、保肝药和中药50余剂后，心悸减轻，惟胸胁疼痛不已，GPT158U，血沉12mm/小时，心电图复查：窦性心律不齐，T波低平。特请会诊治疗。症见：心悸胸痛，胁痛纳差，面色暗，神情呆滞，舌有瘀斑，脉涩不利，偶有结代，心率70次/分，节律不整。证属血瘀气滞，心络挛急。治宜活血化瘀、

佐以调中，宗血府逐瘀汤加减。

当归 10g　赤芍 10g　桃仁 10g　红花 10g　炙甘草 3g　柴胡 10g　川芎 6g　枳壳 5g　川楝子 10g　桔梗 5g　生山楂 15g

二诊：9 月 12 日。服药 5 剂后胸胁痛减，心悸仍作，舌旁仍有瘀斑，脉涩不利，再拟原方加减。

当归 10g　赤芍 10g　川芎 5g　桃仁 10g　红花 10g　柴胡 10g　枳壳 10g　川楝子 10g　蒲黄 10g　五灵脂 10g　鳖甲炙，先煎，15g　生山楂 15g

三诊：9 月 25 日。胸胁痛已，心悸未作，舌质紫暗瘀斑大减，食思转振，面转红润，肝肋下 1cm，谷丙转氨酶正常，心电图复查：窦性心律。再拟活血理气和中，以善其后。

瘀血停着，多属久病之证。血瘀气滞，流行不畅，则心神不安而悸动胸痛，面色暗困，神情呆滞，瘀结停滞，积久不散，则舌有瘀斑，脉象涩滞而不流利。治宜去瘀通络、调和气血，如血府逐瘀汤加减。

此例由于肝炎失治，影响疏泄功能，以致气血不能调畅。气之与血，如影随形，气行则血行，气滞则血滞。气不行血，则血流不畅，故胸胁疼痛，性急气逆，血随气涌，经常鼻衄。病久气滞，血流瘀结，投以血府逐瘀汤、失笑散以活血化瘀，使心络畅通，而悸痛自止。

4. 心阳虚脱证

李某　男，5 岁，1978 年 3 月 21 日初诊。

病已 8 日，初则发热形寒，咳嗽有痰，呼吸气粗，心烦泛恶，睡眠不安，经用青、链霉素肌内注射，口服阿司匹林、维生素 B、维生素 C，身热有所下降（38℃），但咳嗽不爽，胸闷憋气加重，精神困惫，面色欠华，小便微黄，大便溏薄，活动后心慌汗出，咽红，肺部呼吸音粗糙，心律不齐，心率140次/分，偶有漏跳，肝在肋下1.5cm，脾未扪及。白细胞10.5×10^9/L，中性粒细胞0.6，淋巴细胞0.4，谷丙转氨酶180U。X线检查肺纹理粗，心影正常。心电图检查：窦性心律不齐，T波低平，Q-T间期延长。诊为上呼吸道感染，病毒性心肌炎。继用青霉素肌内注射，口服复方新诺明，维生素B、C，异丙嗪，给氧、输液等支持疗法。诊查所见：体温37℃，面色苍白，咳嗽痰多，气逆作喘，汗出唇绀，肢端发凉，手足微肿，苔色白腻，脉沉细而数，心率150次/分，节律不整，肺部有湿啰音，肝肋下3cm，X线胸透：两肺小片阴影，心影扩大。病情显示病毒性心肌炎并发急性心力衰竭。曾用毒毛旋花子苷K每次0.008mg/kg，共2次，半天后改用中药治疗。

证属邪盛正衰，心阳欲脱，亟当温振心阳、益气定悸，宗参附龙牡救逆汤加减。

附子10g　龙骨先煎，15g　牡蛎先煎，15g　五味子10g　白芍12g　炙甘草6g　万年青10g　煨姜2片　大枣5枚　五加皮10g　别直参单煎兑服，15g

二诊：3月23日。药后汗出、肢肿消失，手足转温，面色略华，惟尚咳逆痰多，心悸胸闷，苔白，脉细弦。心率120次/分，节律不整，肺部仍有湿啰音，肝肋下2cm，白细胞8.8×10^9/L，血沉20mm/小时。病势略平，再拟温阳定悸、化痰和中，宗桂枝甘草龙骨牡蛎汤加味，慎防反复。

桂枝10g　炙甘草6g　生龙骨先煎，15g　生牡蛎先煎，15g　附子10g　五味子10g　茯苓10g　橘皮3g　干姜1g　五加皮10g　万年青10g

三诊：3月28日。迭进温阳定悸之品，面色转华，精神转振，咳痰已平，活动时尚有心悸，效不更方，再拟原方接服3剂。

四诊：4月5日。临床症状基本消失，心率84次/分，节律整齐，肝在肋下1cm，肺部未发现异常。X线复查：肺部片状阴影已吸收，心脏未见异常。心电图示：窦性心律。病情稳定，改拟六君子汤加味，以善其后。

此例病邪深陷，正气内溃，出现面色苍白、汗出肢厥、脉象沉细等一派虚寒败象，如救治不及时，常能危及生命。此时治疗关键，不在邪之多少，重在挽救欲脱之元阳，阳回则生，阳亡则死。方取参附龙牡救逆汤加减，用参附回阳，龙牡镇摄，五味、白芍酸收固脱，炙草益气和中，姜枣调和营卫，五加皮、万年青强心利水，后者据现代文献报道，有利于改善心肌营养代谢，终于收到温振心阳、益气定悸之效，达到“正固则邪去”的目的。

5. 脾肾两亏证

郑某 男，5岁。1978年5月25日初诊。

1977年2月初患感冒，继则心悸自汗，心律不齐，经几个医院确诊为病毒性心肌炎。现仍心悸烦躁，盗汗，时轻时重，心律不齐，活动后加重，特来门诊求治。诊查所见：咽红神清，呼吸气粗，苔白质红，自汗盗汗，脉象细数，偶有结代，心率100次/分，偶有停跳，心尖区有轻度吹风样收缩期杂音，心界不大，肝在肋下1.5cm。心电图检查：电轴右偏（+115°），窦性心律不齐，左室高电压，窦房结内游走节律点。证属血虚气弱，运化不健，脾肾受损，以致食纳不甘，腰膝酸软。治拟清养胃阴，兼顾肝肾，以复健运，而善其后。

沙参10g　麦冬10g　生地10g　马尾连3g　石斛10g　山药12g　茯苓10g　炒白术10g　炒白芍10g　川牛膝10g　川断10g　炒谷芽10g　炒麦芽10g

此例由于邪热久羁，耗损阴血，因而盗汗不已，故用当归六黄汤治之。病情虽有好转，但病程过久，阴损及阳，心气既弱，脾肾更亏，故觉行走时腰腿酸软无力，纳食不香。显示心为致病之标，脾肾为受病之本。治上者必求其下，滋苗者必灌其根，故舍其治心，当专补脾肾，用叶氏养胃方合大补元煎加减，以沙参、麦冬、生地、石斛养胃阴；茯苓、白术、白芍、谷麦芽调脾助运，牛膝、川断强筋骨而补肾，机体功能迅即恢复。

马　骥

病毒性心肌炎辨治心得

马骥（1913~1991），黑龙江中医药大学教授

病毒性心肌炎临床以心悸怔忡、胸闷气短、神疲乏力为主要见症，稽其病变机制，是由禀赋素弱，复感外邪，滞而不散，恙延脏腑，内舍于心而成。诸源之中，尤以温疫热毒侵袭为众，白喉、麻疹、水痘、疫斑等均可并发斯疾，所入之途，由乎温邪袭肺，或卫气营血顺行而至，或自卫直入营血，或逆传逼入心包，起病较急，且多重笃。时行感冒所致者，虽偶有严重之症，然起病势缓，病程迁延总属其常。另有劳倦过度致生本病者，较少单独为患，更多成为其他病邪致发本病的主要诱因。

温疫热毒乘袭人体，又有过度劳倦、寒温失调、起居失节等诱因，均可恙及气血，使心失所养，而见心悸动促、脉来散乱无章诸症。究其所病脏腑，虽主乎心，但与脾、肾关系甚密，心主血，气为血帅，血随气行。若心气不足，则气血运行不畅，甚或气滞血瘀，面色唇甲为之青紫；心血不足，难以上荣于面，则面色无华，血不养心，故心悸筑动，怔忡不安。脾主运化，肾为胃关，脾肾阳虚，运化失司，气化不利，水湿内停。水气凌心，可见心悸、头眩、身瞤动；水邪射肺，则见喘嗽不宁。

临证中，病毒性心肌炎以气阴两虚证候为多，症见心悸气短，神

疲乏力，胸闷自汗，口干唇燥，舌红少津，脉细数或结代等。常从益气敛阴安神立法，善用生脉散加味，药用人参、麦门冬、五味子、炙甘草、远志肉、酸枣仁、生地、丹参等。久热伤阴，津液耗伤，出现烦躁不安、心悸脉促等症者，方宗吴鞠通加减复脉汤化裁。兼见手足抽搐者，添牡蛎、龟甲、鳖甲、芍药等物。

刘某 女，23 岁。

于流行性感冒后 1 周左右自觉胸闷微痛，心率 120 次 / 分，频发期前收缩，诊断为病毒性心肌炎，住院治疗 2 个月余未效。诊时心悸，气短，潮热，舌质红、无苔，脉细数乏力。认证属阴血亏损、阳气内扰所致，从养阴清热、解毒通阳立法治之。

麦门冬 20g　生地 20g　金银花 25g　连翘 20g　地丁 25g　板蓝根 25g　瓜蒌 20g　薤白 10g　炙甘草 10g

服 5 剂后，热渐退，脉亦较和缓，仍宗原方，加党参、丹参，继服 15 剂。药毕微热已退，脉仍数而无力，舌淡，投下方连服 1 个月许而痊愈。

麦门冬 15g　沙参 15g　五味子 10g　生地 20g　金银花 20g　蒲公英 20g　板蓝根 25g　人参 10g　生黄芪 20g

临床若见心动悸、脉结代者，则予炙甘草汤加柏子仁、当归、炙黄芪，加米酒煎服。症见心悸自汗，形寒肢冷，神疲尿少，下肢浮肿，或伴胸水、腹水，甚则气喘，苔薄白或薄腻，脉沉细者，乃阳虚水泛所致，予真武汤加桑白皮、陈皮、缩砂仁。至于心悸气急，不能平卧，大汗淋漓，手足厥冷，苔薄舌淡，脉微欲绝者，此乃阳微欲脱之重证，用参芪附子汤加麦门冬、五味子、炙甘草、桂枝等品可冀获效。前述是谓临床论治之常法，若遇下列变证，除恒予养心、益气之品外，尚应随症治之。

（1）突然出现半身麻痹不遂，应加生黄芪、桃仁、红花、当归、丹参、地龙、鸡血藤等益气活血通络之品。

（2）胸部闷痛，或伴有绞痛样发作，应用丹参、赤芍药、香附、延胡索、广木香、檀香等活血理气止痛之品。

（3）突然晕厥者，乃毒邪侵心所为，应辨其证属寒属热，辄用芳香开窍之品，以祛其毒邪，清解血热。热证予至宝丹、紫雪丹；寒证投苏合香丸。嗣后则扶正为主，辅以祛邪，以固其根本，兼治其标。

董建华

病伤心肌温热毒，尝用五法清热主

董建华（1918~2001），北京中医药大学教授

病毒性心肌炎临床表现以心悸为主症，多因感受温热毒邪引起，一般先发热、咽痛而后出现心悸、胸闷或隐痛等症。中医临床多按心悸、胸痹等杂病论治，用药多偏于扶正。董氏认为，其病之成因乃温邪由卫入营，热伤心肌所致，温病学称为逆传。这种逆传虽未见神昏谵语之候，但可出现心气营阴耗损之证，如身热夜甚、舌绛而干、脉细数或结代等，这是本病的特点。心气或心阴素亏以及受邪较重为发生逆传的病理基础，其心之气阴素亏是本，感受温热毒邪是标。基于上述机制，对病毒性心肌炎急性期的治疗从温毒着眼，运用卫气营血辨证，突出清心凉营解毒，常获速效。具体运用时因病变部位不同，邪正盛衰之别，兼夹症之差异而立下列五法。

一、清热透表法

本法多用于病毒性心肌炎之早期，以表里同病为其特征。症见发热或微恶风寒，咽痛，肌肉酸痛，汗出，咳嗽，胸闷，心慌，舌尖红、苔薄白或黄，脉数等。其病机或为外感温毒，肺卫失宣，内扰心神；或为心之气阴本虚，复感温邪，故病初即表里同病。治疗以清热透表为主，以银翘散加丹参、板蓝根、玉竹等为方。方中

银花、连翘、薄荷、荆芥清热解毒透表，牛蒡子、板蓝根解毒利咽，玉竹滋养津液，丹参通利心脉，甘草、桔梗宣肺化痰，芦根生津止渴，竹叶清心除烦。见症以热蕴肺卫，内扰心神为主，其心悸是热毒内扰所致，胸闷乃热蕴气滞使然，故清热则气舒神宁。若心悸甚，可加炒枣仁，与丹参合用成丹枣汤，增加安神之功；若胸闷甚，加郁金、旋覆花（包煎）开胸理气；兼痰阻胸痹，加瓜蒌、清半夏、薤白化痰通阳除痹；胸闷而痛，加丝瓜络；胸闷而舌暗，加红花。

二、清热化湿法

本法多用于夏秋季节，外感时邪，内伤心营的病证，以湿热相兼为其特征。症见反复发热，汗出不解，周身困乏，舌苔黄腻，心悸气短，脉细无力等。湿热互阻于内，骤清必伤正，遽补则留邪，惟轻清化气利湿为先，平补气阴与清利互伍，正气渐复，湿热之邪分利而去，缠绵之疾方可平复。自拟石膏滑石汤治之，每每获效。方用石膏、知母、淡竹叶清热宁心，青蒿、白薇解阴分热毒，银花、连翘清透于外，滑石、豆卷渗湿于下，桂枝入心通阳。若热退湿减，可加益气养阴之品，如党参、黄芪、麦冬，扶正而不碍邪；湿困而胸闷，可用苏藿梗理气化湿开胸；胸闷而气憋加郁金、旋覆花；热甚则仿黄芩滑石汤义。

三、清热养阴法

本法多用于病毒性心肌炎之中后期，以余热未净而营阴耗损为其特征。症见心悸或心震动，气短乏力，心烦不寐，低热不退，午后为著，口干尿黄，舌红少津，脉细数或结代等。方用加减复脉汤加银柴胡、白薇、丹参、生龙骨、生牡蛎。方中生地、生白芍、麦冬、麻仁养阴退热，炙甘草益气通脉，丹参活血通脉，配银柴胡、白薇清虚热，生龙骨、生牡蛎安心神。若气阴两虚，加太子参、黄芪；口渴加芦根；心烦不眠加夜交藤、珍珠母；心悸甚加石菖蒲、炒远志；舌绛而干，加犀角、黑玄参。

四、清热解毒法

本法用于病毒性心肌炎伴咽痛患者，以热灼咽喉为其特征，辨证有热毒与虚火之别。若症见咽喉红肿疼痛，心悸且慌，胸闷，脉细数有间歇，舌红苔少等，乃热毒所致，治以清热解毒利咽。方用银翘马勃散加板蓝根、玄参、公英、玉蝴蝶。方中银、翘、马勃清热解毒，贝母、桔梗化痰利咽，板蓝根、蒲公英、玉蝴蝶解毒散结，玄参养阴解毒。夹痰者，伍射干、杏仁；兼湿者，加滑石、芦根；胸闷者，加郁金、旋覆花、丹参；心悸甚，包朱砂同煎。若咽肿痛较轻而无外感症状，乃虚火所致，治以养阴清热为主，兼以解毒，药用玄参、甘草、麦冬、桔梗、板蓝根、芦根、银花、连翘、赤芍等。若表虚则伍玉屏风散。

五、清热通络法

本法多用于病毒性心肌炎后期，以血运涩滞、心包脉络瘀阻为其特征。症见胸闷隐痛或胸痛，舌暗或见瘀点，脉象涩迟等。治疗当在清热基础上配伍活血化瘀通络之品，如丹参、赤芍、桃仁、红花、当归、桂枝、郁金、旋覆花。

以上五法在临床运用时均应以清热为主，同时注意到透表、化湿、养阴、解毒、通络。本病病位主要在营分心包络，涉及肺胃肝肾，故治疗以清心凉营解毒为主，用药宜选入营分心络之品，如丹参、桂枝、银花、连翘、麦冬、生地、白薇、玄参、龙齿、炒枣仁等。俟热清毒净，营不再耗，心神得养，则病自痊愈。至于病毒性心肌炎迁延日久，气阴两伤，甚则阴阳俱虚，则应根据病者临床见症，详察病机，随证施治。

张镜人

病毒心肌炎，复方四参饮

张镜人（1923~2009），上海市第一人民医院主任医师，国医大师

近年来，病毒性心肌炎已成为内科常见病之一。该病对人体健康危害甚大，治疗上具一定难度。“复方四参饮”是名老中医张镜人教授根据多年临床经验，为病毒性心肌炎患者研究的专方，临床应用，效果良好。

39例以心悸、早搏、胸闷、胸痛、乏力为常见症状，心悸为100%，胸闷为92%，胸痛为41%，早搏发生率为99%。

39例大部分为红舌，或偏红，或见瘀斑。脉象以细脉居多，或数，或涩，或结代。辨证以气阴两虚最多，亦有气虚、阴虚证型，或兼血瘀，或兼有郁热。

本组病例所测血常规、血沉、肝功能、肾功能均在正常范围内。X线胸片检查无特殊发现。测试Coxsakie B组病毒（CBV）中和抗体效价，共测定23例，阳性8例，阳性率达35%。

在本疗法前曾用盐酸维拉帕米缓释片2例，盐酸美西律片4例，普罗帕酮8例，盐酸美西律片加普罗帕酮3例，宁心宝7例，丹参片5例。

复方四参饮冲剂

丹参12g　孩儿参12g　南沙参9g　苦参9g　水炙甘草3g　广郁金9g

炒枣仁 9g　莲子心 2g

上述剂量制成颗粒冲剂，每次服 1 小包，日服 2 次。

20 天以内 3 例，20~30 天 15 例，30~40 天 10 例，40~50 天 6 例，50~60 天 3 例，60 天以上 2 例。

早搏：显效：治疗后早搏减少在 90% 以上。有效：早搏减少在 50% 以上。无效：不属于上述变化。

临床症状：显效：主要症状改善在二级以上或消失。有效：主要症状改善在一级。无效：无明显变化。

出现早搏共 35 例，根据上述标准，显效 15 例（42.86%）有效 13 例（37.14%），无效 7 例（20%）。有效率达 80%。

Holtor 监测早搏变化情况：对 25 例室性早搏患者作治疗前后 Holtor 心电监护结果对照，治疗前早搏平均值为 5284.48 ± 1016.88，治疗 1 个月后的早搏数减少到 2109.48 ± 405.16，治疗前后有显著差异（$P < 0.05$）。

自然杀伤细胞（NK）活力的变化：在病毒性心肌炎临床症状持续未愈的患者中，外周血中自然杀伤细胞（NK）活力下降。治疗前后，亦对其 NK 活力作了观察比较，结果是治疗后比治疗前明显提高，两者间有显著差别。

中医学认为此病以正虚为本，尤其是心肺气阴两虚，以热毒内侵为标，因情志、疲劳、外感等因素而诱发。热毒侵心，可导致气阴更虚，营卫运行失畅，而致痰瘀内阻。治疗原则当推扶正祛邪。

张镜人教授基于中医学之观点，结合自己多年经验，在对病毒性心肌炎患者辨证施治的过程中，发现气阴两虚的病理现象存在于大部分患者的全病程。病初因气阴两虚之体质易感邪热；病中又可因邪热加重气阴虚损，导致瘀热内阻，痰浊内生；久病又可因之反复发作，迁延难愈，终致脏损严重，气阴益虚。对 39 例病毒性心肌炎病人的临床观察可见舌质多红，脉搏多细，气阴两虚证型占 69.23%。因此，气阴虚损是病毒性心肌炎最多见的证型，亦是该病最基本、最关键的病理机制。“复方四参饮”以益气养阴扶正治本，活血清热祛邪治标，突出体现了张老的辨证思想和治疗法则。方中孩儿参为补气药中轻补之品，功同人参而力薄，对气虚兼阴亏者尤宜。丹参有“一味丹参散，功同四物汤”之说，故可其调心血，且苦能降泄，微寒清肝，入肝心两经，有除烦安神之效，此处用之对有瘀血内阻，虚热心烦，失眠心悸者尤宜。南沙参有滋润上焦之阴分的作用，兼用清热祛痰之力。苦参有“专治心经之火，与黄连功用相近”之说，近代药理也证实其具有抗心律紊乱之作用，对湿热郁火明显之心悸甚宜。莲子心长于清心除烦。广郁金为血中气药，擅入心活血通滞，取其辛开苦降、芳香宣达，对瘀热所致的胸闷、心悸有较好疗效。枣仁养心宁神调肝，是治虚烦惊悸不眠之良药。甘草可上可下，可内可外，有骤有缓，有补有泻，此处取其和中养心缓脉。八药相合，益心气，滋心阴，调心血，清心热，通心滞，除心烦，安心神，缓心脉，攻补兼施，升降通调，相辅相成，其效益彰。

运用本方治疗 39 例病毒性心肌炎患者，临床症状获得不同程度改善。35 例心律失常改变的病例经治疗获得 80% 的有效率。25 例室性早搏患者的治疗前后 Holtor 比较，疗效显著。同时观察到部分 NK 活力低下的病人，经治疗，复查结果见 NK 活力明显提高，具统计学意义。据现代研究证实，病毒本身及 T 细胞介导免疫是病毒性心肌炎的主要发病机制。同时也有不少临床研究表明，益气养阴中药与调节和改善免疫功能具密切关系。如运用黄芪、黄精、北沙参等药物可使低 NK 活性得到显著提高，且经体外药物筛选结果证实。因此认为以上益气养阴药具有提高免疫功能作用。张老以益气养阴作为基本法则，结合活血清热、宁心安神法的使用，使其辨证思想更具备完整、周密、科学和客观性。该方不仅具改善症状、控制和减轻病情的治疗作用，还通过益气养阴增强免疫功能，减少和预防复发。因此对于病毒性心肌炎疾病有预防、治疗和善后的既广泛又重要的意义。

（沈博生　郑秀春　整理）

查玉明

病毒心肌炎，每宗温病法

查玉明（1918~　），辽宁省中医研究院主任医师

多年来运用温热病学“温邪上受，首先犯肺，逆传心包”理论，指导论治本病，取得可喜的效果。尽管症状复杂多变，结合临床实际，常以三个证候为辨证依据，疗效甚著。

一、热毒内蕴（初期、急性期）

临床见症：具有上呼吸道感染，发热，心悸气短，心胸隐痛，心烦不眠，或怔忡，舌质绛红而干，脉细数或结代。温邪内侵，毒热犯肺，内伤心营，心肌受累。治当祛邪以扶正、清热解毒、养阴宁心为主，方用清营解毒汤（清营汤化裁）。

处方：金银花、连翘、鱼腥草、板蓝根、射干、生地、玄参、麦冬、丹参、竹叶、莲子心、黄连。具有清热解毒、控制感染、养心阴、保津液、清心除烦、宁心安神功能，功效甚佳。

二、气阴两虚（心律不齐）

临床见症：心动悸，怔忡不宁，心胸隐痛，或低热不解，汗出气短，虚烦不眠，神疲乏力，舌质淡红少津，脉细数无力或结代。邪热久羁，津液被劫，耗伤气阴，心中动悸，真气内虚。治宜益气养阴以

复脉，复脉汤加减。

处方：炙甘草、生地、麦冬、西洋参、桂枝、阿胶、枣仁、苦参、葛根、白芍、大枣、生姜。本方益血生津，通心以复脉，补肺养心，气充则脉复。对气虚血少，心动悸，结代脉，真气内虚，脉微欲绝，气短多汗，调和营卫、复其津液，则悸可宁、脉可复，用之多验。

三、气血亏损（末期、恢复期）

临床见症：汗出心悸，气弱乏力，午后微热，虚烦不寐，面色淡白少华，舌淡红少苔，脉沉细无力或结代。邪气始退，但余邪未尽，精气被夺，气血两衰，宜益气血，和营卫，复化源，扶虚损。生脉散、黄芪建中汤化裁。

处方：人参、麦冬、五味子、黄芪、甘草、白芍、桂枝、当归、大枣、生姜。脉得气则充，失气则弱，故以生脉益气复脉，人参兴奋心脏，增强心肌耐缺氧能力，建中益中气，增强化血功能，黄芪、当归大补气血，姜、枣、桂枝调和营卫。全方补不足，止心悸，消除结代，益气扶正。

随症加减：心动过速加柏子仁、生地、龙骨，养血宁心，减五味子、桂枝；心动过缓加熟附子、桂枝，温阳益气；不眠加百合、蝉蜕、龙齿，镇静安神；心胸闷痛加红花、三七粉，行瘀开痹；胸塞憋气加葛根、丹参，改善心肌耗氧量；咳嗽加枳壳、橘红、前胡，理气祛痰；咽痛加鱼腥草、射干，清热利咽；肌肉关节痛加防己、苍术，祛湿止痛。

“凡病温者，始于上焦，在手太阴”。“手太阴病不解，必传手厥阴心包”。本病多由外感时邪而诱发，或伏邪内发，由表传里，热伤阴营，毒热内陷，心肌受损，肺心同病。符合病毒性心肌炎病变规律，为论治提供理论依据。

温病之源于火，阳胜则热，易化燥伤阴，势必耗烁津液，不能上济君火，君火与温热合邪而发病，热邪久羁，气阴两损；后期正气虚衰，乃病理变化之特点。

温病“邪热入营，舌绛红，清营汤主之”。“热邪深入，或在少阴，或在厥阴，均宜复脉汤”。伤寒“脉结代，心动悸，炙甘草汤主之”。考《难经·十四难》“损其肺者，益其气”“损其心者，调其营卫”之理，故选生脉散益其气，黄芪建中汤加减，调其营卫，扶正固本，功效显著。

钟新渊

心肌炎重祛余邪兼养气阴

钟新渊（1923~2013），江西萍乡市中医院主任医师

钟氏认为病毒性心肌炎属虚实夹杂证，虚以气阴两伤为主，实则以余热未尽者为多。故治疗宜扶正祛邪，本标合治。

在治疗中，补益气阴以甘凉为主，兼肃余邪者，适用于头晕、倦怠、心悸气短、舌质正常或稍红、脉细数或促脉，以生脉散加味，药用白参、麦冬、五味子、山药、丹参、板蓝根、豨莶草等。补益气阳以甘温为主，兼肃余邪者，适用于困倦乏力，心慌心悸，舌苔薄白，脉迟结或虚数，以归芪生脉散加味，药用黄芪、当归、红参（或白参）、五味子、麦冬、黄精、丹参、山药、豨莶草、炙甘草等。

钟氏对病毒性心肌炎的辨治一再强调：病毒性心肌炎以心慌、心悸为主症，多见气阴两伤，故生脉散为必用之方，气虚甚宜甘温，红参可用，而阴虚挟热者，即使兼有气虚，也只宜用白参、太子参或皮尾参，如用红参反会使心悸心慌之症加重。宜用甘温者，多属病程久长，故还可用补肾健脾之药；清肃余邪多用清热药。慢性患者因感冒等病诱发者，可视证情，在祛外邪时多可适当配合养心药，感冒治愈后可酌减板蓝根、豨莶草之用量。进入调整阶段才能以补益气阴为主。食疗亦可配合使用，可用莲子羹，或间用猪心炖党参、麦冬、红枣等服用。

苏树荣

心肌炎治疗体会

苏树荣（1919~　），上海黄浦区中心医院主任医师

苏老认为从发病时节而论，本病多见于冬末春初，或夏秋交接之时，正是温热邪毒开始活跃和尘嚣之季；从临床症状而言，所见之症多为一派风热之候，且具有善行、传变迅速的特点，轻者见心烦、懊侬，重者可因阳衰阴竭而猝死，与叶天士“温邪上受，首先犯肺，逆传心包”之医理相通，符合温热病传变规律。

西医学通过实验研究表明，病毒性心肌炎的发病与病毒的直接作用和机体细胞介导免疫两方面因素有关。中医学亦认为本病之发病乃由两方面因素决定，一是感受毒邪之数量及毒力，二是人体正气的盛衰及抗御毒邪能力之强弱。苏老指出：在此二者中，人体正气之兴衰，是决定病发本证及决定病情发展险坦之趋向的总枢纽。盖邪侵之初，表卫被遏，宣肃失司，于是卫气奋起抗争，此时病变程度较轻，若人体正气旺盛，则可拒邪于门户之外，故并非外邪感者均可并发心肌炎。但若表卫不固或肺气素虚，外邪乘虚而入，先伤肺之气阴，而后内攻于心，遂引起心肌病变。

病毒性心肌炎其病位在心，但与诸脏腑息息相关。心者，乃五脏六腑之大主，主血营脉，以灌溉、荣养四肢百骸，维持机体新陈代谢，一旦病变，“主不明，则十二官危”。反之脏腑功能失调，亦可导

致心脉病变。心与肺同居上焦，肺气贯于心脉而百脉又朝于肺，故而肺受邪极易传于心；脾为后天之本，气血生化之源，化生之血液源源不断供奉心脏，若脾气虚弱，化源不足，可致心失所养；肝为心母，性喜疏达条畅，若木郁不伸，郁久化热，耗伤阴津，心阴被夺而起病变；心为君火之乡，肾为藏水之脏，升降平衡，水火既济，若肾阴不足，水无以上升，则心火独焚，心肾失交，则为祸乱。由此可见，病毒性心肌炎是个较为复杂的病理机转过程，尤其是后遗症阶段，常由于精气内夺，积虚成损，气血稽留，心脉失常而使病情反复缠绵。因此可将病毒性心肌炎的病理归纳为外邪侵袭，正气不足，脏气乖违，心宫受损。

脉象与分型

病毒性心肌炎可根据临床症状或心电图、心肌酶测定等予以明确诊断。但患者外有形体腴羸之异、内有虚实转化之别，因此其临床表现亦不尽一致。苏老认为本病的病理改变可以从脉象上窥之。盖血脉为心所主，心阴、心气之偏颇均可反映在脉象上。病毒性心肌炎常见之病脉有：细脉、涩脉、迟脉或结代脉等。细脉主心血虚无疑；涩脉乃瘀血内阻、血行不畅所致；迟脉多为心气（阳）不足、鼓动无力之候；而结代脉总因气血衰微、阴阳失和之外象。由脉测证是中医临证之特色，对本证而论，也是窥度本病病理的体征，故苏老告诫：“心病不离乎脉，辨证须先识其脉变。”诚为经验之谈。

对病毒性心肌炎临床证候，苏老将其划分为二期五型，即急性期之风热袭肺证与心阳衰竭证；慢性期之气阴两虚证、心脾亏虚证和心脉瘀阻证。

急性期一般是指邪毒侵袭肺卫，初犯心脉之期。一般先有发热、咳嗽、流涕、脉浮数等风热袭肺症状，数日后出现胸闷、气短、心悸、乏力等心肌损害之兆，此时若并呈脉结代、心律失常之候，则心肌炎可予以确诊。另一类心阳衰竭证，乃少数病人在发病初期即出现邪毒内陷之心悸、胸闷痛、呼吸困难、面色紫绀、烦躁不安等危象，呈现一系列心阳虚衰之症。更有甚者发生汗出肢冷、脉微欲绝、良久方一动之正气虚脱险象。此时心电图每多示：Ⅲ度房室传导阻滞。如不及时抢救，可因阳气暴脱而亡。

至于进入慢性期阶段，此时表邪已解，邪毒渐衰，而正气不足之象显露，由此产生多种临床症状。苏老将其分为三类：气阴不足证，此型占慢性期患者中较大比例，心悸、怔忡、胸闷气短、心烦失眠、脉来细象为其主症。随其不同脏腑受累常有不同兼症，若见口咽干燥、盗汗颧红、脉细数者乃肺阴虚之症；而两目干涩、月经不调、脉细弦是为肝阴不足之兆；若眩晕耳鸣、失眠健忘、腰膝酸软、脉象细弱则属肾阴亏损之象。若心病影响脾脏者，在临床上多表现出心脾气虚血亏之象，在心悸、心慌的同时，常伴见气短，动则尤甚，纳食不馨，大便溏薄，舌质淡，脉细缓而不匀之症。心脉瘀阻是慢性期中后期多见之证，诚如经云："久病多瘀。"苏老认为造成心脉瘀阻的成因有二：一是由于反复感染，邪浊稽留心脉；二是心气日渐不足，无力推运血行，而使部分血液沉滞于脉中，久而久之，瘀结脉壁而形成恶性循环。此类患者，动脉硬化症将伴随而至。

治则与用药

苏老集多年临床之经验，再三强调治疗本病要以"时时护心，处处养心"为原则。因此在治疗中既运用整体观念辨证施治，又随不同证型选择性地采用抗心律不齐、活血通脉、营养心肌细胞的药物。

病在急性期，治以清热解毒、祛邪护心。常用药有银花、连翘、板蓝根、羌活祛邪，同时参以丹参、麦冬以护心，寓防于治。胸部闷塞可酌加瓜蒌、远志，宽胸通阳。对心阳虚脱者，急予回阳救心，重点在于纠正其结代脉，主用参附龙牡汤，酌加苦参。苏老于急性期喜用苦参一药。苦参在历代古医籍中均作为清热燥湿、解毒杀虫之用。近代药理研究发现苦参能改变心肌细胞膜 K^+、Na^+ 的传导，从而使心肌的应激性降低，延长绝对不应期，由此抑制异位、起搏点，可纠正心律失常。因此苏老指出，苦参既能祛邪，又能护心。病在初期，即用苦参，实也是辨病与辨证相结合之策也。

进入慢性期后，由于症情复杂，苏老所择之治则、选方、用药亦相应多变。气阴两虚者，苏老着眼于益气养阴，最常用方剂为生脉散，着力补养心肺之阴；若兼有肝郁阴虚者，酌加甘麦大枣汤以增强解郁、养心、安神之功；若有肾阴不足之象则加枸杞子、山萸肉等，以期气阴双复。心脾两虚证，苏老重点扶助中州，俾中土沃肥以滋润心田，首选方剂为归脾汤，药物常用党参、黄芪、焦白术等，心神不安者加酸枣仁、合欢皮；食入腹胀，嗳气频频加焦楂曲、木香和砂仁醒胃理气。心脉痹阻者，苏老主张以“通”为用，疏通瘀积，使脉中血滑气爽，环流复始，生生不息，血府逐瘀汤是其代表方，药用赤芍、桃仁、红花、丹参、降香、黄芪等。在此，苏老必用降香一味。降香过去多从印度进口，即《本草纲目》所谓之“番降”，其气辛香，清甜而不辣，主“入血分而下降，故内服能行气破滞”(《本经逢原》)，治疗瘀血停积心胸甚为合拍。药理实验亦证明其所含黄檀素是具有显著的增加冠状动脉流量，增加心跳振幅的作用，且其芳香醒脑，而能开启神机。苏老不仅用于心脉痹阻型，而且广泛用于慢性期各型患者，此乃基于临床各型均有不同程度的瘀血状况，故加入降香一味，能起到推动、振奋、开导之功，有利于疾病早日恢复。

此外慢性病患者，一般已用过或正在服抗心律失常的西药，对此苏老考虑抗心律失常的西药虽具有降低心肌自律性及改变传导速度等作用，但大剂量久服会有一定副作用，而中药主要作用在于激发、提高自身免疫力，调整气血，平衡阴阳，从而恢复心脏正常节律。鉴于部分患者对西药已有所适应，若在服中药初起便骤然停用西药，由于机体对中药尚未完全适应，心脏突然失去西药调节，反而易使疾病反复而加重病情。因而苏老权先中西药并用，俟情许可，再逐步撤减西药，往往收到了良好的治疗效果。

范某 男，16岁，门诊号：24242。1991年12月10日初诊。

患者半年前因感冒发热，头痛，咳嗽，鼻塞流涕，继而引起胸闷，心悸，心慌，气急。心电图示有房、室性早搏，心肌损害。确诊为病毒性心肌炎。长期服普罗帕酮、盐酸维拉帕米缓释片，早搏仍持续不减而转中医治疗。刻下：患者心悸，心慌，动则心悸加重，胸闷如物堵压，伴头昏乏力，面色皖白，精神萎靡，不思饮食，心率每分钟72次，早搏每分钟5~6次。现服盐酸维拉帕米缓释片，1日4次，1次2片。心电图示：频发室性和房性早搏。舌质淡、苔薄白，脉细结代。此乃气血两虚，心失所养，神机失灵，脉律异常。治宜补益气血以养心，镇惊安神以复脉。

党参30g 黄芪30g 丹参30g 龙齿先煎，30g 磁石先煎，30g 酸枣仁9g 茯神12g 辰灯心1.5 苦参15g 麦冬12g 降香9g 全瓜蒌12g 郁金12g 琥珀粉分吞，1.5g 砂仁后下，3g 炒六曲9g

并嘱西药继服，在服中药和西药之间须间隔1小时。

7剂后复诊：白天早搏消失，入夜偶见，精神转佳，知饥纳谷，胸闷塞感已除。方证合拍，原方加减继进14剂后，早搏消失，心电图复查已正常。时至2月春节期间，因过度劳累早搏又起，再进7剂后，症状消失。半年来坚持服中药，盐酸维拉帕米缓释片已由 1 天总量 8 片逐步撤减至全部停服，病情稳定，并无反跳现象。期间心电图共复查 3 次，均示为正常心电图，病告痊愈。

（郑雪君　整理）

朱良春

护心主生脉，宁悸重桂枝

朱良春（1917~2015），南通市中医院主任医师，国医大师

外感邪舍于心，解毒护心为要

病毒性心肌炎的发生，一般多由感受时邪或时病之后，外邪传及于心所致。临床表现可见心悸怔忡，气短乏力，胸闷胸痛，食欲减退，脉细数而促或伴结代等一系列症状。心电图检查常提示 Q–T 间期延长，T 波平坦或倒置及各种心律失常，如频发过早搏动（二联律、三联律）及Ⅰ~Ⅱ度房室传导阻滞、心动过速等。故治疗必须见微知著，防微杜渐，不能囿于一般时感治疗而贻误病机。

此证的产生，系正气亏虚，病邪内舍心包使然。邪毒损心致心虚，又有心气虚与心阴虚两大类，假使在感邪之初，及早采用补心气或益心阴并加用解毒祛邪之品，将对心肌炎有预防作用。章次公先生盛赞人参败毒散用人参之妙，方中人参非徒扶正以资汗源，且寓有护心之深意。它如加减葳蕤汤中用玉竹，其意亦然。由于热病易于耗伤津液，故病毒性心肌炎的临床表现尤以心阴虚最为常见。

余治因邪毒舍心所致心律失常者，常取生脉散为主方，加玉竹、柏子仁、功劳叶养阴通脉，琥珀镇静解毒，板蓝根、连翘、白花舌蛇

草、甘草清热解毒。近年来又参用珠黄散内服，每次1支，1日2次，收效颇佳。若热盛可加苦参清热泻火，胸痛加参三七、郁金化瘀通络，胸闷加娑罗子、合欢皮理气舒郁。随症加减，尚称应手。

复心阳通血脉，桂枝需用大量

桂枝与甘草同用能复心阳，治疗心悸，义本《伤寒论》中“发汗过多，其人叉手自冒心，心下悸，欲得按者，桂枝甘草汤主之”。过汗引起心阳虚心动悸，取此二味以复之，寓意良深。阴为基，阴非阳不化，桂枝能和营通阳，甘草既能养营补阴，又能宣通经脉，二味并用，刚柔互济，心阳渐复，对心动过缓亦当有效。心动过缓，总由心阳不足，心脉不通使然，一般均有心悸怔忡，胸闷气短，头晕目眩，甚至昏仆，脉细缓无力，或细涩，或浮缓等见症。但临床亦有用此方不效者，其关键在于桂枝用量是否得当，若仅拘泥于常规，药力不及，则难取显效，或致无效。只有大剂量使用，方可收理想之疗效。余治心动过缓症，用桂枝一般从10g的剂量开始，以后逐渐递增，常用至24g，最多用过30g，直服至心率接近正常，或有口干舌燥时，则将已用的剂量略减2~3g，续服以资巩固。当然，辨证如不属桂枝甘草汤证者，不在此例，应另当别论。

跋

余有幸受教于经方家洪哲明先生，耳提面命，启迪良多。并常向陈玉峰、马志诸先生请益，始悟及古今临床家经验乃中医学术之精粹，舍此实难登堂入室。

自1979年滥竽编辑之职，一直致力于老中医经验之研究整理。以编纂出版《吉林省名老中医经验选编》为开端，继之编纂出版《当代名医临证精华》丛书，并对整理方法进行总结，撰写出版了《老中医经验整理方法的探讨》一书。1999年编纂出版《古今名医临证金鉴》，寝馈于斯，孜孜以求，已30余年矣……登门请益，开我茅塞；鱼素往复，亦如亲炙，展阅名师佳构：一花一世界，千叶千如来；真知灼见，振聋发聩；灵机妙绪，启人心扉……确不乏枕中之秘，囊底之珍，快何如之！

《古今名医临证金鉴》出版后为诸多中医前辈所嘉许垂青，得到了临床界朋友们的肯定和关爱，一些朋友说：真的是与丛书相伴，步入临床的，对于提高临床功力，功莫大焉！其中的不少人已成为医坛翘楚，中流砥柱，得到他们的高度评价，于心甚慰！

《古今名医临证金鉴》出版已16年了，一直无暇修订。且古代医家经验之选辑，乃仓促之举，疏欠砥砺，故作重订以臻于完善，方不负同道之厚望。这次修订，由原来22卷重订至36卷，妇、儿、外、五官科等卷，重订均以病名为卷，新增之内容，以古代、近代医家经验为主。囿于篇幅之限，现代医家经验增补尚少。

蒙国内名宿鼎力支持，惠赐大作，直令丛书琳琅满目，美不胜收。重订之际，一些老先生已仙逝，音容宛在，手泽犹存，不尽萦思，心香一瓣，遥祭诸老。

感谢老先生的高足们，探蠡得珠，筚路蓝缕，传承衣钵，弘扬法乳，诸君奠基，于丛书篇成厥功伟矣！

著名中医学家国医大师朱良春先生为丛书作序，奖掖有加，惓惓于中医事业之振兴，意切情殷，余五内俱感！

《古今名医临证金鉴》丛书是1998年应余之挚友吴少祯先生之嘱编纂完成的，八年前少祯社长即要求我尽快修订，出版家之高屋建瓴，选题谋划，构架设计，功不可没。中国医药科技出版社范志霞主任，主持丛书之编辑加工，核正疏漏，指摘瑕疵，并鼓励我把自己对中医学术发展的一些思考，写成长序，于兹谨致谢忱！

我的夫人徐杰编审，抄校核勘，工作繁巨，感谢她帮助我完成重订工作！

尝见一联“徐灵胎目尽五千年，叶天士学经十七师”，与杜甫诗句“别裁伪体亲风雅，转益多师是汝师”异曲同工，指导中医治学切中肯綮。

文章千古事，得失寸心知。相信《重订古今名医临证金鉴》不会辜负朋友们的厚望。

单书健

二〇一六年孟夏于不悔书屋